Beuth
Krebs ganzheitlich behandeln

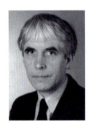

Prof. Dr. med. Josef Beuth
Institut zur wissenschaftlichen
Evaluation naturheilkundlicher
Verfahren
Universität Köln
Robert Koch Str. 10
50931 Köln
Josef.Beuth@medizin.uni-koeln.de

Professor Dr. med. Josef Beuth studierte Englisch und Medizin an der Universität zu Köln, Sport an der Deutschen Sporthochschule Köln. Forschungsstipendien der Deutschen Forschungsgemeinschaft und der Deutschen Krebshilfe ermöglichten Forschungen auf den Gebieten der Immunologie, Onkologie und Infektiologie.
Facharzt- und Zusatzausbildung z. B. in Naturheilkunde.
Promotion 1984, Habilitation 1991 und Ernennung zum Professor 1995. Seit 1999 leitet er das Institut zur wissenschaftlichen Evaluation naturheilkundlicher Verfahren an der Universität Köln.

Mitarbeiter

Dr. Gabriele Angenendt
Dipl.-Psychologin, Psychologische Psychotherapeutin
Römerstr. 10
52428 Jülich

Dipl. oec. troph. Heide Jenik und Rudolf van Leendert
Institut zur wissenschaftlichen Evaluation naturheilkundlicher Verfahren
Universität Köln
Robert Koch Str. 10
50931 Köln
heidejenik@web.de
rudolfvanleendert@web.de

Dr. med. Ursula Schütze-Kreilkamp
Fachärztin für psychotherapeutische Medizin, Fachärztin für Gynäkologie und Geburtshilfe, Homöopathie
Schönhauserstr. 3
50968 Köln
schuetze-kreilkamp@netcologne.de

Prof. Dr. med. Gerhard Uhlenbruck und Dipl. Sportlehrerin Ilse Ledvina
AG „Sport in der Krebsnachsorge" beim Landessportbund (LSB)
Institut für Immunbiologie der Universität zu Köln
Kerpener Str. 19
50924 Köln

Markus Vieten
Arzt und freier Autor
Ardennenstraße 73a
52076 Aachen
markus.vieten@markusvieten.de
www.markusvieten.de

Prof. Dr. med. Josef Beuth

TRIAS **THERAPIE** KOMPASS

Krebs
ganzheitlich behandeln

- Maßnahmen und Methoden, die Ihnen verlässlich helfen
- Wie Sie sie im Alltag anwenden
- Außenseiter-Methoden kritisch betrachtet: Was sie wirklich bringen

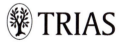

Die Deutsche Bibliothek
CIP-Einheitsaufnahme
Ein Titeldatensatz für diese
Publikation ist bei der Deutschen
Bibliothek erhältlich.

Leserservice

Wenn Sie Fragen oder Anregungen zu
diesem Buch haben, schreiben Sie uns!
TRIAS-Verlag
Postfach 30 05 04
70469 Stuttgart

Oder schicken Sie uns eine E-Mail an:
Trias.lektorat@thieme.de

Umschlaggestaltung:
Cyclus · Visuelle Kommunikation
Stuttgart

Programmplanung: Sibylle Duelli
Lektorat: Markus Vieten, Sibylle Duelli

Bildnachweis:
Umschlag vorne: Parthena Loenicker,
hinten: ZEFA,
Christine Lackner, Ittlingen: S. 21, 32;
Parthena Loenicker, Stuttgart: S. 95,
97, 99; Claudia Arend, Berlin: S. 118,
119; Dr. Heinz-Günther Beer: S. 172; Dr.
Volker Rusch: S. 169; Gesellschaft für
Ernährungsmedizin und Diätetik e.V.: S.
41; biosyn Arzneimittel GmbH: S. 154;
Weleda AG: S. 140, 141, 143, 144, 146;
ZEFA: S. 38/39; alle übrigen Abbildungen: Archiv der Thieme Verlagsgruppe

Gedruckt auf chlorfrei
gebleichtem Papier
2. durchgesehene und
korrigierte Ausgabe
© 2003, 2004 TRIAS Verlag in
MVS Medizinverlage Stuttgart
GmbH & Co. KG
Oswald-Hesse-Str. 50
70469 Stuttgart
Printed in Germany

Satz: Cyclus · Media Produktion
Druck: Westermann Druck, Zwickau

ISBN 3-8304-3222-4

Wichtiger Hinweis:
Wie jede Wissenschaft ist die Medizin ständigen Entwicklungen unterworfen, Forschung und klinische Erfahrung erweitern unsere Erkenntnisse, insbesondere was Behandlung und medikamentöse Therapie anbelangt. Soweit in diesem Werk eine Dosierung oder eine Applikation erwähnt wird, darf der Leser zwar darauf vertrauen, dass Autoren, Herausgeber und Verlag große Sorgfalt darauf verwandt haben, dass diese Angabe dem **Wissensstand bei Fertigstellung des Werkes** entspricht.
Für Angaben, Dosierungsanweisungen und Applikationsformen kann vom Verlag jedoch keine Gewähr übernommen werden. **Jeder Benutzer ist angehalten,** durch sorgfältige Prüfung der Beipackzettel der verwendeten Präparate und unter Umständen nach Konsultation eines Spezialisten festzustellen, ob die dort gegebene Empfehlung für Dosierungen oder die Beachtung von Kontraindikationen gegenüber der Angabe in diesem Buch abweicht. Eine solche Prüfung ist besonders wichtig bei selten verwendeten Präparaten oder solchen, die neu auf den Markt gebracht worden sind. **Jede Dosierung oder Anwendung erfolgt auf eigene Gefahr des Benutzers.** Autoren und Verlag appellieren an jeden Benutzer, ihm etwa auffallende Ungenauigkeiten dem Verlag mitzuteilen.

Geschützte Warennamen (Warenzeichen) werden **nicht** besonders kenntlich gemacht. Normalerweise handelt es sich um deutsche Warenzeichen bzw. Warennamen, österreichische sind mit (Ö) gekennzeichnet. Aus dem Fehlen eines solchen Hinweises kann also nicht geschlossen werden, dass es sich um einen freien Warennamen handelt. Das Werk, einschließlich aller seiner Teile, ist urheberrechtlich geschützt. Jede Verwertung außerhalb der engen Grenzen des Urheberrechtsgesetzes ist ohne Zustimmung des Verlages unzulässig und strafbar. Das gilt insbesondere für Vervielfältigungen, Übersetzungen, Mikroverfilmungen und die Einspeicherung und Verarbeitung in elektronische Systeme.

Inhalt

Vorwort	10

● Ganzheitliche Krebstherapie heute — 13

Was heißt Komplementäronkologie? — 14
Übersicht der komplementären Maßnahmen — 17
Studien und Statistik — 27
Die Bestimmung der Abwehrkraft (Immunstatus) — 32
- Immundiagnostik und Immuntherapie – Was brauche ich? — 33
- Durchführung der Immundiagnostik — 34
- Wie sinnvoll ist eine erweiterte Immundiagnostik? — 37

● Therapien, die Ihnen verlässlich helfen — 39

Ernährung — 41
Ernährung zur Krebsvorbeugung — 42
- Lebensmittel — 42
- Lebensstil — 44
- Umgang mit Lebensmitteln — 46
- Nährstoffe mit vorbeugender Wirkung — 47
  - Die Ballaststoffe — 47
  - Sekundäre Pflanzenstoffe — 48
  - Milchsauer vergorene Lebensmittel — 53

Ernährung bei Krebs — 54
- Fettverzehr — 54
- Mangelernährung — 55
- Ernährung bei Beschwerden — 55
- Mögliche Ernährungsformen — 60
- Kostaufbau nach Aussetzen der Ernährung — 63
- Ernährung nach speziellen Eingriffen — 63
- Alternative Krebsdiäten und Außenseiterdiäten — 67

Sport — 69
Sport und Krebs — 69
- Wissenschaftliche Beurteilung — 74
- **Anwendungen** — 75
- Sport in Gruppen — 76
- Vorbereitungen zum Sport in einer Gruppe — 77
- Beispiel für eine Übungseinheit — 80
- Kontraindikationen und Einschränkungen — 82

Sportarten — 84
- Wassergymnastik — 84
- Schwimmen — 86
- Aquajogging — 89
- Gymnastik — 89
- Ballsportarten — 90
- Rückschlagspiele — 91

Inhalt

- Kampfsportarten ... 91
- Tai-Chi ... 91
- Wintersport ... 92
- Wandern ... 92
- Walking ... 93
- Dauerlauf ... 94
- Gymnastik zuhause ... 95
- Übungen beim Lymphödem ... 95
- Übungen bei Inkontinenz: Beckenbodengymnastik ... 96
- Atemgymnastik ... 98

Seelische Bewältigung ... 101

Psychotherapie und Krebs = Psychoonkologie ... 102
- Das Erleben der Diagnose Krebs ... 103
- Wissenschaftliche Beurteilung ... 106
- Bewältigungsanforderung an Krebskranke ... 107
- Wie „funktioniert" ein Trauma? ... 109
- Traumasymptome als Selbstheilungsversuch der Psyche? ... 111
- Wie verläuft eine psychoonkologische Traumatherapie? ... 113
- Körperpsychotherapien ... 116
- Psychosoziale Unterstützung ... 116
- Anwendungen ... 117
  - Fortschreitende Muskelentspannung ... 117
  - Übungen zur Beruhigung und Entspannung ... 118
  - Übungen zur Distanzierung ... 121
  - Übung zur Selbstberuhigung und bei Angst ... 123
  - Übungen zur Schmerzkontrolle ... 126

Selen ... 129
- Selen und Krebs ... 130
- Wissenschaftliche Beurteilung ... 131
- Selenpräparate ... 131
- Anwendungen ... 132

Proteolytische Enzyme ... 135
- Proteolytische Enzyme und Krebs ... 135
- Wissenschaftliche Beurteilung ... 137
- Proteolytische Enzympräparate ... 138
- Anwendungen ... 138

Misteltherapie ... 141
- Mistel und Krebs ... 142
- Wissenschaftliche Beurteilung ... 144
- Mistelpräparate ... 144
- Anwendungen ... 145

Inhalt

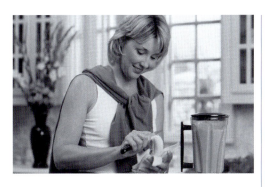

- **Therapien, die Ihnen bei bestimmten Krebserkrankungen helfen**   149

  Vitamine und Spurenelemente   151
  - Vitamine und Krebs   151
  - Wissenschaftliche Beurteilung   153
  - Vitamin- und Spurenelementpräparate   154
  - Anwendungen   154

  Thymuspeptidtherapie   157
  - Thymuspeptide und Krebs   157
  - Wissenschaftliche Beurteilung   158
  - Thymuspeptidpräparate   159
  - Anwendungen   161

  Mikrobiologische Therapie   163
  - Mikrobiologische Therapie und Krebs   167
  - Wissenschaftliche Beurteilung   167
  - Mikrobiologische Präparate   167
  - Anwendungen   168

  Aktiv spezifische Immuntherapie (ASI) und Tumorimpfung (Dendritische Zelltherapie)   171
  - Impfung und Krebs   171
  - Dendritische Zelltherapie   173
  - Wissenschaftliche Beurteilung   173
  - Anwendungen   174

  Hyperthermie   177
  - Hyperthermie und Krebs   178
  - Wissenschaftliche Beurteilung   180
  - Anwendungen   181

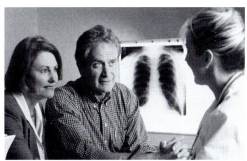

- **Die Behandlung der verschiedenen Krebsarten**   185
  - Einführung   186
  - Wege zu einer persönlichen Therapie   187

Inhalt

- Analkarzinom — 189
- Bauchspeicheldrüsenkrebs — 190
- Brustkrebs — 191
- Dickdarmkrebs — 192
- Eierstockkrebs — 193
- Gallenblasen-/Gallengangskrebs — 194
- Gebärmutterhalskrebs — 195
- Gebärmutterschleimhautkrebs — 196
- Gehirntumore — 197
- Harnblasenkrebs — 198
- Hautkrebs, schwarzer — 199
- Hodentumore — 200
- Kopf-/Halstumore — 201
- Leberkrebs — 202
- Lungenfelltumor — 203
- Lungenkrebs — 204
- Magenkrebs — 205
- Nierenzellkrebs — 206
- Peniskrebs — 207
- Prostatakrebs — 208
- Sarkome — 209
- Scheidenkrebs — 210
- Schilddrüsenkrebs — 211
- Speiseröhrenkrebs — 212

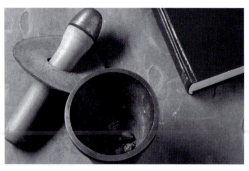

- **Methoden ohne nachgewiesene Wirkung (Außenseitermethoden)** — 215
  - Einführung — 216
    - Bioelektrische Tumortherapie — 219

- Biologische Kombinationstherapien — 220
- Alternative Krebsdiäten und Außenseiterdiäten — 222
- Erweiterte Immunstatusbestimmungen — 226
- Flor Essence/Essiac — 227
- Frischzellen-/Frischextrakttherapie — 228
- Galavit — 229
- »Neue Medizin« — 230
- Eigenblutzytokine — 232
- Megamin — 232
- NK-Zell-Funktionstests — 233
- Noni-Saft — 235
- PC-Spes und Spes — 236
- Recancostat — 239
- Schöllkrautextrakt kombiniert mit Zytostatika — 240
- Privatkliniken, Privatpraxen kritisch hinterfragen — 242

- **Begriffe aus der Krebsmedizin – kurz erklärt** — 244

- **Anhang** — 247
  - Weiterführende Literatur — 247
  - Patientenzeitschriften — 248
  - Selbsthilfeorganisationen — 249
  - Überregionale Informationsdienste — 249
  - Fachkliniken (Auswahl) — 250
  - Kliniken mit komplementäronkologischer Kompetenz — 251
  - Register — 252

Vorwort

Die Diagnose „Krebs" trifft die Menschen nicht selten völlig unerwartet und versetzt sie in Angst und Schrecken. Im Moment der Diagnose wird der Glaube an die eigene Gesundheit und manchmal auch an die eigene Unsterblichkeit zerstört und es tauchen Schreckensvisionen und viele beängstigende und drängende Fragen auf.

Den Patienten wird schlagartig bewusst, dass menschliches Leben ein kostbares und schützenswertes Gut ist, das durch die Krankheit bedroht ist. Die Angst wird oft zum ständigen Begleiter der weiteren diagnostischen und therapeutischen Maßnahmen.

Ist die vollständige Heilung nicht zu erreichen, weil z. B. der Krebs bereits zu weit fortgeschritten ist, können die modernen Standardtherapien (Operation, Chemo-, Strahlen-, Hormontherapie) aus der akuten, lebensbedrohlichen Krebserkrankung meist ein lang andauerndes „Leben mit dem Krebs" einleiten. Wenn dann noch eine hohe Lebensqualität erhalten werden kann, was meist der Fall ist, hat die Krebsbehandlung ein hohes Niveau erreicht.

Um dieses Niveau weiter zu steigern, wurden in den vergangenen Jahren so genannte komplementäre Maßnahmen (= begleitende, ergänzende Therapiemaßnahmen) sorgfältig auf ihre Qualität, Unbedenklichkeit und insbesondere Wirksamkeit überprüft. Diese Verfahren dürfen keinesfalls als Alternativen zu den Standardtherapien betrachtet werden, sondern sie ergänzen und unterstützen diese, sodass die Wirkungen auf verschiedenen Ebenen besser sind. Dies kann z. B. bedeuten, dass der Tumor besser zerstört wird, oder aber auch, dass die Nebenwirkungen z. B. einer Chemotherapie besser verkraftet werden.

Etwa 80% aller Tumorpatienten fragen ihren Arzt nach komplementären Therapiemaßnahmen und diese wenden sie – oft ohne dessen Wissen – auch unkontrolliert an. Viele Patienten möchten sich gerne „aktiv an der Gesundung beteiligen". Dieser Wunsch ist aus therapeutischer Sicht absolut zu unterstützen,

Vorwort

weil die Patienten damit Verantwortung für sich selbst übernehmen.

Bei aller Wertschätzung der „Selbstverantwortung" sollten komplementäre Maßnahmen aber immer mit kompetenten Therapeuten sowie mit den behandelnden Onkologen abgestimmt werden, weil der Erfolg von Standardtherapien bei einer falschen Anwendung oder bei einer falschen zeitlichen Abstimmung gefährdet sein kann. Dies kann daran liegen, dass die Standardtherapien nicht mehr richtig wirken oder weil Substanzen verabreicht werden, die die Tumorzellen zum Wachstum anregen können.

Das vorliegende Buch bietet Ihnen einen Überblick über die wirksamkeitsgeprüften komplementären Verfahren und fügt sie für die gängigen Krebsarten in deren Standardtherapiepläne ein. Dadurch wird der Therapieerfolg der erprobten Standardtherapien verbessert. Einige erweiterte komplementäre Maßnahmen können in Einzelfällen sinnvoll sein, müssen aber noch besser erforscht werden. Alle empfohlenen Maßnahmen sind nach internationalen Kriterien auf Qualität, Unbedenklichkeit und Wirksamkeit geprüft und werden derzeit im Rahmen des Disease-Management-Programms „Brustkrebs" (= Leitlinie) öffentlich gemacht.

Nicht zu verwechseln mit den wirksamkeitsgeprüften komplementären Maßnahmen sind so genannte „Außenseitermethoden" in Diagnostik und Therapie, vor denen hier ausdrücklich gewarnt wird. Das niederträchtige Spiel mit der Angst von Patienten, das durch aggressive Werbestrategien von Therapeuten und (Privat-)Kliniken, Immunlaboratorien und leider auch Beratungs- und Informationsgesellschaften für Patienten immer wieder falsche und teure Hoffnungen weckt, ist oft schwer zu durchschauen. Das Buch versucht, die Patienten auch im Hinblick auf die Außenseitermethoden zu sensibilisieren, insbesondere auch bezüglich der nicht auf Qualität, Unbedenklichkeit und Wirksamkeit geprüften Verfahren.

Das Buch ist das Ergebnis der langjährigen wissenschaftlichen und klinischen Testung komplementärer und schulmedizinischer Therapieansätze und basiert auf meinem absolut patientenorientierten Anspruch. Es war nur möglich, weil im Laufe der Jahre viele Patienten, kooperierende Wissenschaftler und ärztliche Kollegen sowie insbesondere die Mitarbeiter des Institutes zur wissenschaftlichen Evaluation naturheilkundlicher Verfahren an der Universität zu Köln immer wieder eine Verbesserung der Therapien anmahnten. Ihnen allen gebührt mein Dank und meine Anerkennung für ihre Beharrlichkeit.

Zu Dank verpflichtet bin ich zudem den höchst kompetenten Koautoren dieses Buches, Gabriele Angenendt, Heide Jenik, Ilse Ledvina, Ursula Schütze-Kreilkamp, Rudolf van Leendert sowie Gerd Uhlenbruck, die das aktuelle Wissen ihrer Fachbereiche wissenschaftlich fundiert und absolut verständlich niedergelegt haben.

Abschließend danke ich dem TRIAS Verlag und insbesondere dem stets kooperativen Projektleiter, Arzt und freien Autor Markus Vieten, ohne die dieser Leitfaden nicht möglich gewesen wäre.

Josef Beuth, Köln

April 2004

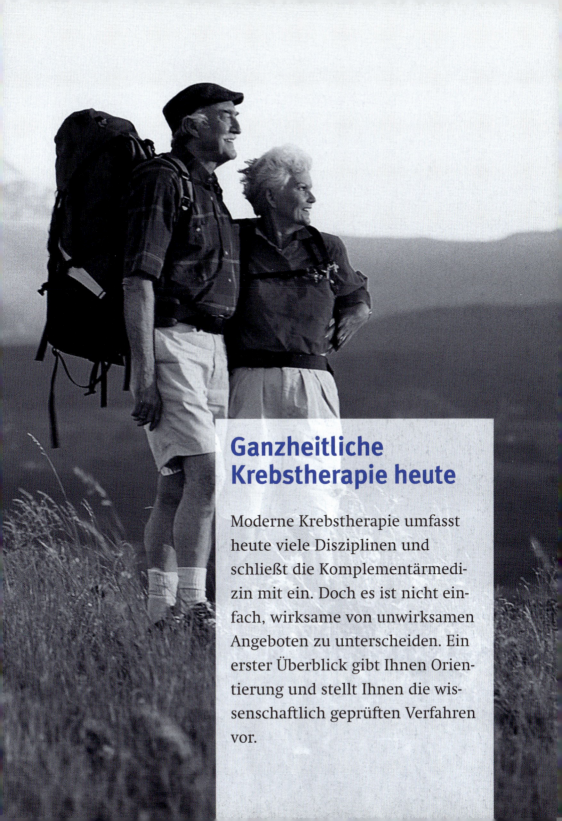

Ganzheitliche Krebstherapie heute

Moderne Krebstherapie umfasst heute viele Disziplinen und schließt die Komplementärmedizin mit ein. Doch es ist nicht einfach, wirksame von unwirksamen Angeboten zu unterscheiden. Ein erster Überblick gibt Ihnen Orientierung und stellt Ihnen die wissenschaftlich geprüften Verfahren vor.

Was heißt Komplementäronkologie?

Autor:
- Josef Beuth

Die Onkologie ist die Lehre der Krebserkrankungen und „komplementär" bedeutet „ergänzend". Die Komplementäronkologie ergänzt also die sog. Standardtherapien (Operation, Strahlen-, Chemo- und Hormontherapie) der Krebsbehandlung. Sie darf keinesfalls mit sog. „alternativen Therapieformen" verwechselt werden. Das Ziel der komplementären Therapien ist es, die Standardtherapien der Krebsbehandlung zu unterstützen und im Idealfall zu verbessern. Keine der Methoden kann einen Krebs heilen, aber sie können durch die richtige Kombination mit den Standardtherapien die Chancen auf Heilung oder auf ein längeres Leben verbessern und die Lebensqualität erhöhen. Chemo- oder Strahlentherapie schwächen z. B. das Immunsystem und haben noch eine Reihe anderer, zum Teil auch schwerer Nebenwirkungen. Wenn man jedoch ausgewählte komplementäre Maßnahmen mit den Standardtherapien zeitlich abstimmt, werden deren Nebenwirkungen mitunter erheblich abgemildert.

> **Achtung**
>
> Die komplementären Therapien ersetzen die Standardtherapien nicht, sie ergänzen sie.

In den letzten Jahren wurden die zuvor kontrovers diskutierten Komplementärmaßnahmen durch Grundlagenforschung und klinische Studien wissenschaftlich überprüft, um so die Spreu vom Weizen zu trennen und die Erfolg versprechenden Maßnahmen mit den Standardtherapien zu kombinieren. Manche Menschen verwechseln die Komplementäronkologie mit wissenschaftlich nicht überprüften Außenseitermethoden (auf die wir am Ende des Buches gesondert eingehen) und lehnen sie dann völlig zu Unrecht ab.

Ein Allheilmittel gegen Krebs, das man nur täglich zu schlucken braucht, wird es nicht geben.

Krebserkrankungen sind in der Regel individuell unterschiedlich und nicht direkt vergleichbar. Anstatt aber darüber zu verzweifeln, lohnt es sich, einmal genau zu prüfen, welche Therapiemöglichkeiten es gibt und wie man diese kombinieren und verbessern kann, sodass die Patienten länger leben bzw. besser mit dem Krebs leben. Für manche Krebserkrankungen gibt es inzwischen neue wirksame therapeutische Maßnahmen, sodass aus der ehemals kurzfristig lebensbedrohlichen Krebserkrankung eine überwiegend chronische Erkrankung geworden ist. Diese gilt es in den Alltag zu integrieren, da man auch mit der Erkrankung zuweilen eine annähernd normale Lebenserwartung erreicht.

In den letzten 20 Jahren konnte in den USA die Krebssterblichkeit durch tumorzerstörende Maßnahmen (Operation, Chemo-, Strahlentherapie) nicht gesenkt werden. Obwohl mit viel Geld und großem Aufwand geforscht wurde und man sich intensiv um die Behandlung der Krebspatienten kümmerte, änderte sich statistisch betrachtet die Krebssterblichkeit nicht. Daran änderte auch die „Kriegserklärung an den Krebs" durch Präsident R. Nixon zu Beginn der 1970er-Jahre nichts. Lediglich seltene Tumorarten (u. a. Leukämien, Lymphome, Hodentumoren) behandelt man inzwischen mit größerem Erfolg. Um den Therapieerfolg zu verbessern, erhöhte man in der konventionellen Onkologie die Dosierung der tumorzelltötenden (zytotoxischen) Substanzen bis in den Bereich der sog. Hochdosischemotherapie. Gleichzeitig wurden komplementäronkologische Therapieansätze nach wissenschaftlichen Maßstäben in groß angelegten klinischen Studien überprüft.

Dank der intensiven Kampagnen von verschiedenen Krebsgesellschaften, wie z. B. der Deutschen Krebshilfe/Dr. Mildred-Scheel-Stiftung oder der Deutschen Krebsgesellschaft e.V., wissen die meisten Menschen heute, wie wichtig es ist, den Krebserkrankungen vorzubeugen. Dass aber auch die Diagnose, Therapie und Nachsorge bei Krebserkrankungen noch verbessert werden kann, ist noch nicht Teil des öffentlichen Bewusstseins.

Wissenschaftlich sorgfältig durchgeführte klinische Studien belegen, dass bestimmte komplementäre Therapien hilfreich sind.

> **Erfolge durch Komplementärmaßnahmen**
>
> - die Symptome der Krebserkrankung nehmen ab und verbessern die Lebensqualität
> - die Nebenwirkungen der Therapie nehmen ab und verbessern die Lebensqualität
> - Rückfälle der Krebserkrankung (Rezidive) und Tochtergeschwülste (Metastasen) treten später auf, was die Lebenszeit verlängern kann

Ganzheitliche Krebstherapie heute

- Übersicht anerkannter und nicht anerkannter Behandlungsmethoden gegen Krebs.

Anerkannt oder teilweise anerkannt		nicht anerkannt	
Standardtherapien	Komplementäre Maßnahmen	Komplementäre/ Alternative Verfahren (Auswahl)	Außenseitermethoden (Auswahl)
Operation	Ernährung	Phytotherapie	Bioelektrische Tumortherapie
Chemotherapie	Sport	Traditionelle chinesische Medizin	Biologische Kombinationstherapien
Strahlentherapie	Psychoonkologie	Ayurvedamedizin	
Hormontherapie	Selentherapie	Homöopathie	
	Enzymtherapie		Flor Essence/ Essiac
	Misteltherapie		Frischzellen-/ Frischextrakttherapie
	Vitamin- und Spurenelementtherapie		Galavit
	Mikrobiologische Therapie		„Neue Medizin"
	Thymuspeptidtherapie		Eigenblutzytokine
	Tumorimpfung		Megamin
	Hyperthermie		Noni-Saft
			PC-Spes und Spes
			Recancostat
			Schöllkraut-Zytostatika Kombination

Übersicht der komplementären Maßnahmen

Die in diesem Buch aufgeführten Komplementärmaßnahmen wurden klinischen Studien unterzogen, die nach wissenschaftlichen Maßstäben durchgeführt worden sind. Die empfehlenswerten komplementären Therapien sowie erweiterte Maßnahmen werden hier zunächst kurz skizziert.

Ernährung und Krebs

Nach aktuellen Schätzungen aus den USA soll die Ernährung für etwa 35% aller Krebserkrankungen mit verantwortlich sein. Die allgemeine Ernährungsberatung (nach den Richtlinien der Deutschen Gesellschaft für Ernährung, DGE, und des American Institute for Cancer Research) kann also offenbar einer Krebserkrankung vorbeugen.

siehe Kapitel Ernährung Seite 41 ff.

Ist ein Mensch an Krebs erkrankt, gelingen die Therapie und die Heilung besser, wenn der Patient in einem guten Ernährungszustand ist. Deshalb ist es sinnvoll, wenn der Patient eine spezielle Ernährungsberatung in dieser Situation erhält. Eine Mangelernährung (Malnutrition) ist sehr schlecht für die Lebensqualität und die Lebensdauer. Die Krebssterblichkeit erhöht sich dann um ca. 30%, denn die Mangelernährung bewirkt zweierlei: Die tumorzerstörenden Therapien können nicht mehr richtig wirken und Komplikationen nehmen zu, wodurch die Krankenhausaufenthalte länger werden.

Wie in der gesamten Onkologie gibt es aber auch hier eine Reihe von Außenseitern, die in der Ernährung eine eigenständige Therapie sehen wollen, die einen Krebs heilen kann. Dafür gibt es aber keinerlei Beweise.

Sport

Passt man Gymnastik und Ausdauersport an die Möglichkeiten des einzelnen Patienten an, beugt diese körperliche Aktivierung dem Krebs vor und unterstützt den Körper bei der Rehabilita-

siehe Kapitel Sport Seite 69 ff.

tion nach einer Krebsbehandlung. Dafür gibt es u. a. folgende Gründe:

- Die körperlichen Funktionen werden wiederhergestellt oder verbessert (z. B. die Schulter-Arm-Beweglichkeit nach Brustkrebstherapie).
- Das körpereigene Hormon- und Abwehrsystem wird aktiviert.
- Weil Sport dazu führt, dass körpereigene Opiate aktiviert werden (Endorphine; sog. „Glückshormone"), bessert sich die Stimmungslage, nimmt das Schmerzempfinden ab und erhöht sich die Lebensqualität.
- Über die sozialen Kontakte (Gruppen-/Mannschaftszugehörigkeit) stabilisiert sich der psychische Zustand.

Selen

siehe Kapitel Selen Seite 129 ff.

Selen ist ein essenzielles Spurenelement. Es ist in einer Reihe von Eiweißen (Proteinen) enthalten und sorgt mit dafür, dass der Stoffwechsel und die Mehrzahl der Organe funktionieren. In der chemischen Verbindung mit Natrium wirkt es dann als Natrium-Selenit antioxidativ [Glossar], ohne dabei die Tumor abtötende Wirkung der Chemo- und Strahlentherapie zu hemmen. In Kombination mit Natrium-Selenit wirkt besonders die Strahlentherapie besser.

In klinischen Studien hat sich gezeigt, dass die Nebenwirkungen der Behandlung abnehmen, wenn die Selen-Gabe individuell angepasst wird, wodurch die Lebensqualität zunimmt und die Krebskrankung günstiger verläuft.

Grundlage für die Gabe von Natrium-Selenit an Krebspatienten unter Chemo- oder Strahlentherapie war die Erkenntnis, dass der Selenmangel ernährungsbedingt weit verbreitet ist, der Bedarf an Selen (bzw. Vitaminen und Spurenelementen) in bestimmten Lebensphasen oder bei bestimmten Erkrankungen erhöht ist und dass bei Patienten mit bestimmten Tumorarten ein Selenmangel vorliegt.

Proteolytische (eiweißspaltende) Enzyme

Enzyme sind Eiweiße, die Stoffwechselreaktionen im Körper in Gang setzen, beschleunigen oder abbremsen. Sie werden in Zellen produziert. Kaum ein Vorgang in unserem Körper wird nicht von ihnen gesteuert. Enzyme sind für den Stoffwechsel unverzichtbar. Für verschiedene Ausgangsstoffe (Substrate) und chemische Reaktionen sind definierte Enzyme zuständig. Sie kommen in allen Zellen des Körpers vor. Viele sind jedoch nur in ganz bestimmten Organen wirksam.

siehe Kapitel Proteolytische Enzyme Seite 135 ff.

Wenn Patienten komplementär zur Standardtherapie mit einem Enzymgemisch aus Papain, Trypsin und Chymotrypsin (standardisiert, also mit genau festgelegten Bestandteilen und Mischungsverhältnissen) behandelt wurden, nahmen bei Dickdarmkrebs, Brustkrebs und Plasmozytom die Nebenwirkungen der Krebsstandardbehandlung nachweislich ab. Gleichzeitig erhöhten sich die Lebensqualität und der Zeitraum bis es zu einem Rezidiv oder zu Metastasen kam. Die Gabe von standardisierten Enzymen kann also offenbar die Standardtherapien unterstützen und verbessern, wenn die Art des Krebses und das jeweilige Stadium der Erkrankung berücksichtigt werden.

Psychoonkologie

Die Psychotherapie sollte heute fester Bestandteil jeder Krebsbehandlung und Nachsorge sein. Besonders Probleme bei der Verarbeitung der Krankheit können wirkungsvoll bekämpft werden. Hierzu gehören:

siehe Kapitel Psychoonkologie Seite 102 ff.

- Angst und Depression
- Konflikte in Partnerschaft und Familie
- Beeinträchtigung des Sozialverhaltens, Rückzug aus dem sozialen Umfeld
- psychische Beeinträchtigungen, welche die körperliche Leistungsfähigkeit beeinflussen
- mangelnde Akzeptanz der Erkrankung

Ganzheitliche Krebstherapie heute

- Diskrepanzen zwischen Behandlungserwartung und -angebot
- unpassendes Krankheitsverhalten.

Folgende Maßnahmen haben ihren festen Platz in der Krebsbehandlung und Nachsorge:

- Entspannung, Meditation, Visualisation
- Kreativ-, Kunst-, Gestalttherapie
- körperliches Wahrnehmungstraining
- themenzentrierte Gespräche, Gesprächstherapie
- Partner-/Angehörigengespräche
- Schmerzbewältigungstraining.

Vitamine und Spurenelemente

siehe Kapitel Vitamine und Spurenelemente Seite 151 ff.

Krebspatienten benötigen mehr lebensnotwendige (essenzielle) Mikronährstoffe (= Vitamine und Spurenelemente) als Gesunde. Diesen Bedarf kann auch eine gesunde, vollwertige Kost nur schwer decken. Dies gilt besonders vor und während einer Strahlen- oder Chemotherapie, da der Mikronährstoffbedarf in diesen Behandlungsphasen wegen der Nebenwirkungen der Behandlung erhöht ist. Dazu gehören insbesondere die Appetitlosigkeit, Übelkeit, Erbrechen, Durchfall, Schwitzen usw. Liegt dann ein Mangel an Vitaminen und Spurenelementen vor, sind die Tumor zerstörenden Therapien (Operation, Chemo-, Strahlentherapie) weniger wirksam und werden schlechter verkraftet.

Mikronährstoffe sind in vielfältiger Weise daran beteiligt, Krebserkrankungen vorzubeugen und zu verhindern. Bestimmte Vitamine und Spurenelemente verhindern, dass Krebs erzeugende Stoffe und Entzündungsprozesse aktiviert werden. Andere Mikronährstoffe verhindern, dass Krebs auslösende Substanzen in die Zellen aufgenommen werden oder schützen das Erbgut in den Zellen, indem sie verhindern, dass sich Krebs erregende Substanzen an die Zellen anlagern und von ihnen aufgenommen werden.

Es erscheint gegebenenfalls sinnvoll, lebensnotwendige Mikronährstoffe einzunehmen (optimal als bilanzierte Vitamin- und Spurenelementgemische, die den Tagesbedarf an essenziellen Mikronährstoffen komplett decken), um einer Krebserkrankung vorzubeugen und um Mangelzustände auszugleichen, die durch die Behandlung hervorgerufen wurden. Voraussetzung dafür ist jedoch, dass individuell berücksichtigt wird, welche Vitamin-/Spurenelementmenge der einzelne Patient tatsächlich neben der Ernährung benötigt.

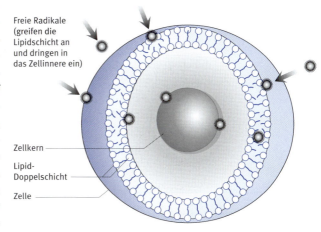

Schädigung einer Zelle durch freie Radikale.

Misteltherapie

Die Therapie mit Mistelextrakten ist wohl die bekannteste komplementäre Maßnahme in der Onkologie. Nach einer Umfrage sind die wichtigsten Gründe der Patienten dafür:

siehe Kapitel Misteltherapie Seite 141 ff.

- die Nebenwirkungen der Standardtherapie verringern sich
- die körpereigene Abwehr verbessert sich
- die Standardtherapie wirkt besser
- der Patient möchte aktiv an der Krankheitsbewältigung mitwirken.

Erste wissenschaftliche klinische Studien zeigten, dass unter einer Mistelbehandlung die Nebenwirkungen der Standardtherapien bei bestimmten Tumorarten und Erkrankungsstadien abnahmen. Dadurch steigerte sich die Lebensqualität. Zusätzlich verbesserte sich bei Patienten mit Brustkrebs, Dickdarmkrebs und bestimmten Hirntumoren das Immunsystem. Bei Patienten mit Kopf-Hals-Krebs (HNO-Plattenepithelkarzinom) war kein Vorteil durch die Misteltherapie zu belegen.

Bei bösartigen systemischen Tumoren, also Krebserkrankungen, die ganze Systeme des Körpers befallen, soll keine Immuntherapie mit Mistelextrakten durchgeführt werden. Dies sind z. B. Leukämien oder Lymphome, die Blutzellen bzw. lymphatische Zellen befallen. Bei diesen Erkrankungen ist noch nicht durch Studien belegt, dass es unbedenklich ist, Mistelpräparate einzunehmen.

Thymuspeptidtherapie

siehe Kapitel Thymuspeptide Seite 157 ff.

Einige synthetische und standardisierte Thymuspeptidpräparate wurden im Labor, am Tier und an gesunden Personen getestet. Dabei zeigten sich Wirkungen, die das Immunsystem stärkten und gegen Tumoren, Metastasen und auch Viren gerichtet waren. Inzwischen liegen auch einige gut dokumentierte Anwendungsbeobachtungen [siehe Kapitel Statistik] für solche Thymuspeptidpräparate vor, wonach sich diese Substanzen positiv auf die Immunitätslage (Abwehrbereitschaft) auswirken und die Lebensqualität erhöhen, weil die Nebenwirkungen der Tumor zerstörenden Therapien zurückgegangen sind.

Völlig unbewiesen ist bislang, dass die Gabe von Thymuspeptidpräparaten vor Rezidiven und Metastasen schützen kann und dass sich die Überlebenszeit der Patienten durch diese Therapie verlängert.

Trotz einer Vielzahl von klinischen Studien zu diesen Fragen, sind aus wissenschaftlicher Sicht bislang keine verlässlichen Aussagen möglich, weil sämtliche Studien Mängel offenbarten und den heutigen wissenschaftlichen Ansprüchen nicht genügen. Der definitive Wirksamkeitsnachweis soll in derzeit laufenden kontrollierten klinischen Studien geführt werden.

Mikrobiologische Therapie

siehe Kapitel Mikrobiologische Therapie Seite 163 ff.

Lymphozyten sind im gesamten Organismus verbreitet. Sie produzieren Abwehrstoffe (Antikörper/Immunglobuline), die gegen ganz bestimmte Erreger gerichtet sind (spezifisch) und setzen diese frei. Sämtliche Schleimhäute sind mit diesen Zellen besiedelt, die meisten Zellen befinden sich jedoch in der Schleimhaut des Darms, der deshalb heutzutage auch als wichtiges Immunorgan des Körpers angesehen wird. Zu diesem System gehören ferner u. a. die Schleimhäute der Atemwege (Respirationstrakt), der Harnwege (Urogenitaltrakt) und der Milchdrüsen. In Experimenten konnte gezeigt werden, dass die normale (physiologische) Funktion des Immunsystems besonders von der bakteriellen Besiedlung bestimmter Schleimhäute abhängt. Auf dieser Einsicht gründen sich die Ansätze der mikrobiologischen (probiotischen) Therapie.

Probiotika (z. B. Propionibacterium avidum, Lactobacillus Species, Bifidobacterium Species) gehören zur physiologischen Bakterienflora des Menschen und beeinflussen in experimentellen und klinischen Studien das Immunsystem auf positive Weise.

Hyperthermie (Überwärmungstherapie)

Es ist schon länger bekannt, dass Krebszellen besonders hitzeempfindlich sind. Daher wird seit langem versucht, daraus für den Krebspatienten eine erfolgreiche Behandlung zu entwickeln. Allerdings ist weder genau bekannt, wie die Hitze wirkt, noch konnte bisher eine Wirksamkeit bewiesen werden. Das verhinderte jedoch nicht die zuweilen unverantwortliche Vermarktung und unkontrollierte Anwendung der Hyperthermie durch selbst ernannte Spezialisten in profitorientierten Privatkliniken und Praxen. Auf diese Weise wurde lange Zeit eine seriöse wissenschaftliche Weiterentwicklung der Hyperthermie verhindert.

siehe Kapitel Hyperthermie Seite 177 ff.

Erste kontrollierte klinische Studien waren vielversprechend und deuteten an, dass die Hyperthermie als komplementäre Maßnahme eventuell die Tumor zerstörenden Standardtherapien optimieren könne. Auch eine Kombination der Hyperthermie mit Immuntherapien lässt auf verbesserte Therapieeffekte hoffen.

Bei der Hyperthermie wird dem Körper – und möglichst gezielt auf den Tumor konzentriert – von außen Wärme zugeführt. Die Hyperthermie kann unterteilt werden in

- Ganzkörperhyperthermie – mit ihr werden fortgeschrittene Tumoren behandelt

- Tiefenhyperthermie – mit ihr werden lokalisierte Tumoren in inneren Organen behandelt

- Oberflächenhyperthermie – mit ihr werden Hauttumoren/-metastasen behandelt

- Perfusionshyperthermie – mit ihr werden tumoröse/metastatisch befallene Hohlorgane, wie Magen oder Darm behandelt (Perfusion = Durchströmung).

- **Wissenschaftlich-begründete komplementäronkologische Maßnahmen.**

Therapie	empfohlene Maßnahmen	erweiterte Maßnahmen	nachgewiesene Wirkung
Ernährungsberatung	X		
Sport	X		AI, LQ ↑
Psychoonkologische Betreuung	X		LQ ↑, ÜLZ ↑
Vitaminsubstitution (A, C, E)		X	LQ ↑
Vitaminsubstitution (bilanziertes Gemisch)		X	LQ ↑
Selen	X		AI, LQ ↑
Enzymtherapie	X		LQ ↑, REZ ↓, MET ↓, ÜLZ ↑
Misteltherapie	X		AI, LQ ↑
Peptidtherapie		X	AI, LQ ↑
mikrobiologische Therapie		X	AI
Hyperthermie		X	AI

ÜLZ: Überlebenszeit, REZ: Wiederauftreten eines Tumors (Rezidiv), MET: Tochtergeschwülste, Auftreten weiterer Tumore (Metastasen), LQ: Lebensqualität, AI: Aktivierung des Immunsystems, ↑ verbessert, verlängert, ↓ reduziert

Zusammenfassende Übersicht der Komplementärmaßnahmen

Alle hier aufgeführten Therapiekonzepte werden derzeit in kontrollierten klinischen Studien weiter erprobt. Der Wirksamkeitsnachweis muss jedoch für einzelne Tumorarten und auch für einzelne Stadien erbracht werden. Wenn eine Substanz z. B. nachweislich bei einem Brustkrebs hilfreich ist, der schon weiter fortgeschritten ist, muss sie es deswegen nicht auch bei einem Darmkrebs im Anfangsstadium sein. Deshalb sind weitere Studien erforderlich, damit die vielversprechenden komplementärmedizinischen Therapiekonzepte den Standardtherapien in der Krebsbehandlung angegliedert werden können.

Außenseitermethoden

Ausdrücklich muss vor diversen nicht wirksamkeitsgeprüften Therapie- und Diagnoseverfahren gewarnt werden, die nicht selten fälschlicherweise mit der wissenschaftlich-begründeten Komplementärmedizin oder der Naturheilkunde gleichgesetzt werden. Die Verfahren werden z. B. in Internet, Fernsehen und in der Regenbogenpresse intensiv beworben und behaupten viele Dinge, die jedoch unbewiesen sind.

Auf der Grundlage wissenschaftlicher Untersuchungen sind derartige Aussagen für die Außenseitermethoden nicht bewiesen und für Patienten gefährlich, wenn nicht sogar lebensgefährlich. Neben den eklatanten Unzulänglichkeiten in Diagnose und Therapie wollen einige bisweilen sogar die erprobten Standardtherapien ersetzen.

Direkte Werbung ist Ärzten (noch) nicht erlaubt. Gerade deswegen macht sich aber eine Form der versteckten Werbung breit, was zeigt, dass das ärztliche Handeln zunehmend von ökonomischen Gesichtspunkten geleitet wird. Die persönliche Ethik und Verantwortung gerät darüber manchmal ins Hintertreffen. Dies betrifft besonders Fachrichtungen, in denen chronisch kranke und verzweifelte Patienten betreut werden, wie eben auch die Onkologie.

Besonders kritisch sollten Sie bei solchen Aussagen sein

- Die Behandlung ist auch wirksam, wenn alle anderen Behandlungen versagt haben.
- Das Krebswachstum und die Tumormasse werden verringert.
- Die Metastasenbildung wird verzögert.
- Die Überlebenszeit wird verlängert.
- Eine Chemotherapie wird viel später notwendig.
- Die Strahlen- und Chemotherapie wird verstärkt.

Tipp

- Holen Sie sich im Zweifel Rat bei Ihrem Arzt, dem Krebsinformationsdienst (KID) oder anderen Beratungsstellen ein.

Ganzheitliche Krebstherapie heute

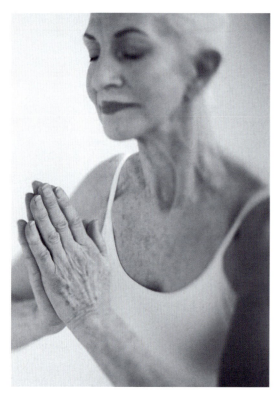

Mit sanfter Gymnastik und einer Sportart, die Ihnen gut tut, können Sie sich selbst helfen und Ihren Körper und Ihre Seele stärken.

Selbst ernannte Spezialisten aus Klinik und Praxis missbrauchen in ihren Vorträgen immer häufiger Selbsthilfegruppen, Patienten- und Ärztegesellschaften zur Patientenanwerbung. Dabei werden dann oft scheinbar spezialisierte Privatkliniken, Praxen und Laboratorien angepriesen, in denen nicht gesicherte Diagnose- oder Therapieverfahren mit unverantwortlichen Heilsversprechungen angeboten werden.

Ein Krebspatient büßt seine Lebensqualität ein und hat Überlebensängste. Als Laie ist er der Kompetenz und Ehrlichkeit des betreuenden Arztes ausgeliefert, einem Missbrauch sind dann natürlich Tür und Tor geöffnet. Deshalb ist eine skrupellose, profitorientierte Ausnutzung der Ängste lebensbedrohlich kranker Menschen besonders verwerflich. Alarmiert durch Berichte von Patienten, Selbsthilfegruppen und Medienberichten wird dieser wenig beachteten Thematik derzeit eine größere Aufmerksamkeit gewidmet.

Im Mittelpunkt des ärztlichen Handelns muss die auf wissenschaftlichen Erkenntnissen bauende ganzheitliche Versorgung des Patienten stehen, und nicht das Streben der Therapeuten nach profitabler Selbstdarstellung. Konkurrenz belebt zwar das Geschäft, aber nur durch Steigerung der Qualität, nicht durch Steigerung der Geschäftstüchtigkeit.

Vorsicht bei

- einzigartigen Therapeuten-/Namen gebundenen Therapiekombinationen
- nicht in der Apotheke erhältlichen Arzneimitteln
- nicht hiesigen Qualitätsstandards entsprechenden Nahrungsergänzungen/Arzneimitteln (Herkunftsländer?!)
- nur in speziellen Privatkliniken/Privatpraxen/Kompetenzzentren verabreichten Therapiekombinationen

Studien und Statistik

Wenn in einer Stadt wieder vermehrt der Klapperstorch beobachtet wird und gleichzeitig die Geburtenrate steigt, heißt das dann, dass der Klapperstorch dafür verantwortlich ist?

Wenn ein neues „Schnupfenmedikament" an 100 Personen vergeben wird, von denen 90 nach zwei Wochen keine Symptome mehr haben, bedeutet das dann, dass dieses neue Medikament dafür verantwortlich ist, oder wären die Symptome nicht vielleicht auch ohne das Medikament nach zwei Wochen verschwunden gewesen?

Kontrollierte klinische Studie Die Statistik hat ihre Tücken, das hat sich inzwischen herumgesprochen. Deshalb ist es wichtig, dass medizinische Untersuchungen, welche die Wirksamkeit einer neuen Behandlung oder auch eines Diagnoseverfahrens beweisen sollen, nach festgelegten, international akzeptierten Regeln durchgeführt werden, sodass jeder in der Lage ist, die Ergebnisse zu beurteilen. Eine Untersuchung, die solchen Regeln folgt, ist eine kontrollierte klinische Studie.

Man kann die Studienformen nach den sog. Forschungsdesigns (Studienplänen) unterscheiden. Die anspruchsvollste Untersuchung ist dabei das „echte Experiment mit Randomisierung". Randomisierung bedeutet, dass es dem Zufall überlassen bleibt, ob eine Person einer Versuchsgruppe angehört, die z. B. das wirkliche Medikament bekommt, oder ob sie in die Kontrollgruppe gelangt, die das Scheinmedikament (Placebo) erhält.

Doppelblind-Versuch Hier spielt der Doppelblind-Versuch eine wichtige Rolle. Bei Medikamententestungen geht es, vereinfacht gesagt, stets darum, ob ein Medikament besser ist als das andere (oder als gar kein Medikament). Dazu werden zwei möglichst große Gruppen gebildet: Die eine Gruppe erhält das Medikament, die andere nicht (oder ein Scheinmedikament). Beim Doppelblindversuch wissen dann weder der Patient noch der Therapeut, ob ein Wirkstoff oder ein Scheinmedikament verabreicht wurde. Die Zuteilung erfolgt über ein System, an dem weitere Personen beteiligt sind, wobei die Personen, die wissen,

Autor:
- Markus Vieten

welcher Patient welche Substanz bekommt, nicht diejenigen sind, die auch das Medikament verabreichen. Der Arzt hat zudem keine Gelegenheit, eine Auswahl der Probanden vorzunehmen. Die Kriterien für die Patientenauswahl müssen festgelegt sein und erst dann werden die infrage kommenden Patienten nach einem Zufallsverfahren den Gruppen zugelost.

Dass der Arzt auch nicht weiß, was er an welche Person verabreicht, ist wichtig, um die Erwartungshaltungen beider Seiten möglichst gering zu halten. Wenn der Arzt sagt – oder auch nur denkt –, dass z. B. Herr Müller das echte Medikament bekommt, wird er sich anders verhalten, als wenn er es nicht weiß.

Das mag sich zunächst wie „Erbsenzählerei" anhören, doch sind diese Effekte keinesfalls zu unterschätzen. Jedes Scheinmedikament kann, wenn es nur vom Arzt richtig „verkauft" wird, einen großen therapeutischen Effekt haben, den Placebo-Effekt. Hier geht es nicht darum, dass ein eingebildeter Kranker sich an der Nase herumführen lässt, sondern es geht um die enormen Selbstheilungskräfte des Menschen, die auf die eine oder andere Weise stimuliert werden können. Diese Stimulation ist sehr stark von der Kultur abhängig, in welcher der Patient lebt, und sehr viele Heilmethoden aus fremden Ländern stehen in einem so guten Ruf, weil sie es schaffen, diesen Effekt bei den Menschen auszulösen. Auch bei uns gibt es zahllose Medikamente, deren Wirkung offenbar nicht über die hinausgeht, die ein Placebo hervorrufen kann. Wir nehmen diese Medikamente ein, weil wir fest an deren Wirkung glauben.

Viele, aber nicht alle Krankheiten sind auf diese Weise zu heilen, und ein Medikament muss den Beweis antreten, dass es noch mehr kann, als den Glauben zu unterstützen. Aus diesem Grunde ist es bei den Versuchsreihen so wichtig, dass weder der Patient noch der Arzt wissen, zu welcher Gruppe der einzelne Versuchsteilnehmer gehört. Nur so lassen sich die „Droge Arzt" und der Glaube einigermaßen außen vor lassen, um den eigentlichen Effekt des Medikaments beobachten zu können.

Heute müssen sich alle diagnostischen und therapeutischen Verfahren einem solchen Test unterziehen, um wissenschaftlich anerkannt zu sein. Solche Untersuchungen unter wissenschaft-

---

Der Placebo-Effekt

Auch einige weitverbreitete Heilmethoden sind immer noch genau wegen des Placebo-Effektes umstritten, wie z. B. die Akupunktur oder die Homöopathie. Hierbei geht es immer darum, ob es die Methode oder der Wirkstoff aus eigener Kraft vermag, die Beschwerden zu lindern, oder ob die Linderung auf den Glauben des Patienten – und auch des Arztes – zurückzuführen ist.

lichen Gesichtspunkten durchzuführen, ist eine sehr komplizierte Angelegenheit und erfordert ein Höchstmaß an Voraussicht und Sorgfalt. Die Gefahr, „Äpfel mit Birnen" zu vergleichen, ist sehr groß, und selbst erfahrene Forscher erkennen manchmal erst mit großer Verspätung oder gar nicht, dass ihre Studie einen solchen schweren Fehler aufweist. Hinzu kommen weitere Faktoren wie Geschlecht, Lebensalter, Vorerkrankungen, zusätzliche Medikation, Körpergewicht oder Ernährungsweise, um nur die naheliegendsten Faktoren zu nennen, die bei der einzelnen Person die Wirkung eines neuen Medikaments positiv oder negativ beeinflussen können. Solche Faktoren müssen durch eine sorgfältige Vorauswahl der Teilnehmer und durch komplizierte statistische Verfahren bei der Bewertung berücksichtigt werden.

Weil solche Einflüsse lange unterschätzt wurden (und immer noch unterschätzt werden), ist die medizinische Forschung voll mit Untersuchungsergebnissen, die dieses und jenes „eindeutig" und „zweifelsfrei" behaupten oder widerlegen. Doch viele Ergebnisse lösen sich in Luft auf, wenn man die heute akzeptierten, strengen Maßstäbe für die Untersuchungsmethoden und die statistischen Auswertungsmethoden anlegt.

Hier ein Beispiel für die Art von Schwierigkeiten, die bei einer Studie auftreten können:

Die Diagnoseverfahren wie z. B. Röntgen oder Ultraschall werden immer feiner und genauer, können also einen Tumor immer früher erkennen und sein Stadium immer genauer einordnen. Für die Behandlung und die Prognose ist es aber wichtig, in welchem Stadium der Erkrankung sich ein Patient befindet.

Durch die verbesserten Techniken finden sich jetzt in den Gruppen mit frühen Stadien weniger Patienten eines eigentlich schlechteren Stadiums, die zuvor irrtümlich in diese frühe Gruppe eingestuft worden waren. Betrachtet man dann die Prognose für diese Patienten, stellt man ein paar Jahre später fest, dass sie offenbar besser ist, als zu Zeiten der schlechteren Diagnostik, weil weniger Personen fälschlicherweise in dieser Gruppe sind und den Schnitt senken.

Wenn jetzt zur gleichen Zeit Versuche mit einer neuen Behandlungsmethode durchgeführt wurden, ohne dass dieser Punkt berücksichtigt wurde, wird dieser Effekt vielleicht irrtümlich dem neuen Medikament zugeschrieben, obwohl es tatsächlich wirkungslos sein kann.

Vielleicht bekommen Sie nun eine Ahnung davon, wie leicht solche Fallstricke übersehen werden können, und obwohl keine böse Absicht dahinter stecken muss, Medikamente und Behandlungsmethoden fälschlicherweise als wirkungsvoll oder auch wirkungslos erscheinen zu lassen.

Die Untersuchungsmethoden werden fortwährend weiter entwickelt, sodass die Diagnostik immer feiner wird. Das bedeutet aber auch, dass die getroffenen Prognosen nur eine begrenzte Zeit gültig sind.

Wir ersparen es Ihnen hier, die statistischen Anforderungen an solche Studien auch nur anzureißen. Sie sollten lediglich erkennen, wie schwierig und aufwendig es oftmals ist, die Wirksamkeit – oder auch die Unwirksamkeit – einer Behandlungsmethode zu beweisen. Außerdem erfordern seriös durchgeführte Studien in der Regel viel Personal, Zeit und Geld. Ihre Durchführung ist nur dann sinnvoll, wenn diese Ressourcen zur Verfügung stehen. Und gerade bei Krebserkrankungen ist Zeit manchmal ein rares Gut. Aber möchten Sie als eventuell schwerkranker Mensch eine Behandlung, die Ihnen nicht hilft, sondern nur Ihren Geldbeutel leichter macht!?

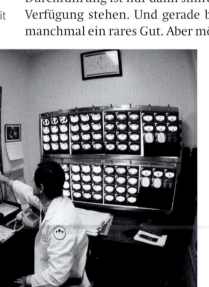

Es gibt auch andere Forschungsdesigns in verschiedenen Qualitätsstufen unterhalb des echten Experiments. Ihre Beschreibung würde hier zu weit führen. Sie alle haben jedoch ihre Berechtigung innerhalb der medizinischen Forschung. Man muss nur sehr vorsichtig damit sein, welche Schlussfolgerungen man aus ihnen zieht.

Anwendungsbeobachtung Auch die simple Anwendungsbeobachtung, bei der ein Arzt ein Medikament gibt und prüft, ob es dem Patienten später besser geht oder nicht, hat ihren Stellenwert, auch wenn sie keinerlei Beweiskraft besitzt. Viele wichtige Fragen entstehen erst durch solche Untersuchungen auf verschiedenen Niveaus, weil jemand etwas beobachtet oder glaubt, eine Gesetzmäßigkeit zu entdecken. Dadurch entstehen Fragen, an die zuvor noch niemand gedacht hatte. Und vielleicht führen diese Fragen dann später einmal dazu, dass aus den frühen Anwendungsbeobachtungen einmal eine echte wissenschaftliche Studie wird.

Auch ist es nicht immer möglich, die harten Kriterien eines echten Experimentes zu erfüllen. Wenn es für einen Krebspatienten um Leben und Tod geht, kann man ihm kein Scheinmedikament geben, wenn wenigstens die Möglichkeit besteht, dass eine Therapie hilft.

Dies alles darf aber nicht darüber hinwegtäuschen, dass eine Beweiskraft letztlich nur von einem echten Experiment ausgeht.

Die Bestimmung der Abwehrkraft (Immunstatus)

Autor:
• Josef Beuth

Die Erkenntnis, dass die Funktionsbereitschaft des körpereigenen Abwehrsystems über Gesundheit und Krankheit mitentscheidet, hat die Erforschung des Immunsystems in den vergangenen Jahren vorangetrieben.

Das Immunsystem kann in verschiedene Untersysteme eingeteilt werden:

- mechanische Barriere: intakte Haut, Schleimhäute
- chemisch-biochemische Barriere: z. B. Tränen, Speichel, Verdauungssäfte, Enzyme, Säuren, Schleim
- biologische Abwehr: körpereigenes Abwehrsystem.

Dieses System hat sich im Laufe der Evolution entwickelt. Es ermöglicht dem menschlichen Organismus im permanenten Kampf mit Krankheitserregern, wie z.B. Bakterien, Viren, Parasiten und Tumorzellen, zu bestehen. Aber auch andere Tiere und Lebewesen verfügen über ein Immunsystem, das dem unseren sehr ähnelt.

Schon lange ist bekannt, dass bei einer Abwehrschwäche (Immunsuppression) definierte bösartige Tumoren häufiger sind (erhöhte Inzidenz). Dies spricht für die (zum Teil kontrovers diskutierte) Überlegung, dass das Immunsystem einen entscheidenden Anteil an der Bekämpfung von Krebszellen hat. Es wird auch zuweilen behauptet, dass immunologische Parameter verwendet werden könnten, um den Verlauf einer Krebserkrankung zu verfolgen und zu beurteilen. Aus wissenschaftlicher

Die Antigen-Antikörper-Reaktion: Die Andockstelle der B-Zelle (Rezeptor) bindet das Antigen und wird dadurch aktiviert (1.).
Die B-Zellen vermehren sich. Jede von ihnen bildet dann Antikörper und setzt diese frei. Die Antikörper fangen die Antigene ab (2.). Die entstehenden Antigen-Antikörperkomplexe werden von Fresszellen aufgenommen und angebaut.

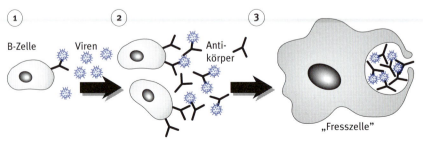

Sicht sind zwar beide Annahmen attraktiv und glaubhaft, aber bisher noch völlig unbewiesen.

Tumorpatienten weisen typische Schwächen des Immunsystems auf, die von der Art und dem Stadium des Tumors sowie von der Therapie abhängen. Wie diese Schwäche jedoch genau aussieht und sich auswirkt, ist im Einzelfall nicht voraussagbar. Sie führt zu einer geringeren Widerstandsfähigkeit gegenüber der jeweiligen Krebserkrankung. Aus therapeutischer Sicht sollten daher Abwehrschwächen frühzeitig erkannt und angemessen behandelt werden. In der Literatur sind Behandlungen beschrieben, die das Immunsystem stimulieren können und sich positiv auf den Krankheitsverlauf und die Überlebenszeit ausgewirkt haben. Offenbar ist es also grundsätzlich möglich, die Wirkung einer Behandlung, welche die Abwehr stärkt, mit Immunstatuskontrollen vorherzusagen und zu verbessern.

Grundlage und Überwachungsinstrument für eine solche Behandlung könnte ein aussagekräftiger Immunstatus sein, der neben dem Differenzialblutbild und anderen Blutabwehrfaktoren kostengünstig mithilfe moderner Messverfahren (Durchflusszytometrie) erstellt werden kann. Die Behandlung sollte dann die Ergebnisse dieser Untersuchungen und den jeweiligen Zustand des Patienten berücksichtigen.

> **Auch wenn diese Aussagen logisch erscheinen mögen, sind sie dennoch völlig unbewiesen**
>
> - Krebserkrankungen entstehen aufgrund eines geschwächten Immunsystems.
> - Die Standardtherapien gegen Krebs schwächen langfristig das Immunsystem.
> - Ein aktives Immunsystem ist die Voraussetzung, um das Wiederaufleben eines Tumors oder die Bildung von Tochtergeschwülsten zu verhindern.
> - Ein aktives Immunsystem verbessert die Überlebenszeit von Krebspatienten.

Immundiagnostik und Immuntherapie – Was brauche ich?

Wegen der Abwehrschwächung durch den Tumor und die Therapie sollte eine Analyse des zellulären Immunsystems immer auch die Situation des einzelnen Patienten berücksichtigen. Das gilt erst recht, wenn man bedenkt, wie eng der Zusammenhang zwischen derartigen Abwehrschwächen und lebensbedrohlichen Folgekrankheiten sein kann (u. a. Infektionen, Tumorwachstum, Tumorrezidiv, Metastasierung). Dadurch sinkt z. B. die Lebensqualität und der Aufenthalt im Krankenhaus verlängert sich ebenso wie die Genesungszeit. Bei einer sinnvollen Diagnostik und Therapie sind diese Auswirkungen gerade umgekehrt. In diesem Sinne sind einige komplementärmedizinische

Ganzheitliche Krebstherapie heute

Therapiekonzepte sinnvoll, die durch wissenschaftlich fundierte Studiendaten belegt sind.

Das Ziel, die Anzahl und Aktivität von Immunzellen zu normalisieren, sollte unbedingt mit der Analyse des zellulären Immunstatus einhergehen. Nur so können unerwünschte Entwicklungen kurzfristig erkannt und zum Wohle des Patienten korrigiert werden sowie nicht optimale Therapien kurzfristig ausgetauscht werden. Um das Beste für den Patienten zu erreichen, können die Behandlungsmaßnahmen zeitlich sinnvoll aufeinander abgestimmt werden, unerwünschte Nebenwirkungen möglichst frühzeitig erkannt und behandelt werden und die weit verbreiteten, unkontrollierten Überbehandlungen verhindert werden. Dies ist insofern höchst wichtig, da eine Überstimulation des Immunsystems mit über der Norm liegenden Zellzahlen und -aktivitäten zur Freisetzung von Zytokinen und Wachstumsfaktoren führt. Dies könnte im Extremfall auch Tumorzellen zum Wachstum anregen, was unbedingt zu vermeiden wäre.

> **Achtung**
>
> Ein normales Immunsystem mit normwertigen Zellzahlen und -akivitäten sollte nicht stimuliert werden. Durch Freisetzung von Zytokinen und Wachstumsfaktoren könnten auch Tumorzellen zum Wachstum angeregt werden.

Neben dem großen Vorteil für den Patienten entstehen auch bei den Krankenkassen wesentlich weniger Kosten. Alle Untersuchungen sollten nur durchgeführt werden, wenn auch ein Grund dafür gegeben ist, so z. B. bei:

- Krebserkrankung
- Krebstherapie
- Infektionsanfälligkeit.

Durchführung der Immundiagnostik

Die Kosten für die in den Tabellen auf Seite 35/36 skizzierte Immunstatusbestimmung belaufen sich auf ca. 90.00 € (gemäß BMÄ/E-GO für Kassenpatienten) bzw. ca. 250.00 € (gemäß GOÄ für Privatpatienten).

Eine Immunstatusbestimmung während oder unmittelbar nach einer Chemo- oder Strahlentherapie besitzt nur geringe oder gar keine Aussagekraft. Deshalb sollten nach einer solchen Behandlung 8–12 Wochen vergangen sein, bevor eine Immunstatusbestimmung durchgeführt wird.

Wiederholte Immunstatusbestimmungen (alle 6–9 Monate) sind nur bei einer andauernden Abwehrschwäche (Immunsuppression) erforderlich.

Wenn Anzahl und Aktivität der Immunzellen normal sind, muss die Immunstatusbestimmung nicht wiederholt werden, sofern keine Behandlung erfolgt, welche die Abwehr schwächen kann.

Zu einer sinnvollen Immundiagnostik gehören das Basisprogramm mit Blutbild und Differenzialblutbild sowie die Bestimmung therapierelevanter Zellen (Lymphozyten bzw. lymphatischer Zellen) im Immunstatus [siehe folgende Tabellen].

Basisprogramm

- Blutbild

Zellart	Hauptfunktionen
Leukozyten (weiße Blutzellen)	körpereigene Abwehr, u. a. von Tumorzellen, Bakterien, Viren
Thrombozyten (Blutplättchen)	Blutgerinnung, Wundverschluss
Erythrozyten (rote Blutzellen)	Sauerstoff-/Kohlendioxydtransport
Hämoglobin (roter Blutfarbstoff)	Sauerstoff-/Kohlendioxydbindung
Hämatokrit (%-Anteil Erythrozyten am Gesamtblut)	

- Differenzialblutbild: Untergruppen von Leukozyten.

Zellart	Hauptfunktionen
Granulozyten	Abwehr von Bakterien
Monozyten (Fresszellen)	Abwehr von Tumorzellen, Bakterien, Viren, Zytokinproduktion
Lymphozyten (aufgeteilt in Untergruppen)	Untergruppen-spezifisch, Zytokinproduktion

Immunstatus

- Untergruppen von Lymphozyten bzw. lymphatischen Zellen.

Zellart	Hauptfunktionen
T-Lymphozyten (aufgeteilt in Untergruppen)	Untergruppen-spezifisch
B-Lymphozyten	Produktion von Antikörpern
T-Helferzellen	Aktivierung von Immunfunktionen, Produktion von Zytokinen
T-Suppressorzellen	Hemmung von Immunfunktionen, Produktion von Zytokinen
Zytotoxische T-Zellen	spezifische Abtötung von Tumorzellen und virusinfizierten Zellen
Natürliche Killerzellen (NK)	unspezifische Abtötung von Tumorzellen und virusinfizierten Zellen
Interleukin-2-Rezeptor auf Lymphozyten	Aktivitätsmarker

- Therapierelevante Immunstatusbestimmung.

Rezeptoren	Zellarten	Normbereich
	Gesamtzahl der Lymphozyten	>1100/mcl
CD-3+	T-Lymphozyten	>800/mcl
CD-3+/CD-4+	Helfer-/Induktor T-Lymphozyten	>500/mcl
CD-3+/CD-8+	Suppressor-/zytotoxische T-Lymphozyten	>200/mcl
CD-3+/CD-16+/CD-56+	zytotoxische T-Lymphozyten	> 40/mcl
CD-3-/CD-16+/CD-56+	natürliche Killer (NK-Zellen)	>180/mcl
CD-19+	B-Lymphozyten	> 80/mcl
a) Zellaktivität (T-Zellaktivierungsmarker)		
CD-25+	Interleukin-2 Rezeptor	>180/mcl

CD = Cluster of differentiation = Differenzierungsmarker

Differenzierungsmarker sind Erkennungsmoleküle oder Rezeptoren, mit deren Hilfe die genannten Zellen erkannt werden können. Monoklonale Antikörper heften sich daran und markieren sie dadurch. So sind sie erkennbar und auch messbar.

Wie sinnvoll ist eine erweiterte Immundiagnostik?

Auch wenn allgemein Einigkeit darüber herrscht, dass auch neuere Diagnoseverfahren (wie z. B. die Immunstatusbestimmungen) sich einer wissenschaftlichen Testung (Evaluation) unterziehen sollten, ist für manche der Lockruf des Geldes so laut, dass auf die langwierige Austestung der Verfahren kurzerhand verzichtet wird. So sind im Gefolge des „Human Genome Project" (Bestimmung der menschlichen Gene) und des molekularbiologischen Fortschritts auch in Deutschland vermehrt Laboratorien etabliert worden, die eine Vielzahl von Untersuchungen anbieten, die derzeit klinisch nicht verwertbar sind, weil sie noch gar nicht hinreichend untersucht wurden und ihre Bedeutung noch völlig unklar ist. Dabei nutzen die Anbieter Ängste und Hoffnungen von Krebspatienten und deren Behandlern aus, indem wissenschaftlich hochrangige Diagnosekonzepte bereits angeboten werden, obwohl sie sich international noch in der Testphase (Evaluation) befinden.

Wissenschaftlich nicht abgesicherte Diagnostikverfahren sind u. a. Funktionstests der Immunzellen oder die Messung der anteilsmäßigen Zusammensetzung von Immunzellen, deren Bedeutung bislang nicht erwiesen ist. Diese Diagnoseverfahren sollten nicht angewendet werden, weil

- keine relevanten (eventuell sogar falsche) Schlussfolgerungen möglich sind
- sich keine abgesicherten therapeutischen Aspekte ergeben
- sie neben ihrem fehlenden Nutzen dem Patienten nur Geld kosten.

AUS DER PRAXIS

AUS DER PRAXIS

Therapien, die Ihnen verlässlich helfen

Hier werden Ihnen Verfahren ausführlich vorgestellt, deren positive Wirkung bewiesen ist. Lesen Sie, mit welchen weiterführenden Methoden Sie Ihre Heilung und Ihr Immunsystem unterstützen und Ihre Lebensqualität erhöhen. Ganz praxisnah finden Sie viele Tipps, um sie optimal anzuwenden.

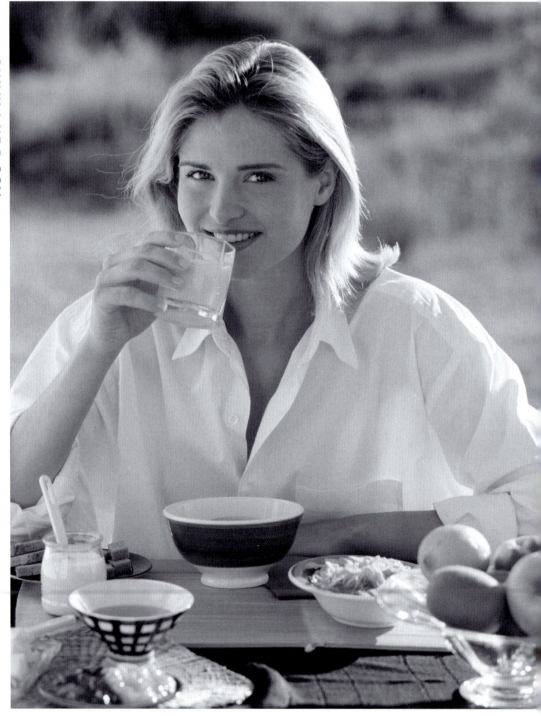

Ernährung

Die Bereitschaft, die Ernährung umzustellen, ist nach einer Krebsdiagnose besonders groß. Häufig wird die Frage gestellt: „Was kann ich selbst tun im Kampf gegen den Krebs?" Die Ernährung bietet hier eine gute Möglichkeit, selbst einen Beitrag zu leisten. Natürlich kann eine Krebserkrankung nicht durch eine Diät allein geheilt werden, auch wenn so mancher selbst ernannte „Ernährungsexperte" gerne diesen Eindruck vermitteln möchte. Allerdings ist es zu jedem Zeitpunkt und in jeder Erkrankungsphase möglich und sinnvoll, das Wohlbefinden durch eine individuell abgestimmte Ernährung zu verbessern.

„Krebs" ist keine einheitliche Erkrankung. Vielmehr umfasst der Begriff eine Vielzahl von unterschiedlichen Erkrankungen – je nachdem, welches Organ betroffen ist. Entsprechend unterschiedlich sind auch die Therapien und die Ernährungsempfehlungen.

Autoren:
- Heide Jenik
- Rudolf van Leendert

Das können Sie von einer Ernährungsumstellung erwarten

- Die Gesamtsituation verbessert sich.
- Die Lebensqualität erhöht sich.
- Das Immunsystem wird gestärkt.
- Die Ausgangssituation für die medizinische Therapie verbessert sich.
- Es treten weniger Nebenwirkungen auf.
- Die Regenerationskräfte werden gestärkt.

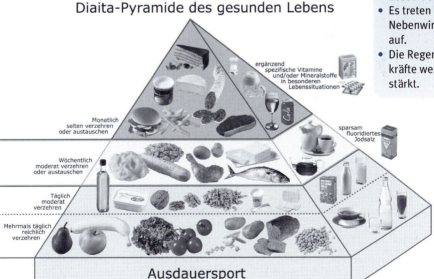

Die Diaita-Pyramide des gesunden Lebens (gr. diaita = Diätetik).
Mit freundlicher Genehmigung der Gesellschaft für Ernährungsmedizin und Diätetik e.V.

AUS DER PRAXIS

Therapien, die Ihnen verlässlich helfen

Das folgende Kapitel soll Ihnen einen Überblick über die Rolle der Ernährung bei Krebserkrankungen geben. Ziel ist es, die Ernährung so zusammenzustellen, dass der Körper optimal mit Nährstoffen vorsorgt ist und Beschwerden gelindert werden. Die vielen praktischen Tipps sollen Ihnen helfen, einen Ihrer Gesundheit förderlichen Speiseplan zu entwickeln, der Ihren persönlichen Vorlieben, aber auch möglichen Beschwerden angepasst ist.

Zunächst werden die Ernährungsregeln zum Schutz vor Krebs vorgestellt. Sie entsprechen im Wesentlichen denen, die auch im Erkrankungsfall gelten. Auf die Unterschiede, z. B. hinsichtlich der Fettzufuhr, wird dann im Abschnitt „Ernährungstherapie bei Krebs" eingegangen.

Ernährung zur Krebsvorbeugung

Lebensmittel

- Essen Sie eine vorwiegend pflanzliche Kost mit verschiedenen Gemüsesorten, Obst, Hülsenfrüchten und stärkereichen Grundnahrungsmitteln, die möglichst wenig verarbeitet sind, wie z. B. Vollkornbrot, Müsli, Vollkornreis oder Vollkornnudeln.

- Essen Sie täglich 3 bis 5 Portionen (400–800 g) Gemüse oder Obst. Bevorzugen Sie dabei Gemüse. Ein Glas Gemüse- oder Obstsaft darf eine Portion ersetzen. Das Gemüse sollte abwechselnd roh oder gekocht gegessen werden.

- Verringern Sie den Fleischverzehr auf maximal 2–3 kleine Portionen pro Woche (etwa 100–150 g). Bevorzugen Sie dabei Geflügel. Meiden Sie nach Möglichkeit gepökeltes Fleisch.

- Essen Sie mindestens einmal wöchentlich Fisch. Fertige Fischgerichte in der Tiefkühltheke helfen bei der Zubereitung. Geräucherten Fisch sollten Sie lieber meiden.

- Essen Sie täglich mehrere Scheiben Vollkornbrot und eine Portion Kartoffeln, Nudeln oder Vollkornreis. Schränken Sie den Verzehr von raffiniertem Zucker bzw. Süßigkeiten ein, da diese viele „leere" Kalorien liefern.

- Verwenden Sie fettarme Milchprodukte, um ausreichend Kalzium aufzunehmen.
- Trinken Sie mindestens 1,5 bis 2 Liter Flüssigkeit pro Tag. Geeignet sind kalorienfreie Getränke wie Mineralwasser, Tee (Kräutertee, Früchtetee, grüner Tee) oder Saftschorle. Besonders der grüne Tee enthält wirksame sekundäre Pflanzenstoffe (Polyphenole) als Radikalfänger.
- Senken Sie die Fettzufuhr auf unter 30% der Energiemenge, die Sie aufnehmen. Dies bedeutet bei einer durchschnittlichen Energieaufnahme von etwa 2000 kcal pro Tag, dass Sie maximal 600 kcal in Form von Fett aufnehmen sollten. In Gramm umgerechnet sind das etwa 65 g. In der unten stehenden Tabelle finden Sie den Fettgehalt von einigen ausgewählten Lebensmitteln. Damit können Sie ausrechnen, wie schnell Sie die 65 g erreichen bzw. wie Sie einfach sparen kön-

- Fettgehalt in ausgewählten Lebensmitteln und Alternativen.

Lebensmittel Alternative	Fettgehalt in g/100g
Salami	50 g
Sülze	5 g
Kartoffelchips	40 g
Kartoffeln	ca. 0 g
Croissant	26 g
Brot	2 g
Doppelrahm-Frischkäse	31 g
Frischkäse fettarm	9 g
Sahneeis	21 g
Fruchteis	2 g
Mascarpone	48 g
Speisequark	5 g

Therapien, die Ihnen verlässlich helfen

nen. Grundsätzlich sollten Sie vor allem Fette tierischer Herkunft einschränken, die sich häufig in Wurst, Käse, Gebäck und Süßwaren verstecken.

- Für die warme Küche sollten Sie Öle mit einfach ungesättigten Fettsäuren bevorzugen, z. B. Rapsöl oder Olivenöl. Für Salate und die kalte Küche sind auch Öle mit mehrfach ungesättigten Fettsäuren geeignet, z. B. Weizenkeimöl. Da diese besonders empfindlich sind, sollten Sie sie stets in kleinen Mengen in dunklen Flaschen kaufen und kühl lagern.
- Essen Sie würzig, aber nicht salzig. Wurst, Käse und Brot enthalten meist schon sehr viel Salz. Greifen Sie deshalb beim Kochen lieber auf möglichst frische oder tiefgefrorene Kräuter zurück.

Lebensstil

- Versuchen Sie, Ihr Körpergewicht im Normbereich zu halten. Dieser wird mittels BMI (Body Mass Index) bestimmt. Für diese Bestimmung benötigen Sie Ihre Körpergröße und Ihr Gewicht und können dann den Wert ablesen. Als optimal gesund wird der Bereich zwischen 19 und 24 für Frauen und zwischen 20 und 25 für Männer angesehen. Vermeiden Sie starke Gewichtsschwankungen (mehr als 5 kg Unterschied). Diese belasten den Körper unnötig.
- Achten Sie auf körperliche Bewegung, d. h. wöchentlich 3–4-mal leichte sportliche Aktivitäten. Versuchen Sie die Bewegung täglich in Ihren Alltag mit einzubauen. Nehmen Sie z. B. lieber das Fahrrad als das Auto und meiden Sie Rolltreppen und Fahrstühle. Machen Sie gezielt kleine Spaziergänge. Vor allem Bewegung an der frischen Luft tut dem Körper und der Seele gut.
- Schränken Sie den Verzehr von gesundheitsschädlichen Genussmitteln ein. Verzichten Sie auf das Rauchen und auf Alkohol. Die für den Gesunden in der Regel verkraftbare Menge Alkohol liegt bei durchschnittlich 10 g Alkohol für Frauen und 20 g Alkohol für Männer pro Tag.

Ernährung zur Krebsvorbeugung

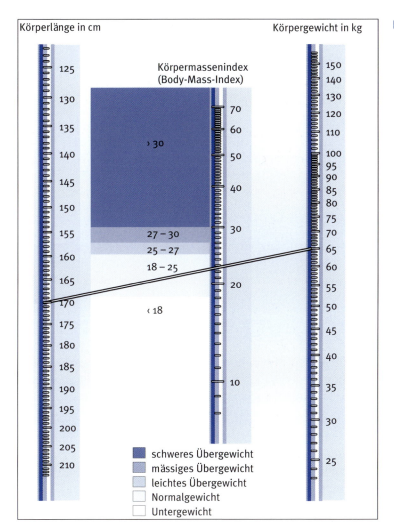

Körpermasseindex.

Zu Ihrer Übersicht: 20 g Alkohol entsprechen jeweils:
- 0,5 Liter Bier
- 0,25 Liter Wein
- 0,06 Liter Weinbrand

Allerdings sollte diese Menge nach den Referenzwerten der Deutschen Gesellschaft für Ernährung nicht täglich getrunken werden. Machen Sie sich eines deutlich: Alkohol ist un-

Therapien, die Ihnen verlässlich helfen

sere Kulturdroge Nummer 1 und gehört zu unserem täglichen Leben oft wie selbstverständlich dazu. Aber: Dass es Werbung für Alkohol, Trinkrituale und zahllose Lieder über den Alkohol gibt, hat nichts damit zu tun, dass Alkohol das Krebsrisiko für viele Organe erhöht und in die Abhängigkeit führen kann. Übelkeit und Erbrechen, Gangunsicherheit und Schwindelgefühle und auch der schulterklopfend und augenzwinkernd kommentierte „Kater" sind Zeichen bzw. Folgen einer akuten Vergiftung mit Alkohol, die mit der Zeit zu chronischen Schädigungen führt.

Umgang mit Lebensmitteln

- Essen Sie keine Lebensmittel, die lange bei Zimmertemperatur gelagert worden sind, insbesondere keine sichtbar verschimmelten Lebensmittel. Passen Sie besonders bei Nüssen auf. Entfernen Sie braune Samenhaut von Erdnüssen.

- Bewahren Sie leicht verderbliche Lebensmittel im Kühlschrank auf oder frieren Sie diese ein.

- Gemüse und Obst sollten Sie immer gründlich waschen. Entfernen Sie die äußeren Blätter. Reiben Sie die Schale zusätzlich mit einem trockenen Tuch ab.

- Essen Sie eher selten in direkter Flamme gegrilltes Fleisch sowie gepökeltes oder geräuchertes Fleisch. Fleisch und Fisch sollten nicht stark gebräunt oder verkohlt gegessen werden. Vor allem beim Grillen sollten Sie einige Regeln beherzigen (siehe Kasten).

- Erhitzen Sie Fette nicht zu stark. Wenn Fett verbrennt, zeigt sich ein weißer Rauch und es entstehen Krebs erregende Stoffe. Deshalb muss verrauchtes Fett immer verworfen werden. „Verraucht" das Fett in der Pfanne, dann verwerfen Sie es. Entfernen Sie grundsätzlich alte Fettreste aus der Pfanne und verwenden Sie nur Öle und Fette, die zum Kochen und Braten geeignet sind. Gut geeignet sind Rapsöl, Olivenöl (gereinigt), Sojaöl, Sonnenblumenöl und Maiskeimöl. Zum Frittieren kommen nur spezielle Frittierfette oder auch das hitzebeständige Erdnussöl infrage.

Grilltipps

- Verwenden Sie mageres Fleisch und Fisch und verzichten Sie auf Ölmarinaden vor dem Grillen. Denn Fett, das in die Glut tropft, kann sich zu gesundheitsschädlichen Substanzen zersetzen. Deshalb fetteres Fleisch oder Würstchen auf Alu-Folie oder in speziellen Grillschalen garen.
- Lassen Sie die Kohle gut durchglühen, bevor Sie Lebensmittel auflegen.
- Bei Grillstellen mit seitlicher Feuerstelle kann kein Fett in die Glut tropfen.

Nährstoffe mit vorbeugender Wirkung

Es gibt einige Nährstoffe, denen ein besonderer Gesundheitsschutz nachgesagt wird. Dazu gehören neben den Vitaminen auch die so genannten bioaktiven Substanzen:

- Ballaststoffe
- sekundäre Pflanzenstoffe
- milchsauer vergorene Lebensmittel.

Die Ballaststoffe

Den Namen haben die Ballaststoffe schon vor langer Zeit erhalten, als man noch der Meinung war, sie wären unnötiger Ballast in unserer Nahrung. Inzwischen weiß man aber, dass sie ganz im Gegenteil sogar sehr wichtig für unsere Gesundheit sind. Sie fördern nicht nur die Verdauung und senken den Cholesterinspiegel, sondern besitzen offenbar auch eine Schutzfunktion gegen Dickdarmkrebs.

Ballaststoffe kommen nur in pflanzlichen Nahrungsmitteln vor und besonders in Vollkornprodukten, Gemüse, Obst, Hülsenfrüchten und Nüssen. Da unsere Verdauungsenzyme sie nicht aufschließen können, gelangen sie unverdaut in den Dickdarm und können hier ihre Wirkung entfalten. Durch ihre Fähigkeit Wasser zu binden, erhöhen die Ballaststoffe das Stuhlvolumen und beschleunigen so den Weg durch den Darm. Auf diese Weise kommen Schadstoffe seltener in Kontakt mit der Darmschleimhaut und werden schneller ausgeschieden.

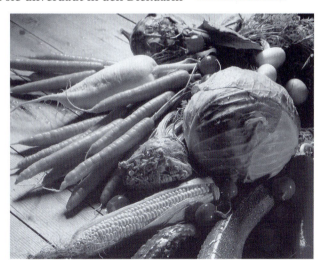

Essen Sie täglich frisches Gemüse. Es enthält nicht nur viele Ballaststoffe, sondern auch wichtige Vitamine und Mineralstoffe.

Daneben dienen die Ballaststoffe, vor allem die löslichen aus Obst und Gemüse (z. B. Pektin aus dem Apfel), als

Tipps zur Versorgung mit Ballaststoffen

- Essen Sie täglich reichlich Vollkornprodukte wie Vollkornbrot, Müsli, Vollkornreis, Obst und Nüsse.
- Essen Sie Kartoffeln nicht nur als Salzkartoffeln, sondern möglichst oft mit der Schale. Reinigen Sie sie jedoch zuvor gründlich. Pellkartoffeln gelten auch als geschälte Kartoffeln.
- Wählen Sie Obst nach dem jahreszeitlichen und heimischen Angebot, damit Sie es beruhigt mit Schale essen können. Kommt es aus fernen Ländern, wurde es meist intensiv mit Schutzmitteln gegen Fäulnis und Schimmel behandelt, die an der Schale haften. Trotzdem sollten Sie das Obst immer gut waschen – am besten mit einer Bürste – und mit einem Tuch nachreiben.
- Trinken Sie immer reichlich dazu, besonders wenn Sie isolierte Ballaststoffe wie Kleie oder Leinsamen essen möchten. Ansonsten kann es zu einer schweren Verstopfung kommen. Pro Esslöffel Kleie oder Leinsamen sollten Sie nicht weniger als zwei Gläser Flüssigkeit trinken.

„Nahrung" für die Darmbakterien. Im Gegenzug produzieren die Darmbakterien kurzkettige Fettsäuren (Butyrat, Acetat, Propionat), die für die Gesundheit der Darmschleimhaut besonders wichtig sind. Gleichzeitig sinkt der pH-Wert im Darm auf ein günstiges Niveau, was die Entstehung von möglicherweise Krebs erregenden Substanzen verhindert. Auch das darmeigene Immunsystem – das größte im menschlichen Körper – benötigt eine gesunde Darmflora, um optimal zu funktionieren, was durch eine ballaststoffreiche Ernährung gefördert wird.

Sie sollten mindestens 30 g Ballaststoffe täglich zu sich nehmen, eine Hälfte davon bestehend aus Gemüse, Hülsenfrüchten, Kartoffeln und Obst, die andere Hälfte aus Getreide. Die folgenden Tipps helfen Ihnen dabei, diese Empfehlung in die Praxis umzusetzen.

Sekundäre Pflanzenstoffe

Hinter dem Begriff der sekundären Pflanzenstoffe verbergen sich eine Vielzahl von Verbindungen, die sich in Ihrer Wirkung und Ihrer chemischen Struktur sehr stark unterscheiden. Sie kommen nur in sehr geringen Mengen, aber dafür in einer großen Vielfalt in Pflanzen vor. Es wird vermutet, dass etwa 60.000 bis 100.000 unterschiedliche sekundäre Pflanzenstoffe in der Natur existieren. Im Gegensatz zu den primären Pflanzenstoffen, wie Kohlenhydraten, Eiweiß und Fett haben Sie keinen Nährstoffcharakter, sondern sind Farbstoffe, Aromastoffe, pflanzeneigene Schutzstoffe, Wachstumsregulatoren und vieles mehr. Die meisten besitzen eine pharmakologische Aktivität und dadurch positive gesundheitliche Wirkungen. Sie senken das Krebsrisiko, schützen vor freien Radikalen, stärken das Immunsystem, regulieren den Blutdruck, senken den Cholesterinspiegel und wirken antimikrobiell gegen Pilze, Bakterien und Viren. Damit wir alle diese sekundären Pflanzenstoffe auch in ausreichendem Maße aufnehmen, empfiehlt die Deutsche Gesellschaft für Ernährung, täglich drei Portionen Gemüse und zwei Portionen Obst zu essen.

- **Carotinoide** Bei den Carotinoiden handelt es sich um gelbliche Farbstoffe, die in vielen Früchten und Gemüsen enthalten sind, z. B. in Möhren, Brokkoli, Grünkohl, Spinat, Tomaten, Kürbis, Aprikosen, Pfirsiche. Die bekanntesten Vertreter sind das ß-Carotin (auch Vorstufe zu Vitamin A) und das Lykopin, der rote Farbstoff in Tomaten.

  Sie schützen die Zellen sehr effektiv vor Angriffen durch sog. „freie Radikale". Dabei handelt es sich um Moleküle, denen „dringend" ein oder mehrere Elektronen fehlen. Sie reagieren also ganz leicht mit allen anderen Molekülen und „entreißen" ihnen die Elektronen, was diese Moleküle schädigt. Sind es z. B. Moleküle aus einer Zellwand, kann die Zelle dadurch zerstört werden. Carotinoide stärken außerdem das Immunsystem und regulieren das Zellwachstum, wodurch das Krebsrisiko abnimmt [siehe auch Kapitel Vitamine, S. 151].

> **Tipps zur Versorgung mit Carotinoiden**
> - Die Carotinoide sind fettlösliche Farbstoffe. Deshalb sollten Sie immer etwas Fett hinzugeben, z. B. ein paar Tropfen Rapsöl in den Möhrensaft.
> - Die Carotinoide werden vom Körper am besten in gekochter und pürierter Form aufgenommen, z. B. als Tomatensoße, Tomatenmark oder auch Möhrensuppe.
> - Aprikosen als süßer Snack sind besonders reich an Carotinoiden.

- **Flavonoide** Flavonoide sind als Farbstoffe in der Schale von rotem, blauem und violettem Obst und Gemüse enthalten, z. B. in Kirschen, Pflaumen, Beeren, Äpfeln, Rotkohl, Auberginen, rotem Traubensaft und auch in Tee (besonders in grünem Tee).

> **Tipps zur Versorgung mit Flavonoiden**
> - Schälen Sie das Obst möglichst nicht, da die Flavonoide überwiegend in den Randschichten sitzen. Sie sollten es jedoch stets gut waschen. Bei der Herstellung von klarem Apfelsaft bleiben z. B. über 80% der Flavonoide im Trester zurück. Nur 10% finden sich im Saft.
> - Bei Zitrusfrüchten (Orangen und Grapefruit) die weiße Haut nicht zu genau entfernen, sie enthält besonders viele Flavonoide.
> - Gemüse und Obst der Jahreszeit gemäß essen, dann ist der Flavonoidgehalt höher. Durch lange Lagerzeiten werden z. T. mehr als 50% der Flavonoide abgebaut.

Therapien, die Ihnen verlässlich helfen

Sie sind stark wirksame Antioxidanzien, die den Organismus vor freien Radikalen schützen. Ferner regulieren sie das Zellwachstum, beeinflussen (hemmen) die Krebsentstehung, schützen vor Entzündungen und Infektionen und unterstützen die Immunabwehr.

- **Sulfide** Sulfide sind schwefelhaltige Substanzen in Pflanzen mit ganz charakteristischem Geruch. Die positiven gesundheitlichen Wirkungen von Knoblauch sind schon sehr lange bekannt und wurden schon früher als Heilmittel in der Volksmedizin genutzt. Neben dem Knoblauch sind Sulfide auch in Zwiebeln, Lauch und Schnittlauch enthalten.

> **Tipps zur Versorgung mit Sulfiden**
>
> - Verzehren Sie die Gemüsesorten möglichst frisch.
> - Essen Sie so oft wie möglich Knoblauch. Gegen den unangenehmen Geruch helfen etwas Petersilie oder auch ein Glas Milch.

Sulfide fangen freie Radikale ab, stärken das Immunsystem, senken das Krebsrisiko, hemmen das Wachstum von Bakterien, Viren und Pilzen, hemmen die Blutgerinnung, regulieren den Blutdruck und fördern die Verdauung.

- **Phytoöstrogene** Phytoöstrogene ähneln in ihrer Struktur den menschlichen Östrogenen, haben aber nur etwa ein Tausendstel der Wirksamkeit. Aufgrund ihrer Ähnlichkeit können sie an speziellen Hormonrezeptoren andocken und diese so für die körpereigenen Hormone blockieren. Diese Eigenschaft wird als „Anti-Östrogen-Wirkung" bezeichnet. Einen hohen Gehalt weisen vor allem Sojabohnen, Weizenvollkorn und Leinsamen auf.

> **Tipps zur Versorgung mit Phytoöstrogenen**
>
> - Bringen Sie häufiger Sojaprodukte auf den Tisch. In Reformhäusern reicht die Palette von der Soja-Bohne selbst über Tofu-Bratlinge, -aufstriche oder -salate bis hin zu Sojadrinks oder Pudding. Sojaflocken lassen sich z. B. unter normale Müslis oder auch warme Gerichte mischen.
> - Essen Sie viel Vollkorngetreide.
> - Leinsamen schmeckt gut im Joghurt oder zum Salat.

Phytoöstrogene können vermutlich das Krebsrisiko für hormonbezogene Krebsarten wie Brust-, Gebärmutter- oder Prostatakrebs senken und das Wachstum bereits vorhandener Krebszellen in Geweben, die östrogenabhängig wachsen, verringern.

Ernährung zur Krebsvorbeugung

Hormone und Krebs

Die Frage, ob Hormone Krebs auslösen können, wird seit Jahren von Fachleuten und der Laienpresse sehr kontrovers diskutiert. Grundsätzlich ist klar, dass Östrogene keinen Krebs auslösen können. Allerdings gibt es durchaus einen Zusammenhang zwischen bestimmten Krebserkrankungen, z. B. Brustkrebs und den Östrogenen. Auch wenn die Hormone nicht dafür verantwortlich sind, dass Krebszellen aus gesunden Zellen entstehen, so spielen sie doch eine entscheidende Rolle beim Krebswachstum. Östrogene wirken nämlich wachstumsfördernd auf das Brustdrüsengewebe und können so auch das Wachstum potenzieller Tumorzellen fördern.

Phytoöstrogene können an der Brustdrüse als „Anti-Östrogene" wirken. Dies beruht wahrscheinlich darauf, dass sie aufgrund ihrer strukturellen Ähnlichkeit die Fähigkeit haben, Hormonrezeptoren zu besetzen und so die wachstumsfördernde Wirkung der wesentlich stärkeren körpereigenen Hormone zu blockieren.

- **Saponine** Bei den Saponinen handelt es sich um Bitterstoffe, die in der Natur weit verbreitet sind. Besonders reichlich kommen sie in Hülsenfrüchten wie Sojabohnen oder Kichererbsen vor. Früher galten sie als ungünstig, da sie die roten Blutkörperchen schädigen können. Da sie aber nur in geringen Mengen vom Körper aufgenommen werden, wirken Saponine vor allem im Darm.

Tipps zur Versorgung mit Saponinen

- Hülsenfrüchte sollten 1-mal pro Woche auf dem Speiseplan stehen, sofern Sie sie vertragen.
- Die Kochzeit verkürzt sich, wenn Sie die Hülsenfrüchte vor der Zubereitung 10-12 Stunden einweichen (außer Linsen). Dadurch steigt außerdem die Bekömmlichkeit.

Saponine verringern das Dickdarmkrebsrisiko, hemmen das Wachstum von Bakterien, Viren und Pilzen und stärken das Immunsystem.

- **Glucosinolate** Die Glucosinolate geben Senf und Meerrettich den typisch scharfen Geschmack und sind in allen Kohlarten und besonders reich in Rettich, Radieschen und Kohlrabi enthalten. Schon in der Antike waren die positiven gesundheitlichen Wirkungen, vor allem auf die Harnwege, bekannt.

Therapien, die Ihnen verlässlich helfen

AUS DER PRAXIS

> **Tipps zur Versorgung mit Glucosinolaten**
>
> - Am besten werden die Glucosinolate aufgenommen, wenn das Gewebe der Pflanze zerstört wird, d. h. durch Hacken, Raspeln, Reiben und natürlich auch durch besonders gutes Kauen.
> - Glucosinolate sind hitzeempfindlich. Deshalb sollten Sie das Gemüse möglichst oft roh essen. Kresse ist z. B. eine schöne Garnitur, Meerrettich schmeckt an Dressings oder als Brotaufstrich.

Sie senken das Krebsrisiko und scheinen auch die Krebsentstehung noch in späteren Stadien zu beeinflussen. Ferner schützen sie vor Infektionen.

● **Phytosterine** Die Phytosterine sind in ihrer chemischen Struktur dem tierischen Cholesterin ähnlich und hemmen dadurch die Cholesterinaufnahme aus dem Darm. Sie kommen vor allem in fettreichen Pflanzenteilen vor, wie zum Beispiel Sonnenblumenkernen, Nüssen, Sesam oder Sojaöl.

> **Tipps zur Versorgung mit Phytosterinen**
>
> - Als Knabberalternative zu Chips sind eine Handvoll Sonnenblumenkerne oder Nüsse gut geeignet.
> - Sie sind ferner eine praktische Zwischenmahlzeit und passen gut zu Müsli, Joghurt oder Salat.
> - Kaufen Sie Nüsse und Kerne nur in kleinen Mengen und bewahren Sie diese anschließend dunkel und kühl auf. Nüsse schimmeln sehr schnell und werden aufgrund ihres hohen Fettgehaltes auch schnell ranzig.

Sie senken den Cholesterinspiegel und verringern das Dickdarmkrebsrisiko.

● **Protease-Inhibitoren** Dies sind Enzyme, die die Pflanze davor schützen, ihre Eiweißreserven schon vor dem Keimen zu verbrauchen. Sie sind in allen eiweißreichen Pflanzen enthalten, vor allem in Hülsenfrüchten (Sojabohnen) und Getreide.

> **Tipps zur Versorgung mit Protease-Inhibitoren**
>
> - Es sollten häufiger Gerichte mit Hülsenfrüchten auf dem Speiseplan stehen.
> - Ein Kochbuch kann neue Ideen bringen, z. B. für leckere Sojagerichte.

Sie fangen freie Radikale ab und schützen dadurch vor Krebsentstehung. Überdies besitzen sie eine entzündungshemmende Wirkung.

● **Terpene** Terpene sind leicht flüchtige Aromastoffe. Bekannt sind das Menthol aus der Pfefferminze, das Limonen aus Zitronenöl und das Kümmelöl.

Terpene senken vermutlich das Krebsrisiko durch eine Aktivitätssteigerung der Entgiftungsenzyme in Dünndarm und Leber.

Tipps zur Versorgung mit Terpenen

- Vor allem im Winter sollten häufig Zitrusfrüchte gegessen werden.
- Frische Kräuter verfeinern viele Gerichte und helfen gleichzeitig dabei, Salz einzusparen.

Milchsauer vergorene Lebensmittel

Die milchsaure Gärung, auch Fermentation genannt, ist ein altes Konservierungsverfahren. Bei der Fermentation wird durch Mikroorganismen (Milchsäurebakterien) ein Teil des Zuckers zu Milchsäure abgebaut. Dadurch bekommen die Lebensmittel den typischen säuerlichen Geschmack und sind länger haltbar. Zur Fermentation eignen sich Gemüse, Hülsenfrüchte, Getreide, Milch, Fleisch und Fisch. In Europa sind die bekanntesten Produkte sicherlich die fermentierten Milchprodukte wie Joghurt oder Dickmilch, aber auch das Sauerkraut gehört zu den fermentierten Produkten.

Milchzucker, auch Laktose genannt, ist in Kuhmilch in einer Menge von 4–5% enthalten. Viele Menschen entwickeln nach dem Säuglingsalter eine Unverträglichkeit, die so genannte Laktoseintoleranz. Das bedeutet, dass Milch, Quark und Frischkäse nicht, oder nur in kleinen Mengen vertragen werden. Die Unverträglichkeit führt zu Bauchschmerzen, Blähungen, Druckgefühl und Durchfall. Ursache ist die ungenügende Produktion des zur Milchzuckerverdauung notwendigen Enzyms Laktase. Häufig entsteht eine solche Unverträglichkeit auch während der Krebstherapie. In fermentierten Milchprodukten wird der Milchzucker zum größten Teil durch die Milchsäurebakterien abge-

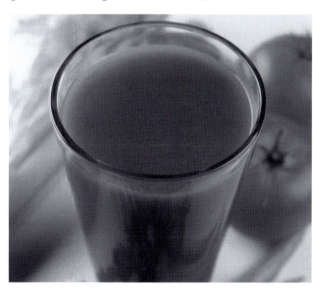

Jogurt und Dickmilch sind häufig leichter bekömmlich als Milch und Quark.

baut, sodass diese Produkte gut vertragen werden. Achten Sie beim Kauf auf den Hinweis „mit lebenden Milchsäurebakterien".

Ernährung bei Krebs

Die Ernährungstherapie bei Krebs soll die Therapie unterstützen. Therapien wie Chemo- oder Strahlentherapie werden in der Regel besser vertragen, wenn der Körper optimal mit Nährstoffen versorgt ist. Auch lassen sich die Nebenwirkungen gezielt lindern und das Wohlbefinden steigern.

Im Wesentlichen entsprechen die Ernährungstipps für bereits erkrankte Personen denen zur Krebsvorbeugung. Versuchen Sie also, diese möglichst auch dann umzusetzen, wenn Sie bereits erkrankt sein sollten. Allerdings wird es vielleicht nicht immer möglich sein, da Sie manches – vor allem während der Therapie – nicht essen können oder wollen. Dann steht im Vordergrund: Was Ihnen gut schmeckt und bekommt, ist auch gesund!

Ernährungstipps zum Fettverzehr für Krebspatienten

- Wählen Sie bei Milchprodukten nicht die fettarmen Produkte, sondern die sahnigen (Vollfett oder Doppelrahm).
- Geben Sie zu Cremesuppen Sahne oder Butter hinzu.
- Schwenken Sie Nudeln, Kartoffeln und Reis nach dem Kochen in Butter, gleiches gilt für Gemüse.
- Sahnige Milchshakes sind eine gute Zwischenmahlzeit.
- Pflanzliche Öle mit vielen mehrfach ungesättigten Fettsäuren (z.B. Distelöl, Weizenkeimöl) sind nur für die kalte Küche geeignet, da sie sich bei Wärmezufuhr leicht zersetzen. Zwei Esslöffel im Salat sind ausreichend, um sich mit den wichtigen Fettsäuren zu versorgen. Achten Sie auf einen hohen Vitamin-E-Gehalt, da Vitamin E das Öl vor freien Radikalen schützt.
- Besonders positive Wirkung wird den Omega-3-Fettsäuren zugeschrieben. Diese sind reichlich in fettem Seefisch enthalten. Bauen Sie deshalb öfter Lachs, Hering oder Makrele in Ihren Speiseplan ein. Auch Leinöl enthält Omega-3-Fettsäuren.

Fettverzehr

Einige kleine Unterschiede gibt es allerdings und die betreffen vor allem das Fett. Ist unser Körper an einem Tumor erkrankt, dann ändert sich auch die Stoffwechsellage. Kohlenhydrate können nicht mehr so gut verarbeitet werden, Fett hingegen schon. Das bedeutet, dass Sie ruhig den Fettanteil in Ihrem Speiseplan anheben dürfen, vor allem wenn Sie bereits an Gewicht verloren haben.

Mangelernährung

Ein besonders wichtiges Ziel ist es, einer Mangelernährung vorzubeugen oder sie zu mindern. Oft ist ein ungewollter Gewichtsverlust ein erstes Anzeichen für eine bereits bestehende Krebserkrankung, da der Energie- und Nährstoffbedarf durch die Erkrankung erhöht ist. Durch medizinische Therapiemaßnahmen wird der Verlust häufig noch verstärkt.

Greifen Sie deshalb als Krebspatient ruhig zu kalorienreichen Lebensmitteln, die Sie sonst eher ablehnen würden. Sahnige Milchshakes können jetzt besser sein als Kräutertees, Kuchen oder Pralinen sind besser als Obst zum Nachtisch und das Gemüse darf gerne mit Butter verfeinert werden.

Eine Mangelernährung wird in der Praxis häufig nicht rechtzeitig wahrgenommen. Sprechen Sie Ihren Arzt auf jeden Fall auf Ihre Ernährungssituation an, wenn einer der folgenden Punkte auf Sie zutrifft:

- Gewichtsverlust > 10% des Ausgangsgewichtes seit Beginn der Erkrankung oder innerhalb der letzten 6 Monate
- BMI < 18 (eine Bestimmungshilfe finden Sie auf Seite 45)
- dauerhafte Beschwerden wie Erbrechen, Durchfälle, Appetitlosigkeit, Kau- oder Schluckbeschwerden.

Ernährung bei Beschwerden

Onkologische Therapien können Nebenwirkungen haben wie Appetitlosigkeit, Übelkeit, Erbrechen, Verdauungsprobleme, Schleimhautentzündungen, Geschmacksveränderungen, Kau- und Schluckbeschwerden oder Mundtrockenheit, um nur einige zu nennen. Die meisten dieser Beschwerden sind nur vorübergehend, d. h. nach Beendigung der Therapie klingen sie wieder ab.

Wenn Sie Beschwerden haben, sollten die Nahrungsmittel ganz individuell ausgewählt und zubereitet werden. Was nützt das schönste Vollkornbrot, wenn Sie es nicht essen können? Probieren Sie möglichst viel aus (Lebensmittel roh, gekocht, pü-

---

Eine Mangelernährung sollte möglichst vermieden werden

- Sie schwächt das Immunsystem.
- Sie verschlechtert die Wundheilung.
- Die Infektanfälligkeit erhöht sich.
- Müdigkeit und Erschöpfung nehmen zu.
- Das Wohlbefinden nimmt ab.

Mögliche Gründe für eine Mangelernährung

- erhöhter Nährstoff- und Energiebedarf aufgrund der Erkrankung
- gestörte Nährstoffaufnahme aus dem Darm
- Probleme beim Kauen oder Schlucken
- Appetitmangel
- verändertes Geschmacks- und Geruchsempfinden
- Übelkeit, Erbrechen
- Schmerzen
- Depressionen

riert, u. Ä.), damit Sie so lange wie möglich noch ganz normal essen können. Es gibt keine strengen Regeln. An erster Stelle steht Ihre Lebensqualität.

Ernährungstagebuch

Personendaten:

Name, Vorname: _____

Straße: _____

Plz / Wohnort: _____

Geburtsdatum: _____

Größe: ____cm   Gewicht: ____Kg

Diagnose: (primär) _____

Begleiterkrankungen: _____
_____
_____

Nahrungsaufnahme:

____ Mahlzeiten pro Tag   ____ ml Flüssigkeit pro Tag

Trinknahrung   O ja   O nein

enterale Ernährung (Sondenkost)   O ja   O nein

parenterale Ernährung   O ja   O nein

Komplikationen:

O Übelkeit   O Erbrechen   O Appetitlosigkeit

O Blähungen   O Durchfälle   O Verstopfung

O Sodbrennen   O Kau / Schluckbeschwerden

O Mundtrockenheit   O Geschmacksstörungen

Um herausfinden zu können, was Sie gut vertragen oder nach welchen Lebensmitteln Probleme entstehen, sollten Sie eine Zeit lang ein Ernährungstagebuch führen. Darin notieren Sie alles, was Sie essen und trinken und wie es Ihnen bekommen ist. Sind danach irgendwelche Beschwerden aufgetreten?

Ernährungstipps bei Beschwerden (Teil 1).

Appetitlosigkeit	Geschmacksveränderungen	Übelkeit Erbrechen
• mehrere kleine Mahlzeiten über den Tag verteilen (alle 2–3 Stunden auch nachts, wenn Hungergefühle auftreten) • kleine Snacks und fertige Gerichte bereithalten, sodass bei plötzlichem Appetit nicht erst gekocht werden muss • Umgebung, Zeit und Ort der Mahlzeiten variieren; manchmal können Ablenkungen (z. B. Fernsehen, Gesellschaft) helfen • möglichst keine Flüssigkeit vor oder während der Mahlzeit trinken (vorzeitige Sättigung) • starke Essensgerüche vermeiden (gut lüften, Abdeckungen erst kurz vor dem Servieren entfernen) • appetitlich anrichten (auch passierte Kost) • Extrakalorien dem Essen durch Sahne oder Butter zufügen • appetitanregende Getränke (Fruchtsäfte, nach Absprache mit dem Arzt auch Wein oder Bier eine Stunde vor der Mahlzeit) • Lebensmittel nach Lust, nicht nach gesundheitlichen Aspekten aussuchen • leichte Bewegungsübungen können den Appetit anregen	• geschmackliche Akzeptanz berücksichtigen (Schwelle für süß erhöht, für bitter meist herabgesetzt) • übermäßig empfundene Süße oder fader Nachgeschmack (z. B. von Trinknahrung) kann durch die Zugabe von Zitronensaft verbessert werden • bei metallischem Geschmack einen Versuch mit Plastikbesteck wagen • bei Ablehnung von Fleisch und Wurst diese durch Fisch, Milchprodukte, Eier und Tofu ersetzen • Marinieren von Fleisch mit Fruchtsäften, Wein, milden Salatdressings oder Sojasauce • gewürzarm kochen und selbst nachwürzen lassen • milde Gewürze wie Oregano, Basilikum oder Rosmarin können hilfreich sein • vor dem Essen den Mund kurz ausspülen • bittere oder zitronensaure Getränke (Bitter Lemon, Tonic Water), Bonbons oder Kaugummi stimulieren den Speichelfluss und helfen gegen schlechten Geschmack	• starke Essensgerüche vermeiden • langsam essen und trinken • gründlich kauen • viele kleine Mahlzeiten über den Tag verteilen • sehr fetthaltige, süße oder blähende Lebensmittel meiden • trockene Nahrungsmittel wie Toast, Knäckebrot oder Kekse essen (morgens vor dem Aufstehen besonders gut) • Oberkörper beim Essen hochlagern • nach dem Essen in aufrechter Haltung sitzen bleiben oder etwas bewegen • lockere Kleidung tragen, die den Bauch nicht einengt • nach dem Essen Zähne putzen oder Pfefferminztee trinken • Flüssigkeits- und Elektrolytverluste ausgleichen • günstig sind kalte Getränke und das Lutschen von Eiswürfeln • nur wenig zum Essen trinken; Flüssigkeit im Magen erzeugt Völlegefühl • manchmal werden Cola und Salzstangen gut vertragen • nicht in stickigen Räumen essen; starke Gerüche vermeiden

Therapien, die Ihnen verlässlich helfen

● Ernährungstipps bei Beschwerden (Teil 2).

Kau- und Schluckbeschwerden	Schleimhautentzündungen	Mundtrockenheit
• kühle Speisen können Schmerzen lindern • krümelige Lebensmittel meiden oder einweichen • gut geeignet sind weiche, milde Lebensmittel (Cremesuppen, Jogurt) • dickflüssige oder pürierte Kost bevorzugen • Butter/Sahne im Essen erleichtert das Schlucken • bittere, sehr salzige und scharf gewürzte Lebensmittel meiden • stark säurehaltiges Obst/Gemüse, wie Johannisbeeren, Orangen, Grapefruit, Obstsäfte, Tomaten meiden • kohlensäurehaltige Getränke meiden • bei Bedarf flüssige Speisen andicken (spezielle Produkte erhalten Sie in der Apotheke)	• stark säurehaltige Lebensmittel wie Ananas, Zitrusfrüchte, Johannisbeeren, Himbeeren, Sauerkirschen, Rhabarber, Tomaten, Frucht- und Gemüsesäfte und Früchtetee meiden • stark Gewürztes oder Gesalzenes kann brennen • Babynahrung (Gläschenkost) ist meist säure- und salzarm, püriert oder sehr weich • bei starken Beschwerden kann eine spezielle Trinknahrung sinnvoll sein • kühle Getränke oder Eiswürfel können Schmerzen lindern • morgens und abends mit Mundwasser, Tee (z. B. Salbeitee) oder Kochsalzlösung spülen • weiche Zahnbürste oder Wattestäbchen zur Mundhygiene verwenden	• wasserhaltige Lebensmittel bevorzugen (Obst, Suppen, Milchprodukte) • keine trockenen oder krümeligen Lebensmittel essen (Salzstangen, Zwieback, Cracker) • häufig kleine Schlucke trinken • Pfefferminz- und Zitronentee regen den Speichelfluss an • saure Bonbons oder Zitrusfrüchte zwischendurch (nicht bei Schleimhautentzündungen) • Kaugummi zur Anregung des Speichelflusses kauen • besonders auf eine gute Mundhygiene achten; den Mund nach jeder Mahlzeit ausspülen, um Speisereste zu entfernen • Zahnbürsten mit weichen Borsten schützen vor Verletzungen • morgens und abends mit Mundwasser, Tee (z. B. Salbeitee) oder Kochsalzlösung spülen

Ernährung bei Krebs

● Ernährungstipps bei Beschwerden (Teil 3).

Durchfall	Verstopfung
• reichlich trinken (2,5–3 Liter) • mehrere kleine Mahlzeiten • fette/blähende Kost meiden • pektinreiches Obst essen (Apfel, Banane, Möhre) • gut geeignet sind ballaststoffarme Lebensmittel wie Reis- und Haferschleim, Weißmehlprodukte und Kartoffelbrei • als Getränke sind schwarzer Tee (5 Minuten gezogen), schwach gesüßter Fencheltee oder klare Brühe geeignet • Sportgetränke sind meist reich an Elektrolyten (helfen beim Ausgleich der Mineralstoffverluste) • Salzbrezeln oder Bouillon gegen den Kochsalzverlust • Säfte meiden; Ausnahme: Heidelbeersaft (wirkt stopfend) • kaliumreiche Lebensmittel (Bananen, Kartoffeln, Aprikosen, gekochte Karotten) essen • Sauermilchprodukte wie Jogurt, Dickmilch oder Kefir statt frischer Milch • bei Unverträglichkeit gegen Milchzucker evtl. auf Sojamilch zurückgreifen • Alkohol, Kaffee und kohlensäurereiche Getränke meiden • wo es passt, Muskatnuss zufügen, weil es den Darm beruhigt	• viel trinken (1,5–2 Liter); geeignet sind kohlensäurearmes Mineralwasser, verdünnte Fruchtsäfte, Kräuter- und Früchtetees • schwarzen Tee und Kakao meiden • Kaffee kann die Verdauung fördern • nach Verträglichkeit ballaststoffreiche Lebensmittel bevorzugen • bei isolierten Ballaststoffen (Kleie, Leinsamen) unbedingt auf ausreichende Flüssigkeitszufuhr achten (2 Gläser Wasser pro Esslöffel) • körperliche Bewegung • vorsichtige Bauchmassagen • bei Stuhldrang den Gang zur Toilette auf keinen Fall verschieben • in Ruhe und regelmäßig essen; Hektik fördert die Verstopfung • Abführmittel nur in Absprache mit dem Arzt (können z. B. während einer Schmerztherapie notwendig sein)

Quelle: Möglichkeiten der Linderung therapiebedingter Essstörungen (nach Leitzmann u. a. 1996; Leitzmann u. a. 2001)

Therapien, die Ihnen verlässlich helfen

So können Sie sich langsam Ihren ganz persönlichen Ernährungsplan erarbeiten und austesten, was Ihnen schmeckt und gut verträglich ist.

In der vorstehenden Tabelle finden Sie einige Ernährungstipps, wie Sie Beschwerden während der Therapie lindern können.

Mögliche Ernährungsformen

- **Leichte Vollkost** Meist wird während der Therapie eine so genannte leichte Vollkost empfohlen. Sie unterscheidet sich von der normalen Vollkost dadurch, dass schwer verträgliche Lebensmittel gemieden werden.

Problematisch sind häufig:
- sehr fette Gerichte
- grobes und frisches Brot
- alles Blähende (Kraut, Kohl, Hülsenfrüchte)
- Alkohol
- Getränke mit viel Kohlensäure
- scharfe Gewürze
- unreifes Obst.

Die Zubereitung sollte möglichst schonend erfolgen. Scharf Angebratenes ist eher ungünstig. Pürieren ist bei Kau- und Schluckbeschwerden oft eine sehr gute Erleichterung. Trotzdem sollte der Brei hübsch angerichtet werden, damit die Freude am Essen nicht zu kurz kommt.

- **Fasten** Auf keinen Fall sollten Sie während einer Therapie fasten. Dies würde nur zusätzlichen Stress für Ihren Körper bedeuten und im Moment braucht er die bestmögliche Unterstützung. Versorgen Sie ihn so gut wie möglich mit Nährstoffen.

- **Trinknahrungen** Ist eine „normale" Nahrungsaufnahme nicht mehr möglich, können Sie auf spezielle Trinknahrungen zurückgreifen. Diese gibt es in vielen unterschiedlichen Varianten und Geschmacksrichtungen. Da diese Nahrungen speziell für solche Situationen entwickelt wurden, sind sie gut verträglich und enthalten viele Kalorien, Vitamine, Mineralstoffe und Spurenelemente. Reicht auch solch eine Trinknahrung nicht aus, dann besprechen Sie mit Ihrem Arzt oder

---

AUS DER PRAXIS

Ernährung bei stark geschwächter Immunabwehr infolge der Therapie

- Achten Sie auf besondere Keimarmut in der Küche.
- Bevorzugen Sie gekochte Lebensmittel.
- Schälen Sie Obst und Gemüse vor dem Verzehr.
- Verzichten Sie auf Rohmilch und Schimmelkäse.

Ihrer Ernährungsberaterin, welche Möglichkeiten der künstlichen Ernährung noch bestehen.

- **Ernährung über eine Nasensonde (enterale Ernährung)** Wenn Ihr Magen-Darm-Trakt noch richtig funktioniert und ausreichend Nährstoffe aufnehmen kann, besteht die Möglichkeit einer sog. enteralen Ernährung über eine Sonde. Wird diese nur kurzfristig benötigt, so kann die sehr einfache Form einer Nasensonde gewählt werden. Bei längerer Nutzungsdauer ist eine Bauchsonde sehr viel angenehmer. Sie kann ambulant ganz unkompliziert gelegt werden.

- **Ernährung über einen Venenzugang (parenterale Ernährung)** Bestehen Probleme im Verdauungstrakt, wird Ihr Arzt Ihnen vielleicht zeitweise eine parenterale Ernährung über die Vene empfehlen. Auch wenn Sie bereits so viel essen, wie Ihnen möglich ist, das Gewicht aber weiter abnimmt, kann eine zusätzliche parenterale Ernährung eine Möglichkeit zur zusätzlichen Kalorienzufuhr sein. Dazu benötigen Sie einen Port oder einen zentralen Venenkatheter (ZVK). Beide Zugänge können in einem kleinen Eingriff ambulant gelegt werden. Häufig wird ein Port auch für die Chemotherapie genutzt. Über diese Zugänge können Ihnen dann alle Nährstoffe zugeführt werden, die Ihr Körper benötigt. In der Regel werden Sie eine Kombination aus Eiweiß, Fett und Kohlenhydraten erhalten. Die Kalorien- und Flüssigkeitsmenge wird an Ihren individuellen Bedarf angepasst. Auch die Mikronährstoffe, wie Vitamine und Spurenelemente können über die parenterale Ernährung verabreicht werden, sodass Sie auch in Zeiten, zu denen es mit der normalen Ernährung nicht so klappt, optimal versorgt sind.

Die künstlichen Ernährungsformen sind heute nicht mehr an einen stationären Aufenthalt gebunden. Allerdings erfordern sie eine besondere Organisation und Pflege, sodass Sie sich am besten von einem professionellen Fachpflegedienst oder einem sog. Case-Manager helfen lassen sollten. Die Hilfestellungen sind in der Regel kostenlos und Sie können sicher sein, dass alles fachkundig geregelt wird. Adressen dazu finden Sie im Anhang.

Auswahl an Trinknahrung (speziell für Krebspatienten)

- ProSure (Abbott)
- Supportan (Fresenius Kabi)
- Fresubin energy fibre (Fresenius Kabi)
- Impact (Novartis)
- Fortimel (Pfrimmer Nutricia)

Therapien, die Ihnen verlässlich helfen

AUS DER PRAXIS
Trinken fällt oft leichter als Essen – und Wasser ist für Ihren Körper lebensnotwendig.

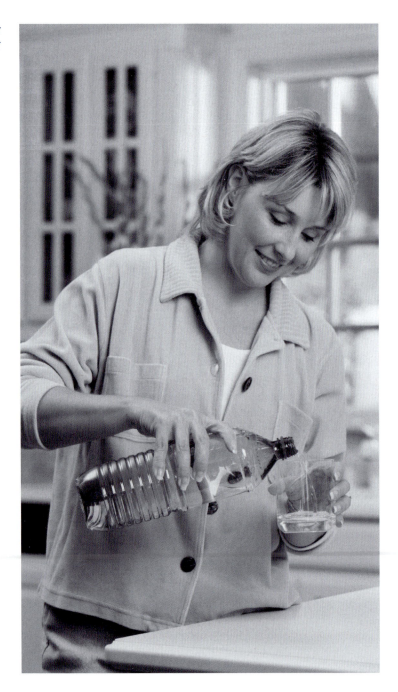

Kostaufbau nach Aussetzen der Ernährung (Nahrungskarenz)

Übelkeit, Erbrechen und andere Beschwerden können manchmal so stark sein, dass auch die besten Tipps nicht helfen. Wenn Sie absolut nicht essen können, zwingen Sie sich nicht dazu. Für kurze Zeit kann der Körper auch mal ohne Nahrung auskommen, allerdings nicht ohne Flüssigkeit. Versuchen Sie also immer, ausreichend zu trinken. Sprechen Sie auf jeden Fall mit dem Arzt in dieser Situation, da es sehr wirksame Medikamente gegen Übelkeit und Erbrechen gibt. Vielleicht wird er Ihnen auch in dieser Phase der Therapie zu einer zeitweiligen künstlichen Ernährung raten. Dann werden Sie ausreichend mit Nährstoffen und Flüssigkeit versorgt und der Druck ist von Ihnen genommen, essen und trinken zu müssen.

Haben die Beschwerden sich soweit gelegt, dass Sie das Gefühl haben, wieder essen zu können, sollten Sie – in Absprache mit dem Arzt – möglichst schnell wieder damit beginnen. Versuchen Sie es am besten zunächst teelöffelweise mit einer Flüssigkeit und steigern Sie diese ganz langsam. Bei guter Verträglichkeit können Sie dann auf breiige Kost und schließlich wieder auf die leichte Vollkost umsteigen. Beginnen Sie aber wirklich langsam, um Übelkeit zu vermeiden, auch wenn der Appetit vielleicht plötzlich sehr groß ist.

> **Achtung**
> - Achten Sie darauf, ausreichend zu trinken.

Ernährung nach speziellen Eingriffen

Operationen am Magen-Darm-Trakt und spezielle Therapieformen können zu unterschiedlichen Ernährungsproblemen führen. Je nachdem, wo der Tumor sich befindet und wie er behandelt wird, kann die Funktion des betroffenen Organs stark eingeschränkt bzw. bei totaler Entfernung gar nicht mehr vorhanden sein. Spezielle Ernährungsempfehlungen können dann helfen, die Beschwerden möglichst gering zu halten.

- **Magenoperation** Der Magen hat im Verdauungstrakt die Aufgabe, die aufgenommene Nahrung zu speichern, sie mit Magensaft und Verdauungsenzymen zu vermischen und sie schließlich in kleinen Portionen an den Dünndarm weiter-

Therapien, die Ihnen verlässlich helfen

AUS DER PRAXIS

zugeben. Im Magen werden Salzsäure und Enzyme zur Eiweißverdauung und der sog. „Intrinsic Factor" gebildet, der für die Aufnahme von Vitamin B12 erforderlich ist.

- Wird der Magen durch eine Operation ganz oder teilweise entfernt, kann es zu vielfältigen Störungen im Verdauungsprozess kommen. Die häufigsten Beschwerden sind Appetitlosigkeit, Sodbrennen, Völlegefühl und Druckbeschwerden im Oberbauch.
- Da das Verdauungssystem nur noch kleine Mengen auf einmal verarbeiten kann, ist es ratsam, viele kleine Mahlzeiten (etwa 8–10) täglich zu essen.
- Um die Ausnutzung der Nährstoffe zu verbessern, sollten Sie möglichst langsam essen und besonders gut kauen.
- Trinken Sie auf jeden Fall nur zwischen den Mahlzeiten, da der Appetit sonst noch geringer wird.
- Wenn Sie Milch nicht mehr vertragen, können Sie trotzdem Sauermilchprodukte versuchen, da diese in der Regel besser toleriert werden.
- Ist die Fettverdauung gestört, können die sog. MCT-Fette (mittelkettige Fettsäuren) eventuell Abhilfe schaffen. Eine fettarme Ernährung ist nämlich nicht anzuraten, da Fett reichlich Kalorien auf eine geringe Speisenmenge liefert. Produkte, die mit MCT-Fetten hergestellt sind, erhalten Sie in Reformhäusern oder in der Apotheke.

Bei manchen Patienten kann es nach einer Magenoperation zu einem so genannten Dumping-Syndrom kommen. Damit ist gemeint, dass die fehlende Speicherfunktion des Magens zu einer „sturzähnlichen" Entleerung des Magens in den Darm führt (to dump – auskippen, fallen lassen). In der Folge können Schwindel- und Schwächegefühl, Schweißausbrüche und

Nahrungsmittel – wie Sahne –, die viel Fett enthalten, geben Ihrem Körper auch in geringen Mengen konzentrierte Energie.

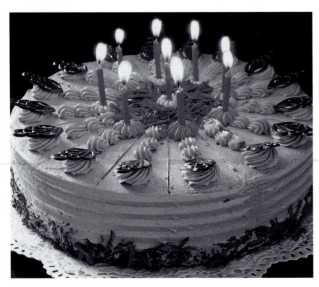

> **Tipps zur Vermeidung des Dumping-Syndroms**
>
> - Essen Sie nur kleine Portionen über den Tag verteilt.
> - Legen Sie sich direkt nach dem Essen etwas hin.
> - Bei starken Beschwerden können Sie auch zeitweise im Liegen essen.
> - Meiden Sie Kohlenhydrate, die sehr schnell aufgenommen werden („hoher glykämischer Index"), vor allem Zuckerwaren, zuckerhaltige Getränke, Traubenzucker und Honig.
> - Von ballaststoffreichen Lebensmitteln, z. B. Vollkornprodukten, werden die Kohlenhydrate sehr viel langsamer und gleichmäßiger aufgenommen. Zur besseren Verträglichkeit sollte das Vollkorn allerdings fein gemahlen sein. Fragen Sie bei Ihrem Bäcker nach Brot, das mit Vollkornmehl gebacken ist.
> - Manchmal können auch lösliche Ballaststoffe (z. B. Guar oder Pektin) hilfreich sein. Diese Nahrungszusätze sind geschmacksneutral und können vielen Speisen zugesetzt werden. Fragen Sie Ihren Arzt nach geeigneten Produkten.

ein Druckgefühl im Oberbauch direkt nach dem Essen oder auch ein bis zwei Stunden danach entstehen.

- **Darmoperationen** Darmoperationen können unterschiedliche Ernährungsprobleme mit sich bringen, je nachdem, welcher Teil des Darms und wie viel entfernt worden ist. Meist können noch vorhandene Darmabschnitte die verlorenen ersetzen. Beim Dickdarm z. B., der vorwiegend für die Eindickung und nicht für die Nährstoffaufnahme zuständig ist, reicht etwa ein Drittel aus, um die Aufgaben zu erfüllen.

Ist der verbleibende Teil allerdings nur noch sehr kurz (so genanntes Kurzdarm-Syndrom), kann es schwieriger sein, eine ausreichende Nährstoffversorgung zu erzielen. Manchmal wird eine künstliche Ernährung notwendig, die heute aber auch ohne größere Probleme zuhause durchführbar ist.

Bei manchen Patienten ist es erforderlich, dass ein künstlicher Darmausgang (Stoma) gelegt wird. Das Hauptziel einer Ernährungstherapie ist es dann, Beschwerden wie Blähungen, Durchfall, Verstopfung und unangenehme Gerüche

Therapien, die Ihnen verlässlich helfen

Tipps zur Ernährung für Stoma-Träger

- Nehmen Sie regelmäßig mehrere kleine Mahlzeiten zu sich.
- Kauen Sie besonders gut und essen Sie langsam, um Blähungen möglichst zu vermeiden.
- Ist der Stuhl zu flüssig, können Weißbrot, Kartoffeln, Schokolade, Sellerie, Rosinen, Heidelbeersaft, Rotwein, trockener Käse und Schokolade stopfend wirken.
- Ist der Stuhl zu fest, wirken rohes Gemüse und Obst, Spinat, Trockenpflaumen, Bier und Kaffee abführend.
- Vorsicht – folgende Nahrungsmittel können zu „Stoma-Blockaden" führen: zähes, faseriges Fleisch, Pilze, Spargel, Orangenhaut, Traubenschale und -kerne, harte Obstschalen, das Kerngehäuse von Äpfeln und Birnen, Kokosflocken und Gemüsefasern.

möglichst zu vermeiden. Dies können Sie am besten durch ein Ernährungstagebuch [siehe S.56] erreichen. Notieren Sie darin, was und wie viel Sie wann essen und wie Ihr Darm darauf reagiert hat. Notieren Sie, wann Sie nach der Mahlzeit Stuhlgang haben und welche Konsistenz dieser hat (flüssig, fest, breiig) und wie er riecht. So können Sie mit der Zeit Lebensmittel ausschließen, die für Sie mit unangenehmen Folgen verbunden sind.

- **Abwehrschwäche und erhöhte Infektanfälligkeit** Während einer Chemotherapie kann es zu einer Verminderung der weißen Blutkörperchen kommen. Dadurch besteht in dieser Phase eine erhöhte Infektionsgefahr. Um den Körper vor zusätzlichem Stress durch eine Infektion zu schützen, sollten Sie auf eine keimarme Ernährung achten. Das bedeutet, dass Sie in dieser Zeit besser auf frisches Obst, Gemüse und Salat verzichten sollten. Auch rohe oder halbrohe Lebensmittel – wie Rohmilchprodukte oder Speisen mit rohen Eiern – und Schimmelkäse sind vom Speiseplan zu streichen.

Haben Sie eine Knochenmarktransplantation erhalten, wird Ihr Immunsystem mit speziellen Medikamenten gezielt unterdrückt, damit Ihr Körper die fremden Zellen akzeptiert. Meist erfolgt nach der Transplantation zunächst eine Phase der künstlichen Ernährung über Infusionen oder eine Sonde. Wenn der Kostaufbau dann wieder beginnt, ist auf eine besonders gute Lebensmittelhygiene zu achten. Sprechen Sie auf jeden Fall mit Ihrem behandelnden Arzt über die Ernährung. Je nach Dosierung der das Immunsystem unterdrückenden Medikamente wird er eine entsprechende Ernährungstherapie festlegen.

> **Tipps zum Kostaufbau bei Abwehrschwäche**
>
> - mehrere kleine Mahlzeiten
> - leichte Vollkost
> - Milchzucker (Laktose) in Absprache mit dem Arzt einschränken, d. h. vor allem Milch nur in begrenzten Mengen trinken
> - Lebensmittel beim Einkauf verpacken lassen, am besten einschweißen
> - Speisen immer frisch zubereiten, nicht aufwärmen
> - nur Geschirr verwenden, das sich gut reinigen lässt (kein Holz)
> - vor dem Kochen und dem Essen gründlich die Hände waschen
> - das Essen nicht lange warm halten (Temperatur ist günstig für die rasche Vermehrung von Mikroorganismen)
> - gefrorenes Geflügel und Fisch im Kühlschrank aufbewahren, Auftauflüssigkeit in den Abfluss entsorgen, danach Hände und Arbeitsmittel gründlich reinigen
> - geöffnete Flaschen und Gläser im Kühlschrank verschlossen lagern und schnell verbrauchen (am selben Tag)
> - bei Einladungen oder im Restaurant nur gekochte Speisen essen

Alternative Krebsdiäten und Außenseiterdiäten

Neben den ernährungswissenschaftlich begründeten Empfehlungen gibt es auf dem Markt auch zahlreiche so genannte spezielle „Krebsdiäten", die meist einen Heilerfolg der Krebserkrankung versprechen. Jedoch wurde für keine dieser Diäten eine wissenschaftlich akzeptable vorbeugende oder therapeutische Wirkung bewiesen. Einige Außenseiterdiäten sind nicht nur wirkungslos, sondern sogar gesundheitsschädlich. Andere sind zwar unbedenklich, aber wegen unhaltbarer Versprechungen strikt abzulehnen. Viele Diäten beeinträchtigen wegen der Verbote und der stark eingeschränkten Lebensmittelempfehlungen überdies die Lebensqualität der Betroffenen (siehe Kapitel Außenseitermethoden Seite 222 ff.).

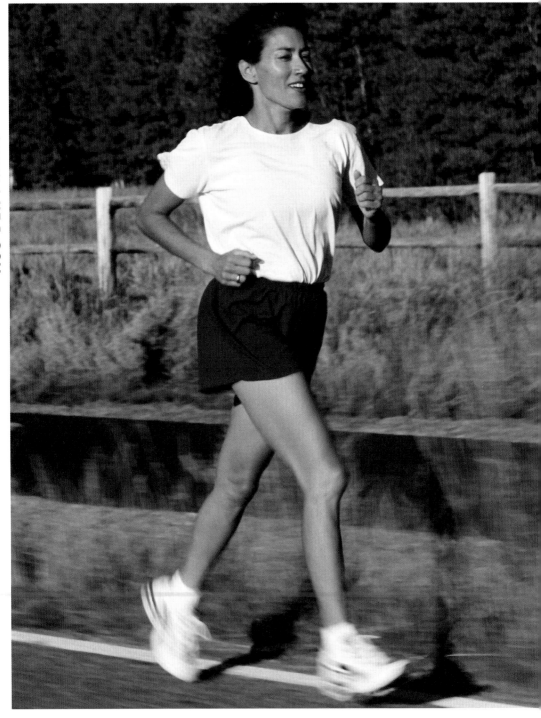

▶ Sport

Sport stärkt das Immunsystem, wenn er als moderates Ausdauertraining betrieben wird. Dies wirkt zum einen über die Psyche durch Spaß, Freude und Erfolgserlebnisse und zum anderen über eine körperliche „gesunde Entzündungsreaktion" (Gewebestress). Wichtig ist, dass ein muskulärer Gewebestress zu Stande kommt, sei es durch Funktionsgymnastik, Sport und Spiel oder aber durch ein besonderes Ausdauertraining. Das Gewebetrauma einer Operation ist ebenfalls Stress für das Immunsystem, der sich aber – im Gegensatz zum Sport – eher negativ auf die Immunfunktionen auswirkt. Man spricht dann auch von Distress.

Mithilfe des Immunsystems leitet dieser „gesunde" Gewebestress Regenerations- und Heilungsprozesse ein. Solch ein Ausdauertraining führt alle Körperfunktionen auf ein gesundes stabiles Mittelmaß zurück: Unterfunktionen werden wieder ausgeglichen (Immunsystem), Fehlfunktionen (Blutfette, Blutdruck) werden normalisiert und Überfunktionen (Stresshormone) wieder herunterreguliert.

Stressresistenz Durch Sport kann die Stressresistenz günstig beeinflusst werden. Besonders das Sympathikussystem wird durch eine Krebserkrankung stark aktiviert. In der Folge werden Stresshormone freigesetzt und das Immunsystem geschwächt. Ein Immunsystem, das nicht nur krankheitsbedingt, sondern auch durch die notwendigen Therapiemaßnahmen bereits deutlich geschwächt ist, muss stabilisiert werden. Sport liefert hierzu einen ganz entscheidenden Beitrag.

Das Immunsystem kann heute als sechstes Sinnesorgan betrachtet werden. Stärken wir das Gehirn und die Sinnesorgane, indem wir sie „anstrengen", so stärken wir auch unser Immunsystem. Sport wirkt sich positiv auf die psychischen und physischen Abwehrkräfte aus und fördert unsere Widerstandskraft gegenüber Stress, die allerdings auch vom sog. vegetativen Nervensystem abhängt. Daher ist es eine wichtige Frage, ob anlagebedingt der Vagus überwiegt (vagotone Menschen, die sich durch nichts aus der Ruhe bringen lassen) oder der Sympathi-

Autoren:
- Gerhard Uhlenbruck
- Ilse Ledvina
- Markus Vieten

kus. Vagotoniker besitzen in der Regel eine höhere Stressresistenz, während sympathikotone Menschen empfindlich auf Stress reagieren, d. h. diese Leute gehen direkt auf die Palme, in die Luft oder die Wände hoch.

Dem kranken Menschen sind jedoch Grenzen gesetzt, die er kennen lernen muss. Krankheiten und Verletzungen, Verluste und Behinderungen führen oft zu dramatischen Einbußen des Selbstwertgefühls und zu einem eingeschränkten körperlichen und seelischen Wohlbefinden, dem in vielen Fällen durch sportliches Bewegungstraining erfolgreich entgegengearbeitet werden kann.

Das Immunsystem lässt sich auf vielfältige Weise stabilisieren. Wenn die körperlichen Voraussetzungen auch für ein moderates sportliches Training nicht gegeben sind, ist durch die freie Entfaltung der persönlichen Neigungen und Vorlieben ebenfalls ein Beitrag zur Stabilisierung des Immunsystems möglich, etwa durch die Beschäftigung mit Kunst, Musik, Literatur, Malerei, Lesen und Schreiben, also mit sehr kreativen geistigen Anregungen.

Sport und Krebs

Das Thema Sport und Krebs wurde erstmals 1967 von dem deutschen Landarzt Dr. Ernst van Aaken aufgegriffen. Er glaubte statistisch nachweisen zu können, dass das von ihm propagierte Ausdauertraining die Entstehung von Krebs verhüten könne. Eine entscheidende Rolle spielte für ihn dabei die durch den (Lauf-)Sport verbesserte Sauerstoffversorgung. Die Rolle des Immunsystems dabei wurde Anfang der 1970er-Jahre entdeckt, aber erst seit 1980 denkt man daran, den Sport nicht nur vorbeugend, sondern auch als Reha-Maßnahme bei Krebspatienten einzusetzen.

Eine Krebserkrankung wird von den Betroffenen als enorm belastender Stress empfunden, der die Immunabwehr schwächt. Die auf die Diagnose folgenden Therapien (Operation, Chemo-, Strahlen-, Hormontherapie) bedeuten eine weitere psychische

Sport und Krebs

Belastung, welche die Immunabwehr zusätzlich schwächt.

Beim Sport wird hingegen zunächst in den ersten Wochen des Trainings eine Masse von Immunzellen „ohne Klasse" mobilisiert. In den darauf folgenden Wochen werden dann bei regelmäßigem, moderat aufbauendem Training (mit Pulskontrollen) weniger Immunzellen produziert, die jedoch eine größere „Klasse" (Funktionstüchtigkeit) besitzen und für bestimmte Aufgaben produziert werden. Hierauf lässt sich dann der Krebs vorbeugende Effekt von regelmäßigem Sport zurückführen. Durch den Ausdauersport werden zudem antientzündliche Prozesse hochreguliert, die ebenfalls dem Krebs entgegenwirken.

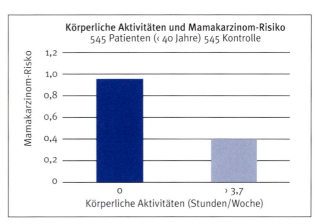

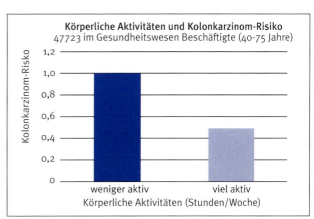

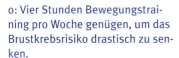

o: Vier Stunden Bewegungstraining pro Woche genügen, um das Brustkrebsrisiko drastisch zu senken.

m: Sportlich aktive Menschen reduzieren deutlich ihr Risiko, an Dickdarmkrebs zu erkranken.

u: Vergleich zwischen sporttreibenden Frauen (Durchschnittsalter 73 Jahre) und Frauen, die kein Bewegungstraining absolvieren.

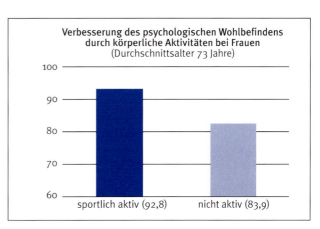

Therapien, die Ihnen verlässlich helfen

Sport sorgt also für eine gewisse Stressresistenz, die sich vor allem bei einem moderaten und nicht übertriebenen Ausdauertraining entwickelt. Ein Bewegungstraining und sportliche Betätigungen stabilisieren vor allem die Immunabwehr, erzeugen eine gewisse Stressresistenz und stärken das subjektive psychische Wohlbefinden, was sich wiederum positiv auf die Immunabwehr auswirkt.

Sport ist aber nicht nur bei Krebserkrankungen sinnvoll, sondern senkt gleichzeitig auch das Risiko für andere Erkrankungen:

- Herz-Kreislauferkrankungen (Herzinfarkt, Schlaganfall)
- Infekte und Alterungsprozesse (zwischen beiden gibt es enge Beziehungen)
- Stoffwechselstörungen (Diabetes Typ II)
- Osteoporose
- Autoimmunerkrankungen.

Im Mittelpunkt dieser Erkrankungen stehen sich negativ auswirkende Entzündungsvorgänge, von denen man heute annimmt, dass sie auch bei Alterungsprozessen und bei der Arteriosklerose eine zentrale Rolle spielen. Ganz im Gegensatz dazu „trainieren" leichte Infekte und moderates Ausdauertraining unser Immunsystem. Dies kann also als günstiger Effekt eines „positiven" Entzündungsprozesses angesehen werden. Bei schweren und chronischen Infekten ist das Immunsystem jedoch überfordert. Auch die Beziehungen zwischen Krebs und Infektionen sind interessant: Während kleinere Infekte die Immunabwehr stärken, scheinen chronische Infekte die Krebsentstehung zu begünstigen (z. B. Prostatakrebs,

---

Wirkung von Sport auf die Psyche in der Krebsnachsorge

- Ihre Selbstheilungskräfte werden mobilisiert, was Sie bei der Selbsthilfe und Selbstfindung unterstützt.
- Sie fühlen sich weniger isoliert und einsam: Das psychosoziale Netz fängt seelische Nöte und körperliche Beschwerden auf.
- Sie erhalten Gelegenheit zum Informationsaustausch über Themen wie Therapie, Kuren, Ärzte, Kliniken, Ernährung oder komplementäre Methoden.
- Sie erleiden weniger Ängste und Depressionen, wodurch Sie Schmerz-, Schlaf- und Beruhigungsmittel einsparen.
- Ihre mentale Fitness und die Kraft für ein neues, intensives Leben in Eigenverantwortung und mit realisierbaren Perspektiven nehmen zu.
- Ihre chronische Müdigkeit nimmt ab.

Magenkrebs, bei letzterem spielt die Infektion mit einem bestimmten Bakterium, Helicobacter pylori, eine entscheidende Rolle).

Auch Stoffwechselstörungen wie Übergewicht und das sog. metabolische Syndrom (eine Kombination aus Bluthochdruck, Arteriosklerose, Fettstoffwechselstörung und Diabetes) können die Entstehung und den Verlauf einer Krebserkrankung negativ beeinflussen. So können Insulin und verwandte Wachstumshormone Krebszellen (Mammakarzinom) zu vermehrtem Wachstum anregen und dazu führen, dass im Fettgewebe vermehrt fettlösliche Krebs auslösende Substanzen (Karzinogene) gespeichert werden oder entstehen.

Die Beobachtungen über die Zusammenhänge von Übergewicht, Immunabwehr und körperlicher Aktivität scheinen auch für den Sport in der Nachbehandlung einer Krebserkrankung zu gelten. Allerdings ist allzu viel ungesund, d. h. zuviel Training kann das Immunsystem überfordern. Die persönliche Immun-Fitness lässt sich mithilfe eines einfachen immunologischen Hauttests bestimmen und verfolgen. Aber auch andere Laborwerte bessern sich wie z. B. verschiedene Entzündungsmarker.

> **Durch Sport bewirkte Änderungen des Lebensstils**
>
> - **individuelle Fitness:** Sport- und Bewegungstraining 3 × wöchentlich für 1 Stunde
> - **Hobby-Pflege:** geistiges Training, Kunst und Kultur, Internet usw.
> - **Ernährungsumstellung:** frisches Obst und Gemüse; Fisch statt Fleisch
> - **ökoimmunologisch:** Familie, Freunde, Sexualität (mehr Geborgenheit und „Nestwärme")
> - sinnvoller Aufgabenbereich, erreichbare Zielvorstellungen in Beruf und Familie oder z. B. auch Ehrenamt

Das sportliche Bewegungstraining wird auf diese Weise in das „neue" Leben integriert und als Bewältigungsstrategie angenommen. Wichtig dabei ist, dass der Spaß am Sport, das Gruppengefühl und die Erfolgserlebnisse (gesteigerte Fitness, größeres Wohlbefinden usw.) dazu führen, dass die Aktivität nicht nur aus Vernunftgründen, sondern aus innerer Überzeugung heraus in den Alltag aufgenommen werden. Wenn zusätzlich die geistige Beweglichkeit durch Hobby, Freundschaften und Aufgaben, die das Selbstwertgefühl steigern, gefördert wird, trägt der Patient einen großen Teil zu seiner Gesundung bei.

Wissenschaftliche Beurteilung Teil 1

Regelmäßiges sportliches Ausdauertraining verringert nachweislich das Risiko für einzelne Krebsarten (z. B. Brust-, Darm-, Prostata-, Hoden-, Lungenkrebs und verschiedene Krebsarten des weiblichen Genitalbereichs).

Folgende immunologische Phänomene sind bei Sport im Rahmen der Krebsnachsorge zu beobachten und wissenschaftlich belegt:

- Die natürlichen Killerzellen (NK) werden aktiviert. Ihre abtötende Wirkung auf Krebszellen verbessert sich deutlich.
- Die Makrophagen (sog. Fresszellen) werden aktiviert.
- Die antibakteriellen Eigenschaften von bestimmten weißen Blutkörperchen verbessern sich, wodurch sich die Infektanfälligkeit verringert.
- Insgesamt verbessert sich der Trainingszustand des Immunsystems.
- Darüber hinaus werden Medikamente, wie Beruhigungs-, Schlaf- und Schmerzmittel, eingespart, die geistige Leistungsfähigkeit verbessert sich und die Eingliederung in berufliche oder familiäre Kreise wird erleichtert.

Sport als krebspräventiver Lebensstil

- Die Immunabwehr wird trainiert und gestärkt.
- Es entwickelt sich eine höhere Widerstandskraft gegenüber Stress.
- Antientzündliche Regulationsmechanismen werden aktiviert, von denen bekannt ist, dass sie gegen Krebszellen gerichtet sind.
- Ängste nehmen ab, das Wohlbefinden steigert sich und Erfolgserlebnisse setzen ein.
- Die Lebensweise verändert sich: Die Ernährung wird umgestellt, Übergewicht wird vermieden und der Schlaf bessert sich.

Sport in der Krebsnachsorge

- Die Immunabwehr verbessert sich, weil die natürlichen Killerzellen (NK-Zellen) aber auch andere weiße Blutkörperchen (Lymphozyten und Fresszellen) aktiviert werden.
- Auch die psychosozialen Effekte innerhalb der Gruppe, wie Kontakte, Aussprachemöglichkeiten und gemeinsame Unternehmungen wirken sich positiv aus.
- Die regelmäßige sportliche Aktivität führt zu einer besseren Körperakzeptanz. Das Selbstwertgefühl steigt und auch die Sexualität kann wieder besser erlebt werden. Es entsteht ein Fitness-Gefühl.

Sport besitzt also in der Vorbeugung und bei der Nachsorge einen Effekt auf das Immunsystem, der therapeutisch nutzbar gemacht werden kann. Aber es gibt auch ein „Zuviel des Guten":

Sport als Krebs auslösender oder Krebs fördernder Faktor

- Es gibt Hinweise, wonach der Lymphdrüsenkrebs vermehrt bei jungen, leistungsmotivierten Sportlern vorkommt.
- Ein durch Hochleistungssport geschwächtes Immunsystem kann u. U. der Krebsentstehung Vorschub leisten.
- Psychischer Stress durch vermehrten Leidensdruck, Leistungsstress und Überforderung kann sich negativ auf die Immunabwehr auswirken.

Wissenschaftliche Beurteilung Teil 2

Krankheiten müssen wir passiv erdulden. Moderater Sport gibt uns jedoch eine aktive Strategie dagegen an die Hand, die auch noch Spaß macht. Sport kann unser Leben nicht unbedingt verlängern, aber ganz sicher ist, dass Sport unsere Lebensqualität verbessert, und gerade dieser Aspekt ist besonders für Krebserkrankte von nicht zu unterschätzender Bedeutung. Dabei ist es von großem Nutzen, wenn die Umgebung der Patienten für den „Lebens-Wandel" Verständnis zeigt und ihnen in dieser Hinsicht jede Unterstützung zukommen lässt.

Sport besitzt eine wichtige Funktion für die Vorbeugung und Nachsorge einer Krebserkrankung. Aber zuviel ist ungesund, d. h. zuviel Training kann das Immunsystem auch überfordern, anstatt es zu fördern.

Anwendungen

- Bevor Sie mit dem Sport beginnen, sollten Sie sich von Ihrem Hausarzt ein entsprechendes Sporttauglichkeitszeugnis (Belastungs-EKG, Blutdruck und Blutbild) ausstellen lassen.

- Für ein Training des Immunsystems genügt es, sich dreimal wöchentlich eine Stunde lang ausdauernd zu belasten (Puls: 180 – Lebensalter), oder 4 × 45 Minuten, wobei man die Sportart wählen sollte, die einem Spaß macht (Joggen, Wandern, Schwimmen, Radfahren, Tennis, Inline-Skaten usw.). Bei „Sport in der Krebsnachsorge" haben wir einmal pro Woche eine „Pflicht" von 1–1 1/2 Stunden im Angebot und überlassen nach Beratung und Absprache die „Kür" (mindestens noch zwei zusätzliche Trainingseinheiten) den Teilnehmern.

- Insgesamt sollten etwa 2000 Kalorien durch Sport pro Woche verbraucht werden (eine Minute Joggen = 10 Kalorien). Wichtig ist die Regelmäßigkeit ausdauernder Belastung. In den von lizensierten Übungsleitern (Ausbildung im Rahmen von Landessportbund-Seminaren und Wochenendkursen) durchgeführten Kursen werden in der Regel folgende Trainingseinheiten angeboten: Funktionsgymnastik, Ausdauertraining, Sport und Spiel sowie Entspannungsübungen.

Sport in Gruppen

Zu allen Zeiten gab es sportlich ambitionierte Menschen, die auch nach schweren Erkrankungen, mithilfe von körperlichem Training versucht haben, ihr Leistungsvermögen wiederzugewinnen. Ob dies immer ohne Komplikationen vonstatten ging, hat niemand nachgeprüft, von positiven Erfahrungen wurde jedoch des öfteren berichtet.

Fest steht jedenfalls, dass die Krebserkrankung überwiegend Menschen mittleren Alters und Ältere betrifft, die zu Sport und Bewegung auch heutzutage noch wenig Bezug haben, da ihre sportlichen Erfahrungen oft Jahrzehnte zurückliegen. Jüngere Krebsbetroffene dagegen haben viel eher den Wunsch, sich mithilfe von Sport möglichst schnell wieder fit zu machen.

Bei den Älteren entwickelt sich jedoch auch zunehmend die Vorstellung, dass Sport und Bewegung auch in ihrem Alter noch positive Aspekte hat: man beugt Herz-Kreislauferkrankungen und Osteoporose vor, das Risiko für Diabetes und Übergewicht sinkt.

Seit beinahe zwei Jahrzehnten besteht für Krebspatienten die Möglichkeit, an speziellen Angeboten für ihre Erkrankungsgruppe teilzunehmen, wie dies auch schon seit längerer Zeit z. B. für Herzkranke selbstverständlich ist. In Deutschland gibt es derzeit etwa 500 Gruppen. Die Programme werden von den jeweiligen Landessportbünden initiiert.

Im Regelfall kommen betroffene Frauen oder Männer nach entsprechender Diagnose, Therapie und Anschlussheilbehandlung (Reha-Maßnahme) in eine ihrem Wohnort nahegelegene Sportgruppe. Viele der Teilnehmenden haben die Information über das Sportangebot in den Reha-Kliniken erhalten, oder sie wurden von Beratungsstellen, Ärzten, Tageszeitungen oder durch Öffentlichkeitsarbeit, die jede Gruppe vor Ort betreibt, auf das Angebot aufmerksam gemacht.

Vielleicht haben Sie bereits Vorerfahrungen im Sport, vielleicht möchten Sie auch nur über einen begrenzten Zeitraum ihren Körper neu kennen lernen und nach entsprechender Aufbauphase wieder zu der ursprünglich ausgeübten Sportart oder

---

AUS DER PRAXIS

Sport – sinnvoll in jedem Alter

Erst in den letzten Jahren hat man herausgefunden, dass man durch Sport auch das Krebserkrankungsrisiko reduzieren kann. Darüber hinaus wurde durch die Medien vermittelt, dass Sport in der Krebsnachsorge eine sinnvolle Möglichkeit ist, Rückfälle (Rezidive) zu verhindern.

Sportgruppe zurückkehren. Dies ist kein Problem, wenn die Sportart sich nicht ungünstig auswirkt. Abzuraten ist z.B. nach einer Brustkrebserkrankung im Hinblick auf die Entstehung eines Armlymphödems von Sportarten, die unkalkulierbare Belastungsspitzen für die Arme aufweisen wie z. B. Handball, Basketball, Volleyball und Kampfsportarten, vor allem wenn sie zudem noch wettkampfmäßig betrieben werden. Sportarten wie Gymnastik, Wassergymnastik, Dauerlauf, Walking oder Schwimmen können aber problemlos wieder aufgenommen werden.

Alle Übungsleiter und Sportlehrer, die eine Krebsnachsorgesportgruppe leiten, erscheinen in einer Liste des entsprechenden Landessportbunds. Alle haben eine spezielle Fachausbildung erfolgreich abgeschlossen und sind zu regelmäßiger Fortbildung verpflichtet. Nur so können neuere Erkenntnisse aus Krebsforschung, Sportwissenschaft und Sportimmunologie über die Übungsleitungen an die Gruppenteilnehmer weitergegeben werden, um stets auf dem neuesten Erkenntnisstand zu sein.

Vorbereitungen zum Sport in einer Gruppe

- **Eingangsuntersuchung** Auch bevor Sie an einer offiziellen Sportgruppe in der Krebsnachsorge teilnehmen können, ist eine Eingangsuntersuchung durch den behandelnden Arzt notwendig, um eventuelle Kontraindikationen und Zweiterkrankungen, die sich auf das Bewegungstraining beziehen, auszuschließen.

- **Der Arzt** führt die Begleiterkrankungen auf, die für die Sportausübung von Bedeutung sind:
  - Stoffwechselerkrankungen wie Diabetes oder Gicht
  - Herz-Kreislauferkrankungen wie Bluthochdruck, Infarkt, Rhythmusstörungen
  - orthopädische Erkrankungen wie Arthrosen, Bandscheibenschädigungen
  - osteoporotische Veränderungen
  - tumorrelevante Erkrankungen wie Knochenmetastasierung, Implantate, Stomata.

Therapien, die Ihnen verlässlich helfen

Gemeinsamer Sport in einer Gruppe motiviert und bietet Ansporn.

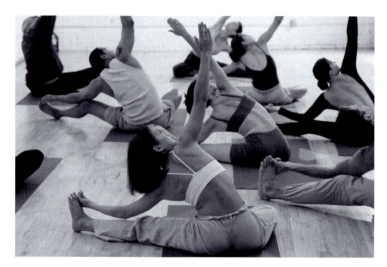

☑ **Der Übungsleiter** bekommt ebenfalls einen Bericht des Arztes, der ihm als Entscheidungshilfe zur Auswahl der Stundeninhalte und zur Dosierung der Belastung dient. Für eine Krebserkrankung interessiert hier vor allem:
- die Dauer der Erkrankung
- die Klassifizierung des Tumors
- eventuelle Metastasenbildung
- bisherige Therapien.

☑ **Schweigepflicht** Selbstverständlich unterliegen die Gruppenleiter ebenso der Schweigepflicht im Hinblick auf Ihre Erkrankung wie Ihr Arzt.

☑ **Formular** Verordnet wird der Sport in der Krebsnachsorge auf einem speziellen Formular für den Rehabilitationssport, welches die Gruppenleiterin den Teilnehmenden in der Halle aushändigt oder das beim Arzt vorrätig ist. Jede Gruppe hat über dieses Papier die Möglichkeit, einen Zuschuss von der entsprechenden Krankenkasse auf das Vereinskonto zu erhalten. Einzige Voraussetzung ist, dass die Krankenkasse durch einen Stempel auf dem Formular die Kostenübernahme bestätigt.

☑ **Dauer** Bisher wird der Sport ein- bis zweimal wöchentlich für mindestens ein halbes Jahr verordnet. Derzeit von den Interessengruppen (Krankenkassen und Sportverbände) diskutierte Änderungen der bisherigen Verordnungspraxis lassen darauf schließen, dass zukünftig der Reha-Sport nur noch einmalig für 90 bis 120 Sportstunden von den Krankenkassen übernommen wird. Im Anschluss an diese Zeit werden die Teilnehmenden höhere Eigenbeteiligungen aufbringen müssen, die von Gruppe zu Gruppe in der Höhe variieren können (Vereinsbeitrag oder Kursgebühr).

✓ **Wie oft?** Die meisten Sportgruppen zur Krebsnachsorge treffen sich einmal wöchentlich für 1 – 1,5 Stunden in einem Gymnastikraum, einer Sporthalle oder im Schwimmbad.

✓ **Was brauche ich?** Neben bequemer Sportbekleidung bringen Sie die Verordnung Ihres behandelnden Arztes mit in die Halle, auf welcher der „Sport in der Krebsnachsorge" als Rehabilitationsmaßnahme verordnet wurde und auf der die Krankenkasse die Kostenübernahme erteilt hat.

✓ **Vorgespräch** Vor der ersten Übungsstunde führt der Übungsleiter wie mit jedem neuen Gruppenmitglied auch mit Ihnen ein Gespräch, in dem geklärt wird, ob z. B. neben der Krebserkrankung noch weitere körperliche Einschränkungen das Sporttreiben beeinflussen.

✓ **Kostenerstattung** Die Kostenerstattung wird im Detail unterschiedlich gehandhabt, doch ist die Richtung stets die gleiche. Teilnehmer einer Sportgruppe zur Krebsnachsorge zahlen monatlich z. B. 6 Euro Gebühr für die Vereinsmitgliedschaft, während Nichtbetroffene für das gleiche Reha-Angebot 10 Euro monatlich zahlen. Die Differenz wird von den Krankenkassen übernommen. Aktuell stehen Veränderungen an, die voraussichtlich bedeuten, dass zwar nicht die Kosten erhöht werden, allerdings die Dauer der Zuschüsse gesenkt werden. Waren Verlängerungen bislang z. B. im Halbjahresrhythmus meist problemlos möglich, wird die Förderung zukünftig wahrscheinlich nach einem Jahr eingestellt.

✓ **Adressen** Die Adressen der Ansprechpartner in Ihrer Nähe erhalten Sie von Ihrem Landessportbund [siehe Anhang].

Therapien, die Ihnen verlässlich helfen

AUS DER PRAXIS

Beispiel für eine Übungseinheit

Eine typische Übungseinheit in der Sporthalle folgt in der Regel einem grob strukturierten Aufbau:
- Einstimmung
- Aufwärmung
- Funktionsgymnastik
- Themenschwerpunkt
- Ausklang der Stunde
- Erfahrungsaustausch
- Gruppengespräch
- Freizeitaktivitäten.

Dies alles können Schwerpunkte Ihrer Sportstunde sein

- Einführung in das Volleyballspiel mit einem Wasserball oder Softball
- Einführung in ein Rückschlagspiel wie Family-Tennis, Badminton oder Tischtennis
- Atemgymnastik, Entspannungstraining, Tai-Chi
- Ausdauerschulung (Walking, Nordic-Walking, Jogging, Low-Impakt-Aerobic)
- Einführung in Trendsportarten (Step-Aerobic, Aquajogging)
- Zirkeltraining
- Tanz (Folkloretanz, tänzerische Gymnastik, Modetänze)
- Wahrnehmungsübungen

Einstimmung Zur Einstimmung werden die Stundeninhalte bekannt gegeben. An die Gruppe geht die Frage, ob alle an den Inhalten der geplanten Sportstunde teilnehmen können oder ob individuell abgewandelte Übungen oder Positionen angeboten werden müssen. Die Übungsgeräte oder Sporttechniken werden dann erläutert und der Übungsleiter macht auf eventuelle Gefahrenpunkte aufmerksam und erklärt, wie diese zu vermeiden sind.

Aufwärmung Danach erfolgt die körperliche Aufwärmung durch Laufspiele, Gymnastik, Koordinationsaufgaben, leichte Dehnübungen usw. Dabei können klassische Handgeräte aus der Gymnastik (Ball, Keule, Seil, Stab) oder auch Alltagsgegenstände wie Handtücher, Zeitungen und Tücher eingesetzt werden. Mit etwas Musik im Hintergrund entsteht ein zusätzlicher Ansporn.

Funktionsgymnastik Innerhalb des Stundenteils Funktionsgymnastik stehen Dehn- und Kräftigungsübungen im Mittelpunkt. Dies sind vor allem Übungen für die großen Muskelgruppen der Extremitäten und der Rumpfmuskulatur. Da in vielen Gruppen die überwiegende Anzahl der Teilnehmerinnen an einem Mammakarzinom erkrankt sind und teilweise Bewegungseinschränkungen auf der betroffenen Seite im Bereich der Schulter und des Armes aufweisen, ist die Schulter-Arm-Gymnastik ein wesentlicher Bestandteil dieses Übungsabschnitts.

In diesem Teil der Stunde stehen auch Übungen auf dem Programm, die den Lymphabfluss verbessern. Diese an Pump- und Lockerungsübungen erinnernden Bewegungen sollen die sog. Lymphpumpe aktivieren und vermehrt Lymphflüssigkeit aus dem Gewebe in den venösen Blutstrom zurück leiten. Um diesen Effekt durch die Schwerkraft zu unterstützen, werden die Lockerungsübungen der Arme immer über Kopf ausgeführt. Für Prostatakrebspatienten wird eine Beckenbodengymnastik empfoh-

Beispiel für eine Übungseinheit

len, welche sowohl der Inkontinenz entgegenwirkt als auch eine verbesserte Körperwahrnehmung mit sich bringt.

Themenschwerpunkt Im Themenschwerpunkt jeder Stunde wird ein klar definierter Bereich geschult oder verbessert. Im Hinblick auf die Ausdauer trainieren Sie vielleicht das Walking. Es geht dann z. B. darum, die Technik einzuüben und zu erfahren, wie und wann Sie den Puls richtig fühlen, um die Trainingsbelastung richtig abzuschätzen.

Ausklang Zum Ausklang der Stunde wird dann nicht selten etwas geübt, das dem Hauptteil der Sportstunde entgegengesetzt ist, z. B. ein ruhiger Bewegungsteil wie Stretching oder Igelball-Massage nach einer Herz-Kreislauf-Belastung.

Erfahrungsaustausch Im Vordergrund der Stunde steht die gemeinsame Bewegungserfahrung, die Stress abbaut und Ängste löst. Vielleicht ist es für Sie die erste Gelegenheit, sich an Gesprächen über das Thema Krebs zu beteiligen und Ihre eigenen Erfahrungen einzubringen. Durch das einschneidende Erlebnis der Krebsoperation und der sich anschließenden Therapien haben viele Patienten den Wunsch, ihre Erfahrungen mit anderen Betroffenen auszutauschen. In einer solchen Sportgruppe erhalten Sie dazu ausreichend Gelegenheit in einem unverfänglichen Rahmen.

Gruppengespräch Selbstverständlich begleitet die Gruppe Sie auch, wenn Sie sich erneut in Therapie begeben müssen oder wegen eines Fortschreitens der Erkrankung nicht mehr am Sport teilnehmen können. Ob in jeder Sportstunde, gelegentlich oder nur bei gegebenem Anlass ein Gruppengespräch stattfindet, liegt im Ermessen der Teilnehmenden und der Gruppenleitung. Die Gruppe bestimmt, ob Gesprächsbedarf besteht und wie viel Zeit ihm eingeräumt werden soll. Der Gruppenleiter moderiert dann die Gespräche, sodass alle wichtigen Themen ausreichend lange erörtert werden können. Der Sport sollte zeitlich jedoch nicht zu kurz kommen. Ist der Redebedarf sehr hoch oder liegt ein schwer wiegendes Problem an, ist es sinnvoller, sich an naheliegende Selbsthilfegruppen, z. B. „Frauenselbsthilfe nach Krebs", Tumorberatungsstellen oder den Arzt zu wenden.

In diesem Stundenteil besteht darüber hinaus die Möglichkeit, auf außersportliche Bereiche der Krankheitsbewältigung einzugehen oder einige dieser Kunstformen mit Bewegung oder Tanz zu kombinieren. In einigen Gruppen wird mit freien tänzerischen Bewegungen experimentiert. In anderen motivieren selbstgemalte Bilder die Teilnehmenden dazu, ein inneres Gefühl in Bewegung umzusetzen.

Fragen, die vielleicht auch Sie beschäftigen

- Welche Reha-Klinik ist für mich am besten geeignet?
- Wie komme ich in der neuen Situation im Beruf/in der Familie besser zurecht?
- Wie kann ich meinem Körper und meiner Seele echte Ruhepausen verschaffen?
- Wo finde ich Möglichkeiten, meine Ängste oder auch mein neu gewonnenes Selbstbewusstsein auszuleben?
- Welche alternativen oder komplementären Methoden sind seriös?

Therapien, die Ihnen verlässlich helfen

AUS DER PRAXIS

Beispiel für eine Übungseinheit

Freizeitaktivitäten Je nach Zusammenhalt und Verständnis innerhalb der Gruppe sind auch gemeinsame Freizeitaktivitäten möglich. Dies kann ein Sommerfest zum Kursabschluss, eine Weihnachtsfeier oder Ähnliches sein. Auch Wanderungen, Radtouren, Museums- oder Konzertbesuche oder der Besuch medizinischer Vorträge sind einige Beispiele, die jedoch von Gruppe zu Gruppe variieren. Ein Vorteil dieser Zusammenkünfte ist, dass Gespräche zwischen den einzelnen Teilnehmenden der Gruppe zwanglos und ohne Zeitlimit stattfinden können, sodass in der Sportstunde mehr Zeit für die Bewegung bleibt. Und natürlich besteht keine Verpflichtung zur Teilnahme.

Kontraindikationen und Einschränkungen

Wenn Sie neu in einer solchen Gruppe sind, sollten Sie grundsätzlich in den ersten Übungsstunden mit entsprechender Vorsicht an dem Übungsprogramm teilnehmen und sich erst allmählich an die eigene Leistungsgrenze herantasten.

Achtung

Nehmen Sie nicht an einer Sportgruppe im ambulanten Bereich teil, wenn Ihre Krebstherapie noch nicht abgeschlossen ist.

- **Strahlentherapie** Bei der Strahlentherapie sollte das bestrahlte Hautareal keiner zusätzlichen mechanischen Belastung ausgesetzt werden. Außerdem würde es auch zu hygienischen Problemen führen, da das bestrahlte Hautgebiet nicht mit Wasser in Berührung kommen darf.

- **Chemotherapie** Bei der Chemotherapie sind die Voraussetzungen zur Teilnahme am Übungsprogramm weniger eindeutig. Wenn Sie zum ersten Mal eine Chemotherapie erhalten haben, sollten Sie auf jeden Fall das Ende dieser Therapie abwarten, bevor sie mit dem Bewegungsprogramm beginnen. Wenn Sie schon längere Zeit in einer Sportgruppe aktiv waren und sich erneut einer Chemotherapie unterziehen müssen, wissen Sie wahrscheinlich sehr genau, ob Sie in dieser Zeit von Bewegung profitieren. Sie bestimmen selbst, an welchen Tagen welche Übungsabschnitte Ihr Wohlbefinden steigert. Dies sind meist die weniger bewegungsintensiven Stundenteile wie Atemgymnastik, Entspannungsübungen, Funktionsgymnastik oder Wahrnehmungsübungen.

Im klinischen Bereich wird jedoch die Möglichkeit erprobt, durch ein moderates Ausdauertraining auf einem Fahrradergometer oder Laufband sowohl die Nebenwirkungen der Therapie zu mindern als auch den Erfolg der Behandlung zu unterstützen.

- **Armlymphödem** Falls Sie bereits an einem manifesten Armlymphödem leiden, tragen Sie bei den Bewegungsübungen einen Kompressionsstrumpf.

- **Erkrankungen des lymphatischen oder blutbildenden Systems** Eine Stimulation des Immunsystems ist bei Erkrankungen des lymphatischen oder blutbildenden Systems möglich, daher sollten Sie dabei sehr moderat trainieren.

- **Knochenmarktransplantation** Gegen das Sporttreiben nach überstandener Knochenmarktransplantation ist nichts einzuwenden.

Durch die vermehrte Durchblutung und die erhöhte Sauerstoffversorgung von Muskulatur und Gewebe während der sportlichen Betätigung, kann es bei den nebenstehend genannten Zuständen zu akuten, ggf. auch lebensbedrohlichen Verschlechterungen kommen. Es ist daher sehr wichtig, dass ein Training nur bei körperlichem Wohlergehen aufgenommen wird.

Was mache ich, wenn ich in meiner Nähe keine Krebsnachsorgegruppen finde?

Trotz der zahlreichen offiziellen Sportgruppen in der Krebsnachsorge gibt es auf der Landkarte noch einige „weiße Flecken". Viele, an speziellen Sportangeboten interessierte Krebspatienten, finden daher leider noch kein adäquates Angebot in ihrer näheren Umgebung. Wenn Sie dazu gehören, sollten Sie sich einer Sportgruppe anschließen, die eine individuell angemessene und ungefährliche Sportart anbietet.

Zur Auswahl der geeigneten Sportart sollten Sie sich nicht scheuen, zunächst dem Übungsleiter der favorisierten Sportart kurz ihre gesundheitliche Vorgeschichte zu schildern. Im ge-

Kontraindikationen für Sport

- Knochenmetastasen der Wirbel (erhöhte Gefahr für Knochenbrüche; Aquajogging, Schwimmen, Ergometer-Radfahren sind meist möglich)
- schwere Grunderkrankungen, die den Kreislauf belasten (z. B. Herzinsuffizienz)
- akute allergische Reaktionen (schlechter Bronchostatus)
- stark geschwächtes Immunsystem (Infektgefahr)
- fieberhafte Erkrankungen und Infektionen (grippaler Infekt, auch Zahnherde)
- schlecht eingestellter Diabetes
- Antibiotikatherapie

meinsamen Gespräch lassen sich kritische Übungen dadurch wahrscheinlich bereits im Vorfeld erkennen. Gut ausgebildete Trainer, egal in welcher Sportart, werden zumindest versuchen, die richtigen Übungen anzubieten und vor schädigenden Übungen zu warnen.

Hierzu ist dem Trainer mitzuteilen, dass z.B. der betroffene Arm bei Frauen nach Brustkrebs auf keinen Fall überlastet, überdehnt oder in irgendeiner Form verletzt werden darf, bei Enterostomaträgern werden teilweise keine Übungen in der Bauchlage und keine Überstreckungen des Rumpfes nach hinten vertragen. Ebenso kann es zu Schwierigkeiten bei der Ausführung einiger Bauchmuskelübungen kommen. Betroffene meiden am besten auch alle Spiele, bei denen das Übungsgerät unkontrolliert und mit großer Geschwindigkeit auf das Stoma treffen könnte.

Sportarten

Wassergymnastik ☺

Eine sehr zu empfehlende sportliche Gruppenbetätigung neben dem „Sport in der Krebsnachsorge" ist die Wassergymnastik. Im Gegensatz zu Bewegungen an „Land" wirken im Wasser besondere physikalische Gesetze. Dies ist vor allem durch die höhere Dichte des Wassers gegenüber Luft zu erklären. Durch den Auftrieb verringert sich das Eigengewicht des Körpers auf etwa $1/7$ des Körpergewichtes an Land: Dies ist eine besonders günstige Eigenschaft, da die Gelenkbelastung verringert ist, was auch übergewichtigen Menschen beim Training zugute kommt.

Durch den Wasserwiderstand sind die Bewegungen im Wasser deutlich schwerer auszuführen als an Land. Je dynamischer eine Übung ausgeführt wird, desto deutlicher wirkt die Bremskraft. Der im Wasser herrschende Druck bewirkt zudem eine sanfte Massage der Haut und der darunter liegenden Gewebe. Dadurch entsteht eine der Lymphdrainage ähnliche Wirkung, die von Frauen nach einer Brustkrebsoperation als besonders angenehm empfunden wird. Zudem bremst das Wasser durch

Anwendungen

seine spezifischen Eigenschaften jede Bewegung, sodass z. B. Schwungformen, die an Land das Blut und die Lymphe bis in die Extremitäten bewegen würden, im Wasser unmöglich durchzuführen sind.

Die Verletzungsgefahr im Wasser ist denkbar gering, weil Stürze quasi ausgeschlossen sind. Dennoch bietet die Bewegung im Wasser die Möglichkeit, die motorischen Grundeigenschaften des menschlichen Körpers wie Kraft, Ausdauer, Beweglichkeit und Gewandtheit zu verbessern. Neben vielfältigen Organisationsformen wie Einzel-, Partner- und Gruppenarbeit bieten sich verschiedenste Übungsschwerpunkte an, sodass das Training eine hohe Variationsbreite haben kann.

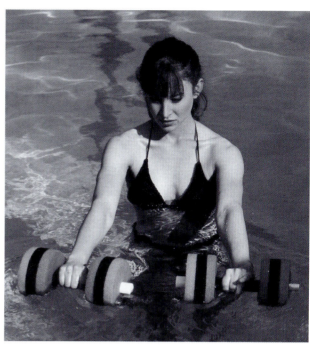

Beim Aquasport können Sie Ihren Körper auf schonende Weise trainieren.

- Eine Vielzahl speziell für die Arbeit im Wasser entwickelter Sportgeräte, wie Schwimmbretter, Bälle, Pool-Nudeln, Hanteln und die große Auswahl an Zubehör aus dem Bereich Aqua-Fitness garantieren abwechslungsreiche Übungen.

- Auch Entspannungsübungen lassen sich sehr gut im Wasser durchführen, wenn die Wassertemperatur dies zulässt. Besonders beliebt sind Übungen, bei denen ein Partner auf dem Rücken liegt und vom anderen durchs Wasser gezogen oder geschoben wird. Vor allem im Aqua-Fitnessbereich ist der Einsatz von Musik obligatorisch.

- Eine Bewegungseinheit dauert zwischen 30 und 60 Minuten. Günstig ist eine Wassertemperatur zwischen 28 und 30 °C. Anbieter sind Schwimmvereine, die DLRG, Städte und Gemeinden in ihren öffentlichen Bädern und freie Anbieter.

Therapien, die Ihnen verlässlich helfen

Schwimmen ☺

Das Schwimmen trainiert den gesamten Körper und kann ebenfalls als empfehlenswertes Bewegungstraining angesehen werden. Wie im Abschnitt Wassergymnastik erwähnt, unterstützt auch hier das Element Wasser durch seinen hydrostatischen Druck den Lymphabfluss. Ein Verletzungsrisiko ist nahezu ausgeschlossen. Wird das Schwimmtraining als Ausdauersport über eine längere Zeit betrieben, stellen sich eine Vielzahl positiver gesundheitlicher Effekte ein.

- Das Schwimmen hat für Tracheostomaträger einen besonders günstigen gesundheitlichen Effekt. Die feuchte und relativ staubfreie Luft im Schwimmbad, die beim Schwimmen trainierte Atemmuskulatur sowie die notwendigen kräftigen Schulter- und Armbewegungen bieten ideale Trainingsreize. Wenn Sie Tracheostomaträger sind, benötigen Sie zum Schwimmen ein spezielles Schnorchelgerät (Aquamat). Die Landesverbände der Kehlkopflosen geben Informationen darüber, wo Sie sich in der Schnorcheltechnik schulen lassen können. Schwimmen Sie mit dem Schnorchel ausschließlich in brusttiefem Wasser, damit Sie rasch den Boden unter den Füßen spüren, falls Sie sich verschlucken oder müde werden. Sie haben so beim Schwimmen mit dem Aquamaten einen hohen Trainingseffekt und größtmögliche Sicherheit.

> **Positive Folgen von regelmäßigem Schwimmtraining**
>
> - Sie kräftigen Ihre Rumpf- und Extremitätenmuskulatur; je nach Schwimmlage werden unterschiedliche Muskelgruppen besonders trainiert.
> - Ihr Herz-Kreislaufsystem und Ihr Blutdruck regulieren sich.
> - Ihre Kondition verbessert sich.
> - Ihre Atmung und Ihr Atemvolumen bessern sich.
> - Weil die Schwerkraft teilweise aufgehoben ist, werden Ihre Gelenke kaum belastet.
> - Durch den regelmäßigen Kältereiz des Wassers werden Sie gegenüber Erkältungskrankheiten immer widerstandsfähiger und härten sich ab.

- **Brustschwimmen** Die sicherlich am häufigsten beherrschte Schwimmlage ist das Brustschwimmen, das auch die Brustmuskulatur gut trainiert. Da die Bewegung mit der rechten und der linken Körperhälfte jeweils symmetrisch ausgeführt wird, belasten Sie bei diesem Schwimmstil die Brust, Arm- und Schultermuskeln gleichmäßig. Davon profitieren Frauen nach Mammakarzinom, Brustkrebs, selbst wenn durch eine radikale Operationsmethode Teile oder der ganze große Brustmuskel entfernt worden sind.

Schwimmen Sie nach Möglichkeit in der Brustlage nicht mit erhobenem Kopf, sodass es zu einer Daueranspannung der Hals- und Nackenmuskulatur kommt. Tauchen Sie, wenn es geht, den Kopf bei der Zugbewegung der Arme ins Wasser, atmen Sie unter Wasser aus und heben Sie den Kopf nur um einzuatmen. Auf diese Weise entstehen solche Verspannungen nicht. Durch das Eintauchen des Kopfes verbessert sich auch die flache Wasserlage, und Arme und Beine treiben Sie kraftvoller voran. Im Fachhandel erhalten Sie bewährte und gut sitzende Schwimmbrillen, um die roten „Chloraugen" zu vermeiden.

- **Kraulschwimmen** Das Kraulschwimmen in der Bauchlage ist eine Bewegungsform, bei der die Arme wechselseitig über Wasser nach vorn eingetaucht werden, um dann unter Wasser den Körper vorwärts zu ziehen. Dabei entsteht jeweils eine Entspannungsphase, wenn der Arm über Wasser nach vorn geführt wird und eine Anspannungsphase, wenn der Arm unter Wasser zieht.

Die Beine bewegen sich ebenfalls wechselseitig in kleinen Auf- und Abbewegungen und unterstützen so den Vortrieb. Die Ausatmung findet, wie beim sportlichen Brustschwimmen, unter Wasser statt, die Einatmung wird jeweils zu einer Seite unter dem erhobenen Ellbogen des rechten oder linken Armes durchgeführt. Diese recht anspruchsvolle Schwimmtechnik eignet sich zum ausdauernden Schwimmen. Sie können sie, wie auch die folgenden Schwimmstiele, im Wechsel mit dem Brustschwimmen einsetzen.

- **Rückenschwimmen** In Rückenlage gibt es im Breitensport zwei Möglichkeiten. Beim Rückenschwimmen werden, ähnlich wie in der Brustlage, die Beine symmetrisch angezogen und in schwunghafter Form über außen nach innen zusammengezogen. Die Bewegung endet in einer Körperstreckung. Die Arme unterstützen die Fortbewegung dadurch, dass sie sich ebenfalls symmetrisch neben dem Körper öffnen und seitlich durch das Wasser bis zu den Oberschenkeln he-

Therapien, die Ihnen verlässlich helfen

ranziehen. Diese Technik schont besonders den Rücken und ist relativ einfach zu erlernen.

Das Rückenkraulschwimmen ähnelt in der wechselseitigen Armbewegung, mit je einer über und einer unter Wasser ausgeführten Bewegung und dem Wechselbeinschlag, dem Kraulschwimmen in der Brustlage. Vorteil der Rückenlage ist jedoch, dass die Atmung nicht behindert wird. Nachteil bei allen nach rückwärts ausgeführten Schwimmarten ist die eingeschränkte Sicht und damit die Kollisionsgefahr mit anderen Schwimmbadnutzern oder der Beckenwand.

- **Delfinschwimmen** Das Delfinschwimmen ist wegen seiner anspruchsvollen Technik und dem dabei notwendigen hohen Energieaufwand und der erforderlichen großen Schulter-Armbeweglichkeit für ein breitensportliches Training in der Krebsnachsorge nicht geeignet.

Im Wasser ist Ihr Körper viel beweglicher als an Land. Nutzen Sie nach dem Schwimmen die Tragfähigkeit des Wassers, um mühelos Gymnastik zu machen oder sich einfach treiben zu lassen und zu entspannen.

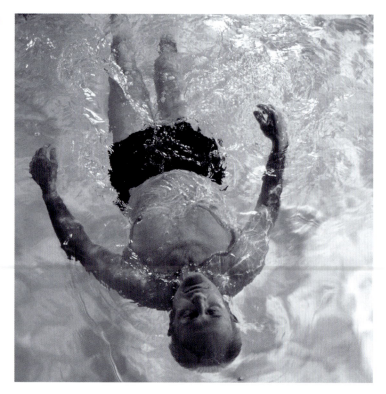

Aquajogging ☺

Das Aquajogging mit Auftriebshilfe (Aquajogginggürtel) ist eine recht neue Fortbewegungs- und Trainingsform im Tiefwasser (1,80 m und tiefer). Sie tragen dabei einen Auftrieb gebenden Gürtel eng um die Taille. Durch diesen Gürtel werden Lauf- und Gymnastikübungen im tiefen Wasser möglich, ohne dass der Körper Bodenkontakt hat.

- Diese Bewegungsart ist sehr gelenkfreundlich, sodass auch Übergewichtige, so genannte schlechte Schwimmer und sogar Menschen mit künstlichem Hüft- oder Kniegelenk (Endoprothesen) an diesem Sport teilnehmen können.

- Haben Sie ein Enterostoma, kann der Gürtel Druckschmerzen verursachen. In diesen Fällen sollte der Sitz des Gürtels in Ruhe an Land ausprobiert werden. Auf jeden Fall müssen Sie vermeiden, dass die Gürtelschnalle auf das Stoma drückt. Weiche, originale Aquajogginggürtel werden meist jedoch gut toleriert.

Gymnastik ☺

Unter dem Begriff Gymnastik werden viele unterschiedliche Bewegungsformen zusammengefasst:

- klassische Gymnastik im Stand und in der Fortbewegung mit und ohne Handgeräte (z. B. Stab, Reifen, Ball, Seil und Keulen)
- Dehnungsgymnastik oder Stretching
- Kräftigungsgymnastik und so genannte Problemzonengymnastik
- Wirbelsäulengymnastik
- Funktionsgymnastik
- tänzerische Gymnastik
- Trendgymnastik mit Pezziball, Tubes oder Thera-Band.

Die meisten dieser Gymnastikformen lassen sich nach einer Krebsoperation ohne besondere Schwierigkeiten wieder aufnehmen oder neu beginnen.

- Es ist jedoch darauf zu achten, dass Frauen nach einer Brustkrebsoperation alle Bewegungsformen vermeiden, bei denen Sie die Arme schwunghaft bewegen, weil dadurch Blut und Lymphe in die Extremitätenenden gelangt und die Gefahr besteht, dass sich ein Lymphödem ausbildet.
- Vermeiden Sie außerdem stark überrissene Übungen, da durch Bestrahlung vorgeschädigte Haut und Narben so verletzt werden könnten.
- Wenn Sie ein Ileostoma tragen, haben Sie vielleicht Probleme bei Bauchmuskelübungen und bei Übungen, die in der Bauchlage durchgeführt werden. Diese Problematik sollten Sie vor Beginn des Trainings mit dem Kursleiter absprechen und nach Alternativübungen suchen.
- Aerobic- und Step-Aerobic-Übungen sind vor allem bei jungen Frauen eine beliebte Trainingsform. Von Sportvereinen oder gesundheitlich orientierten Fitnessstudios angeboten, sind die Übungen prinzipiell auch für Frauen nach einer Brustkrebsoperation geeignet. Es ist hierbei entscheidend, dass die Bewegungen nicht zu schnell durchgeführt werden (Low-Impakt-Kurse) und dass Sie die wichtigen Lockerungsübungen möglichst oft selbstständig durchführen. Dies ist für Frauen mit wenig Sporterfahrung jedoch nicht einfach. Daher ist diese Trainingsform eher erfahrenen Sportlerinnen vorbehalten. Viele Sportgruppen in der Krebsnachsorge enthalten in den Übungsstunden abgewandelte Aerobic-Teilprogramme.

Ballsportarten ☹

Die bei uns bekannten Ballsportarten wie Handball, Basketball, Volleyball und Fußball eignen sich nur bedingt zur Krebsnachsorge. Diese Spiele zeichnen sich durch eine hohe Dynamik und körperbetonte Spielweise aus. Es ist weder auszuschließen, dass einzelne Bewegungen über persönliche Dehnungsgrenzen hinaus ausgeführt werden, noch ist durch den Körperkontakt mit anderen Mitspielern auszuschließen, dass Sie sich auch im operierten Bereich verletzen.

In abgewandelter Form lassen sich jedoch auch die großen Sportspiele in der Krebsnachsorge nutzen. In den Sportgruppen ist zum Beispiel Volleyball sehr beliebt, wenn es mit einem leichten Schaumstoffball oder einem Wasserball gespielt wird.

Rückschlagspiele ☺

Bei Rückschlagspielen wie Tennis, Tischtennis oder Badminton, wird der Schläger meist nur in einer Hand geführt (Ausnahme ist die beidhändig geschlagene Rück- und Vorhand beim Tennis).

- Wenn Sie sich einer Brustkrebsoperation unterziehen mussten, ist es natürlich wichtig, ob die Schläger führende Seite operiert wurde, da es dabei zu Schmerzen und Überlastungen kommen kann. Schlägt jedoch die „gesunde" Seite, wird die Sportart gut toleriert. Wegen seiner leicht zu erlernenden Technik ist das „Federballspiel" mit seinem hohen Freizeitwert zu empfehlen. Allerdings müssen Sie zunächst vorsichtig erproben, ob die Bewegungen Probleme im Bereich von Arm und Schulter auslösen.

Kampfsportarten ☹

Judo, Ju-Jutzu, Ju-Jitzu, Karate, Teakewondo u. a. sind körperbetonte Sportarten, in denen kraftvolle, schnell und kräftig ausgeführte Techniken das Ziel haben, den gegnerischen Gegenüber mithilfe von sportartspezifischen Griffen, Hebelungen, Tritten, Schlägen oder Würfen zu übervorteilen. Weder für Frauen nach Brustkrebs, noch für Stomaträger sind solche Sportarten geeignet.

Tai-Chi ☺

Auch bekannt unter dem Begriff „chinesisches Schattenboxen", ist das Tai-Chi eine sanfte, ruhig fließende Bewegungsfolge. Körpervorgänge wie die Atmung werden harmonisiert, das Gleichgewicht wird geschult und die Gelenke sanft bewegt. Daraus folgt, dass das Tai-Chi, wie auch das entfernt verwandte Qi-Gong hervorragend geeignet sind, um in der Krebsnachsorge eingesetzt zu werden. Angeboten werden solche Kurse von Sportvereinen, Volkshochschulen oder privaten Anbietern.

Wintersport ☹

- **Skisport** Der alpine Skisport birgt für Frauen nach Brustkrebs hauptsächlich zwei Gefahren: Durch das Verkanten der Skistöcke kann es zu Schmerzen und Verletzungen des Schulter-Arm-Bereichs kommen. Gleiches gilt bei Stürzen, die sich nicht immer vermeiden lassen.
- **Ski-Langlauf** Besser zu tolerieren ist dagegen der Ski-Langlauf oder das Ski-Wandern. Allerdings sollten Sie sich hauptsächlich mithilfe der Beine vorwärtsbewegen, die Arme werden nur unterstützend eingesetzt. Die Lauf- und Bremstechnik können Sie in jeder Skilanglaufschule erlernen.
- **Bekleidung** Um ein Armlymphödem zu vermeiden, sollten Sie auf zu enge, einschnürende Bekleidung verzichten. Rucksäcke sind nur dann geeignet, wenn sie nicht zu schwer bepackt sind und über bequeme breite Träger verfügen. Da auch eine Unterkühlung die Entstehung eines Armlymphödems begünstigen kann, sollten Sie besondere Sicherheitsvorkehrungen treffen, um diese Komplikation zu vermeiden.

Wandern ☺

Das Wandern ist uneingeschränkt zu empfehlen, da es wenig Gelenk belastend und verletzungsträchtig ist und auch Menschen in höherem Lebensalter anspricht. Zudem kann Wandern ein sehr erlebnisreicher Sport sein, weil in landschaftlich schöner Umgebung alle Sinne angeregt werden. Auch der gesellige Aspekt dieser Sportart ist positiv zu bewerten.

- **Bekleidung** Wenn Sie wegen Brustkrebs operiert wurden, sollten Sie auf einengende Kleidungsstücke (eng anliegende Bündchen an Handgelenken) verzichten. Ein nicht zu schwer gepackter kleiner Rucksack, mit gut gepolsterten breiten Trägern dient zum Einhängen der Daumen beim Gehen. Dadurch sammelt sich kaum Lymphe in Unterarmen und Händen an.

In diesem Zusammenhang ist das Wandern mit Wanderstöcken (Nordic-Walking) nur bedingt zu empfehlen, da Schultern und Arme dauerhaft beansprucht werden. Das Gehen mit nur einem Wanderstock stellt hier eine Alternative dar.

- **Sonnenschutz** Neben dem Tragen von gut sitzenden Wanderschuhen und adäquater Bekleidung ist bei dieser Sportart ein sicherer Sonnenschutz besonders wichtig. Nicht nur brustoperierte Frauen sollten die betroffene Armseite vor zuviel UV-Bestrahlung schützen. Ein Übermaß an Sonne wirkt suppressiv auf das Immunsystem und fördert bösartige Hauttumoren und begünstigt die Entstehung eines Armlymphödems bei Brustkrebspatientinnen. Daher dürfen auch Kopfbedeckung und Sonnenbrille bei längeren Wanderungen nicht fehlen.

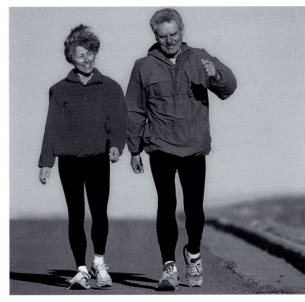

Wandern und Walking sind gute Ausdauersportarten, mit denen in jedem Alter begonnen werden kann.

Walking ☺

Unter Walking versteht man ein ausdauerndes sportliches Gehen, das sich wegen seiner geringen Gelenkbelastung als ausgezeichnete Ausdauersportart auch für ältere Menschen und für Menschen mit Beschwerden an den Gelenken der Beine und der Wirbelsäule darstellt.

Im Gegensatz zum Dauerlauf befindet sich beim Walking immer ein Bein am Boden, wodurch sich eine geringere Stauchung der Wirbelsäule erklärt. Indem man die Schritte größer macht und schneller geht, bestimmt man selbst, wie sehr man sich belasten kann und will. Wenn man die Belastung hoch ansetzt und in den Händen zusätzliche Gewichte in Form von kleinen Hanteln trägt, spricht man von Power-Walking. Werden Stöcke an den Händen mitgeführt, die den Oberkörpereinsatz betonen, spricht man von Nordic-Walking. Wenn Sie wegen Brustkrebs operiert wurden, sollten Sie mit den beiden letztgenannten Walking-Techniken sehr behutsam beginnen und Überlastungen vermeiden.

Dauerlauf ☺

Der Dauerlauf ist eine einfache und effektive Form des Ausdauertrainings, bei dem nicht nur Herz, Kreislauf und Atmung, sondern auch das Immunsystem trainiert werden. Am einfachsten kann das Laufen erlernt werden, indem sich Interessierte einem so genannten Lauftreff eines Sportvereins anschließen, in dem es unterschiedliche Leistungsgruppen gibt. Die Lauftreffleiter geben Hinweise zum richtigen Laufstiel, zum Schuhwerk und führen die Gymnastik durch.

Wenn Sie den Dauerlauf alleine trainieren möchten, sollten Sie zunächst ein sehr langsames Tempo wählen, bei dem es möglich ist, sich während des Laufens bequem zu unterhalten. Zunächst können Sie die Dauerlaufphasen mit Phasen des Gehens abwechseln. Mit zunehmender Ausdauer kürzen Sie die Gehphasen ab und verlängern somit die Laufzeit.

Die Trainingsintensität kann über den so genannten Trainingspuls ermittelt werden. Dies ist der Pulswert pro Minute, der am Ende der Belastung erreicht wird. Im breitensportlichen Bereich sollte dieser Wert etwa 180 Schläge minus Lebensalter erreichen. Wird der Wert um mehr als 10 Schläge unterschritten, ist die Trainingsintensität zu niedrig.

Wenn der Wert jedoch deutlich überschritten wird, ist die Ausdauerbelastung zu hoch und es kommt zu einigen negativen Einflüssen auf die Gesundheit. Für alle Ausdauersportarten gilt, dass pro Woche mindestens zwei, besser noch drei Trainingseinheiten à 30–60 Minuten durchgeführt werden sollten.

Anwendungen

Gymnastik zuhause

Übungen und Verhalten beim Lymphödem

Auch wenn sich die Operationstechniken in den vergangenen Jahren so weit verbessert haben, dass der „dicke Arm" nach einer Brustoperation immer seltener wird, gibt es doch keine Gewähr dafür, dass Sie nicht doch darunter leiden. Sie können jedoch einiges tun, um das Dickwerden des Armes zu verhindern oder in Grenzen zu halten.

Das Lymphödem kann entstehen, wenn durch die Operation die normalen Abflusswege der Lymphe unterbunden sind. Lymphe ist Gewebeflüssigkeit, die – ähnlich wie das Blut – in einem Kreislauf durch den Körper fließt. Wenn Sie Ihre Muskulatur sehr belasten, wird mehr Blut herangeführt und es fällt mehr Lymphflüssigkeit an, die wegen der teilweise zerstörten Abflüsse nur langsam abtransportiert werden kann. Die Flüssigkeit staut sich und drückt auf das umliegende Gewebe. Dort wird durch den Druck der Blutkreislauf gestört und das Gewebe leidet.

Der normale Transportmechanismus für die Lymphe ist die Lymphpumpe. Leichte Muskelarbeit drückt die Lymphgefäße zusammen und die darin befindliche Flüssigkeit weiter. Durch die ventilartigen Klappen in den Gefäßen wird die richtige Richtung vorgegeben – zum Herzen.

Das mag sich zunächst widersprüchlich anhören, aber es geht bei der Muskelarbeit in Ihrem Fall um das richtige Maß – nicht zu viel und nicht zu wenig.

- Vermeiden Sie es, viel Muskelkraft mit dem Arm aufbringen zu müssen. Also heben oder tragen Sie nicht schwer.
- Leichte Bewegungen in Haushalt und Beruf und krankengymnastische Übungen sind hingegen gut gegen das Lymphödem.
- Lagern Sie den betroffenen Arm regelmäßig z. B. auf einem Kissen hoch, d. h. über das Niveau des Herzens. Dabei sollten Sie den gesamten Arm hochlagern, nicht allein den Unterarm. Senkrechtes Hochstrecken des Arms ist eher ungünstig.
- Tragen Sie Taschen und Schultertaschen stets auf der gesunden Seite. Wenn Ihnen Schultertaschen auf der gesunden Seite jedoch Schmerzen verursachen, verzichten Sie lieber ganz auf sie.
- Ihre Kleidung darf keine engen Armausschnitte aufweisen. Auch der Träger des Büstenhalters und Schmuck (z. B. Ringe, Armreifen, Armbanduhren) darf nicht einschneidend und beengend sein. Eventuell kann der Büstenhalterträger unterpolstert werden.

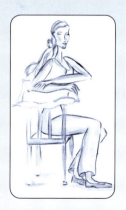

Therapien, die Ihnen verlässlich helfen

Gymnastik zuhause

AUS DER PRAXIS

Die Muskelpumpe unterstützen

- Wenn der Arm hochgelagert ist, schließen Sie die Faust und spannen die Armmuskulatur an.
- Diese Spannung halten Sie für 3 bis 4 Sekunden, bevor Sie sie wieder lösen.
- Diesen Vorgang wiederholen Sie 7 bis 10 Mal.
- Täglich können Sie diese Übung drei- oder viermal durchführen.

Achtung: Wenn Sie sie häufiger durchführen, geraten Sie wieder in den Bereich von zu viel Muskelarbeit. Achten Sie also stets auf die richtige Dosis.

- Vermeiden Sie große Hitze für den betroffenen Arm, wie z. B. heißes Baden, Sonnenbäder, langes Spülen, denn Wärme führt dazu, dass sich die Blut- und Lymphgefäße weitstellen und die Flüssigkeiten „versacken". Auch Wechselbäder, also abwechselnd kalte und warme Anwendungen, haben diesen Effekt. Es erscheint logisch, dass kalte Wasseranwendungen Ihnen dann gut tun. Das ist auch so, allerdings nur in einem bestimmten Maß: Die Armbäder sollten etwa 2 Minuten bei einer Wassertemperatur von 20°C durchgeführt werden. Kältere Bäder lassen die Blutgefäße zu eng werden und verschlechtern die Versorgung. Außerdem kommt es bald als Reaktion auf die Kälte zu einer übergroßen Erwärmung, also ähnlich der Wirkung von Wechselbädern.

- Weil der Arm der operierten Seite insgesamt schlechter versorgt wird, müssen Sie sich besonders um ihn sorgen. Kleinere Verletzungen heilen nicht nur schlechter, sondern stellen auch ein größeres Risiko für Infektionen dar. Tragen Sie also oft Arbeitshandschuhe und seien Sie vorsichtig bei der Maniküre. Auch Blutentnahmen oder Injektionen sollten immer an dem Arm der nichtoperierten Seite durchgeführt werden. Ebenso sollen Blutdruckmessungen wegen der Manschette, die stark aufgepumpt wird, auf jener Seite erfolgen.

Übungen bei Inkontinenz – Beckenbodengymnastik

Wenn Sie an der Prostata operiert wurden, kann es sein, dass Sie den Harn nicht mehr richtig halten können (Harninkontinenz) oder nach einer Darmoperation ergibt sich dieses Problem für den Stuhl (Stuhlinkontinenz). Oft bildet sich diese Störung nach einigen Wochen oder Monaten zurück. Sie kann jedoch auch dauerhaft bestehen bleiben.

Normalerweise treten relativ geringe Urinmengen unkontrolliert aus. Ursache dafür ist, dass der Verschlussmechanismus am Blasenausgang nicht mehr richtig funktioniert. Besonders wenn der Druck im Bauchraum erhöht ist wie beim Husten, Niesen und Pressen und bei bestimmten körperlichen Belastungen (z. B. schweres Heben) kann ungewollt Urin abgehen (Stress- oder Belastungsinkontinenz). Sie können jedoch einiges tun, um die Beschwerden möglichst gering zu halten oder auch ganz verschwinden zu lassen. Wesentlich dabei ist eine konsequente Beckenbodengymnastik.

Normalerweise erlernen Sie die Übungen unter Anleitung eines Krankengymnasten und führen sie dann später selbstständig aus.

Anwendungen

Gymnastik zuhause

Für die Inkontinenz ist die teilweise oder vollständige Schwäche der Beckbodenmuskulatur verantwortlich. Wie auch bei anderen Muskeln, können Sie hier durch Training einiges bewirken. Außerdem werden Sie feststellen, dass es für Sie befriedigend sein kann, aktiv etwas gegen die Inkontinenz zu tun und sie zu überwinden.

Die Beckenbodengymnastik hat Erfolg, wenn Sie sie richtig und unter regelmäßiger Kontrolle regelmäßig durchführen.

- Suchen Sie sich einen Stuhl mit harter Sitzfläche.
- Setzen Sie sich auf das vordere Drittel.
- Erfassen Sie beidseits Ihre Hüftknochen.
- Kippen Sie nun das Becken vor und zurück. Sie bewegen sich also abwechselnd ins Hohlkreuz und in einen Rundrücken.
- Dabei spüren Sie deutlich die beiden Knochen (Sitzbeinhöcker), auf denen Sie sitzen.
- Kippen Sie das Becken nun nach rechts und links. Wieder spüren Sie die beiden Sitzbeinhöcker.
- Kreisen Sie jetzt mit dem Becken. Innerhalb dieses Kreises befindet sich die Beckenbodenmuskulatur. Es bewegt sich nur das Becken vor und zurück.
- Wenn Sie sich jetzt zu dieser Übung z. B. auf ein Kirschkernkissen setzen, spüren Sie Ihren Beckenbodenbereich noch deutlicher. Stellen Sie sich nun vor, dass Sie die Sitzbeinhöcker zusammenziehen und die Kirschkerne durch die Beckenbodenmuskulatur „hochziehen". Wenn Sie diesen inneren Spannungsaufbau deutlich gespürt haben, sollten Sie dieses Gefühl mit in den Alltag nehmen und ganz bewusst in alltäglichen Situationen einsetzen, wie z. B. beim Heben, Bücken, Husten usw.
- Verbleiben Sie in dieser aufrecht sitzenden Position. Bewegen Sie sich mit dem ganzen Oberkörper auf den Sitzknochen vor und zurück und halten Sie den Rücken dabei gerade. Diese Bewegungen kräftigen Ihre Rücken- und Bauchmuskulatur. Wenn Sie jetzt in der Rückwärtsbewegung ganz bewusst ausatmen, stimulieren Sie durch die Spannung des Bauchs und den Sogeffekt des Zwerchfells die Beckenbodenmuskulatur.
- Verstärken Sie nun langsam Ihre Vor- und Rückwärtsbewegungen.

Gymnastik zuhause

Übung für zwischendurch

Betätigen Sie bei jeder Gelegenheit den Schließmuskel für den Darm und die Blase. Halten Sie die Spannung an während Sie bis 10 (oder weiter) zählen und lassen Sie wieder los. Diese Übung können Sie bei jeder alltäglichen Gelegenheit durchführen.

- In der Rückwärtsbewegung heben Sie nun abwechselnd die Beine vom Boden ab, was die Bauchmuskulatur zusätzlich fordert.
- Vergrößern Sie diesen Schwung so weit, bis das Gesäß den Kontakt zu dem Stuhl verliert. Sie können sich zu Beginn mit den Händen auf den Oberschenkeln abstützen. Denken Sie stets daran weiterzuatmen, weil dies den stimulierenden Effekt auf die Beckenbodenmuskulatur ausmacht.
- Zur Erholung können Sie sich jetzt hinknien und vornüber auf den Unterarmen abstützen. In dieser Position unterstützen Zwerchfell und Schwerkraft deutlich die Bewegung des Beckenbodens.

Der Erfolg stellt sich erst nach 4 bis 6 Wochen intensiven Trainings ein. Sie sollten dafür täglich einige Minuten Zeit erübrigen. Wichtig ist es, dass Sie auch danach konsequent weitertrainieren, denn wie andere Muskeln auch, erschlafft die Beckenbodenmuskulatur wieder, wenn sie nicht eingesetzt wird.

Atemgymnastik – Übung in Seitenlage

Wenn Sie, z. B. durch eine Operation oder Bestrahlung, einen Teil Ihrer Lungenfunktion eingebüßt haben, kann Ihnen die Atemgymnastik helfen, diesen Verlust auszugleichen oder zumindest zu lindern.

Wie jeder andere Muskel auch kann die Atemmuskulatur, d. h. das Zwerchfell und die Muskeln zwischen den Rippen, durch gezielte Übungen trainiert werden. Dadurch lässt sich das Lungenvolumen vergrößern und es kann tiefer und mehr eingeatmet werden. Um das Zwerchfell wirkungsvoll zu trainieren, muss jedoch immer „in den Bauch" geatmet werden.

Ein Sportler hat z. B. ein größeres Lungenvolumen als ein sportlich nur wenig aktiver Mensch. Untersuchungen an Ruderern ergaben ein Lungenvolumen von 8 – 9 Litern, womit diese Sportgruppe an der Spitze liegt. Radprofis wie z. B. Jan Ullrich kommen auf etwa 6 Liter. Da das normale Lungenvolumen eines gesunden, untrainierten Menschen bei 2,5 – 3 Litern liegt, wird schnell ersichtlich, wie viel Kapazität in der Lunge vorhanden ist, wenn sie nur richtig trainiert wird.

- Legen Sie sich auf eine relativ harte Unterlage, wie z. B. eine Gymnastikmatte.
- Legen Sie sich auf die nichtoperierte Seite. Das untere Bein ist gestreckt und bildet eine gerade Linie mit dem Körper. Das obere Bein ist

Gymnastik zuhause

gebeugt, wobei der Fuß hinter dem unteren Bein liegt. Das Knie befindet sich auf der Unterlage. Der Kopf liegt auf dem unteren Arm.

- Setzen Sie die Handfläche des oberen Arms mit angewinkeltem Unterarm in Höhe der Schulter auf.
- Atmen Sie dreimal hintereinander ein (ohne Gewalt), ohne zwischendurch wieder auszuatmen („schnupfen").
- Dann atmen Sie langsam wieder aus, wobei Sie die Lippen so schürzen, dass beinahe ein „Pups"-Geräusch entsteht. Diesen erhöhten Widerstand bei der Ausatmung bezeichnet man als Lippenbremse.
- Strecken Sie jetzt den oberen gestreckten Arm nach schräg, oben, vorne (diagonal). Die Handfläche liegt wieder auf.
- „Schnupfen" Sie wieder dreimal und strecken Sie dabei den Arm noch weiter vom Körper fort, während die Handfläche weiter aufliegt.
- Lockern Sie diese Spannung bei der Ausatmung wieder.
- Strecken Sie jetzt den oberen gestreckten Arm über den Kopf.

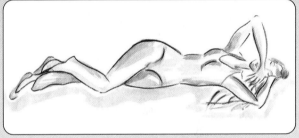

- „Schnupfen" Sie wieder dreimal und strecken Sie dabei den Arm noch weiter über den Kopf.
- Lockern Sie diese Spannung bei der Ausatmung wieder.
- Jetzt verfahren Sie nach diesem Schema auch mit der Streckung des Arms nach schräg, oben, hinten.
- Schließlich legen Sie die Hand des oberen Arms in den Nacken und dehnen den Arm dabei so weit wie möglich nach hinten, bevor Sie wie jetzt gewohnt „schnupfen" und ausatmen.

AUS DER PRAXIS

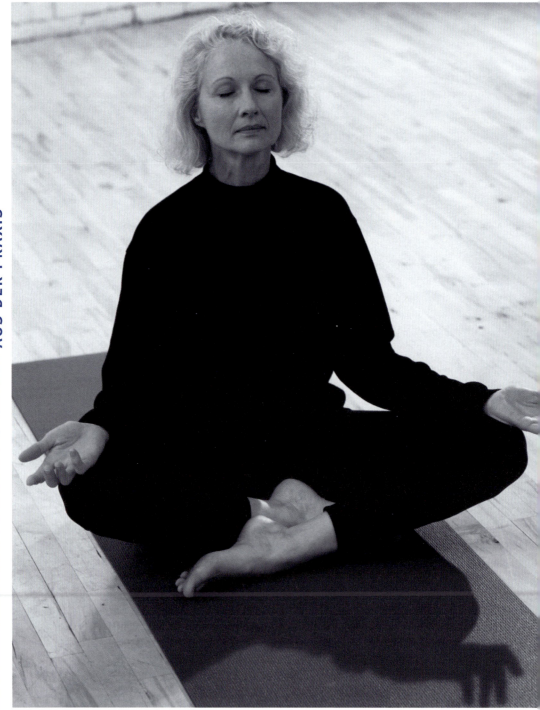

▶ Seelische Bewältigung der Krebserkrankung

Autoren:
- Ursula Schütze-Kreilkamp
- Gaby Angenendt

Immer mehr wird erkannt, wie sehr das Denken und Fühlen des Menschen das Immunsystem beeinflusst. Die Verbindung zwischen Körper und Geist ist wesentlich enger, als früher angenommen wurde. Beide Systeme, Nervensystem und Immunsystem, hemmen oder fördern sich wechselseitig durch viele verschiedene chemische Signalstoffe.

Es ist messbar, dass Freude, Lachen und eine positive Stimmungslage die Abwehrkraft des Immunsystems stärken, während Trauer und Niedergeschlagenheit den gegenteiligen Effekt haben. Bei einer Krebserkrankung, die zunächst Angst, Trauer und Depression hervorrufen kann, droht ein Teufelskreis, da gerade jetzt die ganze Kraft der Abwehr benötigt wird.

Eine Krebserkrankung wird nicht selten als schwere traumatische Lebenskrise empfunden. Ähnlich wie bei einem unvorhersehbaren Unglück befindet sich der vielleicht eben noch subjektiv gesunde Mensch plötzlich in einer lebensbedrohlichen Situation, die einen Kampf oder die Flucht scheinbar unmöglich macht. Begreift man die Diagnose mit all ihren Konsequenzen als Trauma, ergibt sich daraus die Möglichkeit einer gezielten Psychotherapie bzw. Beratung für den Betroffenen, wie sie auch für Menschen nach anderen schweren psychischen Traumen (z. B. Unfall oder Verbrechen) hilfreich sein kann.

Aber nicht alle krebskranken Menschen sind im klassischen Sinne „traumatisiert" und therapiebedürftig. Etwa ein Drittel aller Patienten ist nach einer kurzen Schockphase in der Lage, wieder das „alte Leben" aufzunehmen. Die Betroffenen leiden auch später nicht an seelischen Folgen ihrer Erkrankung.

Ein weiteres Drittel der Patienten schafft es mehr oder weniger gut, durch unbewusste Abwehrstrategien wie Verleugnung und Vermeidung ihr Leben relativ normal weiterzuführen, wenn keine zusätzlichen Belastungen hinzukommen. Leichte Depressionen, Abgeschlagenheit und Müdigkeit können noch relativ gut in das Leben integriert werden und behindern selten in beson-

Therapien, die Ihnen verlässlich helfen

derem Maße die Lebensqualität. Sie sind oft Teile des Reliktes „Ich hatte Krebs".

Das letzte Drittel der Patienten schließlich behält oder bekommt oft noch bis zu Jahren nach der Krebserkrankung psychische Symptome wie etwa schwerere Depressionen, starke Abgeschlagenheit, Müdigkeit, Interessenlosigkeit und Rückzug aus sozialen Bindungen mit Vereinsamung als Folge. Diese Patienten berichten über häufig wiederkehrende Erinnerungen, auf die sie keinen Einfluss haben (sog. Flash-backs), Alpträume, Übererregbarkeit und das Auftauchen von bruchstückhaften Erinnerungen an die Krebserkrankung, wie z. B. Gerüche, ein bestimmter Geschmack, Geräusche, Körperempfindungen usw. Das Ergebnis ist häufig ein zunehmendes Vermeidungsverhalten wie beispielsweise die Vermeidung von notwendigen Kontrolluntersuchungen oder es werden die Kontakte zu Freunden und Bekannten abgebrochen.

Die andauernde Übererregung führt zu einer inneren und äußeren Anspannung, die körperlich und psychisch anstrengend ist und auch in eine Erschöpfung münden kann. Es können daraus verschiedene körperliche Symptome entstehen, die auf die psychische Anspannung zurückzuführen sind (psychosomatische Störungen), wie z. B. Schlafstörungen, Kopfschmerzen, muskuläre Verspannungen.

> **AUS DER PRAXIS**
>
> **Brauchen Sie Unterstützung?**
>
> Unmittelbar nach dem Schockerlebnis der Diagnose „Krebs" sind die oben genannten Symptome wie z. B. Schlafstörungen, Kopfschmerzen oder muskuläre Verspannungen „normal". Bleiben sie jedoch länger als etwa einen Monat bestehen oder setzen erst viel später ein (auch Jahre danach), handelt es sich um behandlungsbedürftige Krankheitssymptome.

Psychotherapie und Krebs = Psychoonkologie

Die Psychoonkologie behandelt die Auswirkungen und Belastungen, die mit einer Krebserkrankung verbunden sind. Wichtige Themen in der Psychoonkologie sind die Frage nach einer psychischen Mitursache des Krebses und die Suche nach Faktoren in der Psyche und auch im sozialen Umfeld, die den Krankheitsverlauf positiv oder negativ beeinflussen. Dementsprechend gilt es dann, die eine Seite zu fördern und die andere zu beseitigen.

Nach der Diagnose treten bei vielen Patienten rasch existenzielle Fragen auf.

Das Erleben der Diagnose Krebs

So unterschiedlich wie die Menschen, so unterschiedlich sind auch ihre Bewältigungsstrategien, mit denen Lebenskrisen gemeistert werden. „Patentlösungen" zum Umgang mit der Diagnose gibt es genau so wenig wie „Wundertherapien" gegen die Erkrankung. Viel eher geht es darum, die eigenen Selbstheilungskräfte zu fördern und sie mithilfe von Familie, Freunden und Psychoonkologen für die Heilung zu nutzen.

Die Diagnose Krebs wird häufig als ein massives Trauma erlebt. Die schreckliche Bedeutung der möglichen Todesbedrohung, das unmittelbare Erleben der Todesnähe zerstört abrupt das Selbst- und Weltverständnis und desillusioniert radikal. Die Illusion des ewigen „Heil-seins", des eigenen körperlichen Unversehrtseins (Integrität) und der schier unendlich erscheinenden Lebensperspektive wird schlagartig hinweggefegt. Das Verleugnen der eigenen Sterblichkeit und des Todes ist nicht mehr möglich. Der Tod wird plötzlich zu einer denkbaren und nahen Realität. Hoffnungslosigkeit, Ohnmacht, Panik und Depression drohen den Patienten zu überfluten.

Der Mensch verfügt in solchen kritischen Lebenssituationen und im Erleben traumatischer Ereignisse über reflexartige Hilfs- und Schutzmechanismen, die zunächst einem Nachdenken, Innehalten und rationalem Entscheiden nicht einfach zugänglich sind. Die Psyche scheint beinahe selbstständig zu handeln und nutzt dabei die ihr gegebenen Möglichkeiten, das Trauma zu bewältigen (Bewältigungsstrategien). Diese Strategien sind für die Umwelt und mitunter auch für den Patienten selbst nicht immer gleich zu verstehen, z. B.: viel Schlaf, wenig Schlaf, viel Essen, wenig Essen, Schweigen, rastloses Arbeiten, hektische Betriebsamkeit.

Solange diese Strategien den Patienten nicht entkräften und schaden, können sie dabei helfen, sich an besondere Lebensumstände anzupassen und das innere Gleichgewicht wiederzufinden.

Nicht selten wählt die Psyche jedoch die „falsche" Strategie. Die Folge kann z. B. sein, dass der Patient sich verausgabt und so letztlich selbst schadet. Die Ursachen solcher „Fehlentscheidungen"

Fragen, die vielleicht auch Sie beschäftigen

- Was bedeutet es, mit dieser lebensbedrohlichen Krankheit konfrontiert zu sein?
- Wie kann ich diesen Schock verarbeiten?
- Wie verhalte ich mich auf dem Weg durch die Behandlungs- und Heilungszeit am besten zu mir selbst und zu meiner Umwelt?
- Welche Bewältigungsmechanismen stehen mir zur Verfügung?
- Welche Antwort gebe ich mir auf die Frage „Warum ich"?
- Wie kann ich mit meiner Todesangst leben?

Dies alles sind Themen, mit denen sich die psychoonkologische Forschung befasst.

SEELISCHE BEWÄLTIGUNG

Therapien, die Ihnen verlässlich helfen

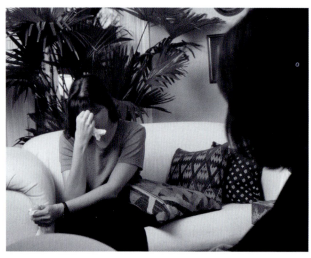

Das psychotherapeutische Gespräch kann bei der seelischen Bewältigung helfen.

sind meistens in der individuellen Lebensgeschichte zu finden. An diesem Punkt ist die Unterstützung durch eine traumapsychotherapeutische Begleitung hilfreich und sinnvoll, um neue heilsame Entscheidungsmöglichkeiten zu finden.

Bewältigungsstrategien

Coping: Den Einsatz von nach außen gerichteten (bewussten) Bewältigungsstrategien bezeichnet man als Coping. Diese und die nach innen gerichteten (unbewussten) Bewältigungsstrategien, wie z. B. die verschiedenen Abwehrmechanismen, haben zum Ziel, stark belastende Emotionen abzuschwächen und erträglicher zu machen. Diese Strategien bezeichnet man als Abwehrvorgänge. Innere und äußere Bewältigungsversuche greifen ineinander. Die Abwehr ist z. B. Teil eines normalen Regulationssystems, das notwendig ist, um das psychische Gleichgewicht aufrecht zu erhalten.

Bezogen auf den Krebs bedeutet das: Die Diagnose Krebs löst eine traumatische Bedrohung aus, die die alltäglichen Bewältigungsmechanismen übersteigt und außer Kraft setzt. Es kommt zu unmittelbaren psychischen „Notfallreaktionen" mit dem Ziel, den Betroffenen kurzfristig zu entlasten und sein „Überleben" zu sichern. Beispiele für Abwehrmechanismen sind:

- **Verdrängung** Innere Zustände werden geleugnet, z. B. Angst.
- **Verleugnung** Die Krebserkrankung wird verleugnet, man will es nicht wahr haben. Die Verleugnung stoppt bzw. mildert die Überflutung von Todesangst und Panik und stärkt die Kompetenz, durch Entlastung am Heilungsprozess mitzuwirken. Ist die Entlastung erfolgreich, kann sich der Betroffene nach und nach dem Verarbeitungsprozess zuwenden und die Abwehrmaßnahmen durch Coping-Verhalten ersetzen.

Die schmerzlichen und angsterfüllenden Gefühle dürfen nach und nach zugelassen, bearbeitet und integriert werden. Sind die Abwehrvorgänge jedoch zu intensiv und halten sie zu lange an, läuft man Gefahr, im traumatischen Prozess stecken zu bleiben und unterlässt häufig die notwendigen Behandlungsmaßnahmen (geringes Coping). Hier ist eine psychoonkologische Traumatherapie notwendig.

Was ist ein psychoonkologisches Trauma?

Wir alle kennen das Risiko, an Krebs zu erkranken und versuchen, das „Unglück" von uns fern zu halten. Wir verdrängen, verleugnen und vergessen, dass wir alle bedroht sind. Das psychoonkologische Trauma ereignet sich, wenn uns selbst das schier Unbegreifliche passiert – die Diagnose Krebs. Der Körper wendet sich gegen uns, der „Feind" sitzt in uns und zerstört uns von innen. Die Flucht, um uns in Sicherheit zu bringen, oder der Kampf als normale Reaktionen auf eine Bedrohung unseres Lebens sind unmöglich. Wir sind macht- und hilflos und drohen zu erstarren.

Die Seele mobilisiert die Hilfs- und Schutzprogramme unter Nutzung aller Kraftreserven: Neurohormone bewirken, dass – zumindest kurzfristig – keine Schmerzen verspürt werden. Die Muskeln sind angespannt, die Atmung ist schnell und flach, das Herz rast, die Finger werden kühl – dies alles sind Zeichen der Alarmreaktion. Die Wahrnehmung von Zeit und Raum kann sich verändern, manchmal auch die Selbstwahrnehmung. Die Zeit wird als „rasend" oder „wie in Zeitlupe erlebt", Geräusche oder Stimmen werden als besonders laut, besonders leise oder als gar nicht vorhanden erlebt. Manche Menschen treten gewissermaßen aus ihrem Körper heraus und erleben sich als äußerer Beobachter ihrer selbst. Andere erzählen von einer Wahrnehmung wie „in einem bösen Traum".

> **Eine Patientin berichtet exemplarisch**
>
> „Ich hörte die Diagnose „Sie haben Krebs". Solange ich im Krankenhaus war, konnte ich damit relativ gut umgehen. Später, zu Hause, konnte ich die ‚Normalität' nicht aushalten. Plötzlich hatte ich ein unwirkliches Gefühl. Vielleicht ist alles auch nur ein Traum. Gleich wache ich auf, alles ist wie vorher, und dann bin auch ich wieder normal. Ich habe gedacht, ich bin verrückt. Ich habe mich nicht getraut, meinem Mann und meinen Freunden von meinen Gefühlen und Erinnerungen zu erzählen. Ich dachte, sie würden denken, dass ich verrückt geworden bin."

Wissenschaftliche Beurteilung

Wie groß ist der Einfluss der Psyche auf die Heilung und inwieweit verbessert sich die Heilungs-(Überlebenschance) durch Psychotherapie?

Körper und Psyche sind auf vielfältige Weise miteinander verbunden. Die Beeinflussung, d. h. die Informationsweiterleitung, verläuft über Immun-, Nerven- und Hormonsysteme. Gedanken und Gefühle beeinflussen auf diese Weise die körperlichen Reaktionen und umgekehrt. Mit diesem Zweig der Forschung befasst sich die Psychoneuroimmunologie.

Im Blickpunkt der aktuellen Forschung stehen die sog. „Natural-killer-cells" (NK-Zellen), die bei der Zerstörung von Krebszellen eine große Rolle spielen. Die bisherigen Untersuchungsergebnisse weisen darauf hin, dass sich das psychische Befinden auf den Aktivitätszustand dieser Zellen auswirkt. Sowohl Stress als auch eine Depression scheinen die Aktivitäten dieser Zellen zu schwächen. Ob auf diese Weise Metastasierungen gefördert werden, wird noch erforscht.

Eine weitere Untersuchung zeigte 1989, dass Brustkrebspatientinnen, die an einer wöchentlichen Gruppentherapie teilnahmen, doppelt so lange überlebten, wie Patientinnen ohne psychotherapeutische Begleitung. Ein anderer Untersucher widersprach dem Ergebnis jedoch 1995 und machte einen Fehler bei der Form und Auswertung der Untersuchung für das deutliche positive Resultat verantwortlich. Die Frage ist also noch nicht endgültig geklärt.

Auch Untersuchungen über eine Veränderung der Bewältigungsstrategien bei Krebs und eine damit verbundene verlängerte Überlebenszeit oder verbesserte Heilungschancen bieten noch kein einheiliges Bild. Bei Patientinnen, die an einer Gruppentherapie teilnahmen, ließ einer Studie zufolge das Angst- und Depressionsverhalten nach, während das Ärgerverhalten zunahm. Nach 5 bis 6 Jahren zeigte sich, dass diese Gruppe länger als die unbehandelte Kontrollgruppe lebte und dass die Gruppenteilnehmer ihr neues Verhalten beibehalten hatten. Die verlängerte Überlebenszeit stand offensichtlich mit dem Coping in Zusammenhang, d. h. mit der aktiven Krankheitsbewältigung, der Auseinandersetzung mit der Erkrankung und mit der guten (aktiven) Mitarbeit, nicht aber mit der Zunahme der Aktivität der NK-Zellen.

Diese Studie veranschaulicht die Komplexität des Zusammenspiels von Körper und Psyche. Eine Änderung der psychischen Einstellung, wie z. B. Verminderung von Angst und Depression und das Ansteigen des Aggressionsverhaltens, hatten zwar auf zellulärer Ebene zu keiner messbaren Veränderung geführt, aber die Lebenszeit verlängert und die Lebensqualität verbessert.

Der Einfluss psychologischer Faktoren auf die Überlebenszeit wird auch im Rahmen der Zusammenarbeit zwischen Arzt und Patient deutlich. Wenn der Patient gut mitarbeitet, verlaufen die notwendigen medizinischen Behandlungen und auch die psychologische Kooperation zwischen den beiden „Behandlern", Arzt und Patient, besser.

Man kann also noch nicht völlig sicher davon ausgehen, dass psychische Faktoren den Krankheitsverlauf beeinflussen. Sicher ist jedoch, dass sie einen eindeutigen Einfluss darauf haben, wie der Patient die Krankheit erlebt und wie er versucht, sie zu bewältigen.

Bewältigungsanforderung an Krebskranke

Ein krebskranker Patient sieht sich mit ganz verschiedenen schweren Belastungen konfrontiert. Neben dem Schock, sich plötzlich mit dem Sterben und dem Tod auseinandersetzen zu müssen, Todesangst zu erleiden und körperlich geschwächt zu sein, findet er sich bald in einer Reihe neuer und nicht frei gewählter Beziehungen wieder. So ist er plötzlich abhängig vom Arzt, von der Schwester, den Angehörigen usw. Neben der Unsicherheit, der Angst und den vielen offenen Fragen ist er gezwungen, Vertrauen in diese neuen Beziehungen, in medizinische Therapien, in die Operateure usw. zu setzen. Die Patienten reagieren auf diese hohen Anforderungen unterschiedlich und auch der einzelne Patient verhält sich nicht immer gleich: mal sich vertrauend überlassen können, dann erstarrt sein und alles über sich ergehen lassen, in Depression und Verzweiflung versinken oder kämpferisch-aggressiv agieren. Oft wechseln diese Stimmungslagen rasch einander ab, was für die Betroffenen selbst und auch für ihre Umwelt verwirrend sein kann.

Die Diagnose Krebs wird meist als Todesurteil empfunden. Die ansonsten durchaus sinnvolle Verleugnung der menschlichen Sterblichkeit ist bei Krebspatienten nur schwer möglich. Plötzlich ist das „Sterbenmüssen" zur Realität geworden. Auch wenn die Krebserkrankung überwunden ist, leiden viele ehemalige Krebspatienten noch jahrelang an angstbesetzten Wiederholungsträumen oder körperlichen Reaktionen. Immer wieder taucht das letztlich nicht überwundene Krebstrauma auf und der traumatische Bewältigungsprozess beginnt erneut – das Trauma war nur unzureichend integriert.

Ebenso belastet die Tatsache der körperlichen Verletzung, der Verlust der körperlichen Integrität, sehr stark. Die konkreten körperlichen Beeinträchtigungen wie etwa Schmerzen, Lymphödeme, Narben, Verlust von Körperteilen, Müdigkeit, Übelkeit, Geruchsempfindlichkeit usw. wecken immer wieder die Erinnerung an die Erkrankung.

Der Patient ist unfreiwillig abhängig und auf andere Menschen angewiesen. Diese Erfahrung ruft zusammen mit Medikamenten, Prothesen u. Ä. unterschiedlichste, teils auch widersprüch-

Therapien, die Ihnen verlässlich helfen

liche Gefühle hervor. Von „Ich brauche nichts und niemanden", bei gleichzeitig hohem Bedürfnis nach Geborgenheit und Zuwendung, bis hin zu ständigen Forderungen nach mehr Aufmerksamkeit und der Idee, „Ich tue etwas für mich", sind alle Reaktionen möglich. Oft liegt der Ursprung dieser Verhaltensweisen in einem Gefühl der Enttäuschung über sich selbst und in der Wut auf die „Gesunden". „Ich war so bitter enttäuscht über mein Versagen. Mein Körper hat versagt und ich versage, obwohl ich doch immer so stark war und alles alleine regeln wollte." Es kommt zur „Ent-Täuschung", zur Desillusionierung über sich selbst (das Eigenbild) und den eigenen Lebensentwurf. Einsicht und Zustimmung können mit Wut, Zorn und Auflehnung wechseln. Viele Betroffene haben Angst, sozial isoliert, ausgegrenzt, stigmatisiert und allein gelassen zu werden. Oft trauen sie sich nicht, ihre unguten, zweifelnden und bedürftigen Wünsche, Gedanken und Gefühle zu äußern oder gar einzufordern.

> **Eine Patientin berichtet**
>
> „Ich habe die Unsicherheit meiner Familie und Freunde gespürt. Niemand sprach mit mir über meine Krankheit. Alles, was damit zu tun hatte, wurde tabuisiert. Mein Haarausfall wurde genauso ignoriert wie meine starke Gewichtsabnahme. Ich wurde nur noch schnell und vorsichtig umarmt und ich überlegte, ob sie sich vor Ansteckung fürchteten oder ob sie Angst hatten mich zu zerbrechen oder mir weh zu tun. Ich konnte über vieles nicht reden und die Anderen auch nicht. Was blieb war panische Angst, die Anderen könnten mich alleine lassen – ich gehöre nicht mehr dazu. Ich habe mich zusammen gerissen. Irgendwann schlug die Angst um in Wut, dann in Trauer und jetzt fühle ich mich nur noch alleine und achte darauf, niemandem zur Last zu fallen."

Das Selbstwertgefühl und die soziale Identität werden ebenfalls nachhaltig infrage gestellt. Neben der Bewältigung der bisher genannten Faktoren muss die berufliche Perspektive neu überdacht werden und eine Auseinandersetzung mit der Belastbarkeit in Familie und Alltag erfolgen. Aufmunterungsversuche werden oft als Überforderung verstanden, Ignoranz oft als Verstärkung der Tabuisierung und Isolierung.

Etwa 25% der Krebskranken leiden an Depressionen, Niedergeschlagenheit, Hoffnungslosigkeit und Mutlosigkeit sowie an dem Verlust von Lebensfreude, Energie und Interessen. Hinzu kommen körperliche Symptome wie Müdigkeit, Appetitlosigkeit und Abgeschlagenheit, die auch Folge der Erkrankung oder der medizinischen Therapie sein können. Hier muss allerdings unterschieden werden zwischen der Depression und einer angemessenen und normalen Trauerreaktion.

Ebenso wie nicht alle Krebskranken Depressionen entwickeln, müssen Krebskranke nicht unbedingt trauern. Mit Abschluss der Trauerarbeit, der Neugestaltung des Lebensentwurfs und des Lebenssinns ist das Trauma Krebs überwunden und integriert.

Wie „funktioniert" ein Trauma?

- **Schockphase** In dieser Phase ereignet sich das Trauma. Bei manchen Betroffenen ist es die Diagnose, die sie vom Arzt mitgeteilt bekommen, bei anderen die anstehende Operation und die Frage, ob z. B. die Brust abgenommen werden muss. In dieser Phase fühlen sich die Betroffenen verwirrt oder benommen. Manchmal sind sie unfähig, sich an bestimmte wichtige Daten zu erinnern (z. B. Adresse, eigene Telefonnummer usw.). Diese Phase kann bis zu einer Woche andauern.

- **Einwirkungsphase** Sie schließt sich an die Schockphase an. Die Betroffenen sind innerlich zwar ruhiger geworden, aber ganz und gar mit dem Trauma oder seinen Folgen beschäftigt. Viele Betroffene entwickeln eine geradezu zwanghafte Vorstellung, sich immer wieder über ihre Erkrankung unterhalten zu müssen. Es erleichtert sie, nicht untätig zu sein, sondern auf diesem Weg nach einer Lösung zu suchen. Andere ziehen sich zurück, sind verzweifelt und fühlen sich hoffnungslos und ohnmächtig. Nicht selten treten depressive Symptome hinzu, wie Schlaflosigkeit, häufiges Weinen, Appetitlosigkeit und starke Selbstzweifel. Der Patient fragt sich immer wieder, wie der eigene Körper sich gegen ihn selbst wenden konnte und verliert das Vertrauen in diejenigen, die helfen können oder sollen. In dieser Zeit kann auch eine Art „Überwachheit" auftreten, ein Versuch der Psyche, alles zu kontrollieren, was mit einem selbst geschieht. Zudem erleben Betroffene oft großen Ärger über Ärzte oder Angehörigen, die in Wutanfällen und heftigen Anklagen gegen diese, manchmal gegen sich selbst, münden können. Gedächtnis-

Therapien, die Ihnen verlässlich helfen

störungen, Konzentrationsschwäche, Alpträume und Nachhallerinnerungen, Flash-backs können hinzukommen.

- **Erholungsphase** Diese Phase tritt nach etwa 14 Tagen, manchmal aber auch erst nach 4 Wochen auf. Kommen zu der erlebten traumatischen Situation weitere belastende Umstände hinzu, verzögert sich die Erholungsphase oder bleibt sogar ganz aus. In günstigen Fällen sinkt in dieser Phase die Dauererregung und nicht jeder Gedanke an das Ereignis löst den vollständigen Schrecken wieder aus. Das Interesse am Leben kehrt zurück und Zukunftspläne werden geschmiedet. Dies ist auch der Zeitpunkt, an dem die meisten Patienten zu kämpfen beginnen und sich nicht unterkriegen lassen wollen. Noch immer ist das Ereignis von großer Bedeutung und es kann lange dauern, bis die Erkrankung wieder in den Hintergrund tritt.

AUS DER PRAXIS

Was kann ich tun, wenn die Erholungsphase ausbleibt?

Viele an Krebs erkrankte Menschen erholen sich nicht so rasch von diesem Schock. In vielen Fällen werden mit der Krebserkrankung Lebensplanungen durchkreuzt und sie werden immer wieder daran erinnert, dass „es nicht mehr so ist wie früher". Nach einer Operation muss die Patientin ihre Kräfte schonen, der Haushalt geht z. B. nicht mehr so gut voran wie früher. Das Fensterwischen bereitet Schmerzen, weil der Arm zu sehr belastet wird, vielleicht staut sich die Lymphflüssigkeit und lässt den Arm anschwellen. Möglicherweise hat die Konzentrationsfähigkeit nachgelassen, was in manchen Berufen schwer wiegende Konsequenzen haben kann.
Es gibt keinen festen Zeitplan für die Heilung eines Traumas. Bleiben die Trauma-Symptome länger als 4 Wochen bestehen oder kehren sie immer wieder, ist es wahrscheinlich, dass der Selbstheilungsprozess blockiert ist. Dann kann der Zeitpunkt gekommen sein, an dem Sie sich fachliche Hilfe holen sollten.

Für viele sind der Krebs und das Trauma Gründe, sich mit dem bisherigen Leben zu beschäftigen. Fragen nach eigenen Versäumnissen tauchen auf:

- Was wurde falsch gemacht, was kann in Zukunft vielleicht besser gemacht werden?
- Was muss in den nächsten Tagen, Monaten oder Jahren berücksichtigt werden?
- Muss die persönliche Zukunft vielleicht neu überdacht und neu geplant werden?

Für solche Fragen muss jedoch genügend Kraft vorhanden sein. Deshalb ist es wichtig, das Trauma zu bewältigen.

Wenn Sie betroffen sind und die hier genannten Anzeichen an sich entdecken, hat sich die Erholungsphase angekündigt und Sie haben bereits den ersten Schritt zur Bewältigung des Traumas gemacht.

Traumasymptome als Selbstheilungsversuch der Psyche?

Auf den ersten Blick hört sich dies paradox an. Wieso soll ausgerechnet dass, was Sie so sehr einschränkt, ein Selbstheilungsversuch sein?

Mit der Traumatisierung bildet sich zugleich ein Gegenentwurf aus. In ihm werden Antworten auf Fragen gegeben, wie „Was hat zu der Erkrankung führen können?", „Was kann ich tun, um den Krebs zu heilen?", und „Was muss geschehen, um nicht wieder neu zu erkranken?" Diese „Heilungstheorie" sieht bei jedem Betroffenen anders aus und geschieht, wie eingangs schon erläutert, erst einmal unbewusst.

Hierzu ein einfaches Beispiel

Frau M. ist an Brustkrebs erkrankt. Sie glaubt daran vielleicht selbst schuld zu sein, weil sie nicht gut genug auf sich aufgepasst habe. Das macht sie traurig, verzweifelt und manchmal auch ärgerlich und wütend.

Sie glaubt außerdem, dass sie nun, um die Heilung zu unterstützen, alle denkbaren Informationen einholen und alles um sich herum beobachten und kontrollieren müsse, damit nichts geschieht, was bei der Heilung hinderlich ist. Aus dieser Situation heraus entwickelt Frau M. eine Überwachheit und Überaktivität. Sie leidet an Schlafstörungen, denn für sie bedeutet Schlaf, die Kontrolle zu verlieren und Zeit zu verschwenden, da in dieser Zeit viel Nützliches zu ihrer Heilung getan werden könne.

In Zukunft will sie sich zudem nichts mehr gefallen lassen. Sie will sich auch mehr schonen, um ganz anders zu werden als vorher und so die Gefahr einer Neuerkrankung zu vermeiden.

So ärgert sie sich häufig über Dinge, die für sie vor der Erkrankung völlig normal waren, fühlt sich von der Familie ausgenutzt, weil diese die gleichen Anforderungen an sie stellt wie vor der Erkrankung.

Die Folge der Heilungsversuche sind neue Symptome. Sie ist verzweifelt, ärgerlich, oft wütend und unausgeglichen. Durch die Überaktivität und Überwachheit mit folgender Schlaflosigkeit wird sie immer rascher erschöpft und ist andauernd müde. Sie fühlt sich von der Familie unverstanden, weil diese nicht genügend Rücksicht auf sie und ihre Erkrankung nähme. Dies macht sie noch trauriger und hoffungsloser, ein negativer Kreislauf setzt ein.

Dieser Selbstheilungsversuch von Frau M. ist trotz allem sehr verständlich und gibt die richtige Richtung an. Da allerdings dieser Versuch einer so genannten „naiven Heilungstheorie" entspringt, benötigt er leichte Korrekturen, um das Trauma zu bewältigen. So hat Frau M. beispielsweise außer Acht gelassen, dass es viele verschiedene Ursachen dafür gibt, wie ein Krebs entstehen kann. Außerdem hat sie übersehen, dass der Schlaf sehr wichtig ist, weil der Körper Gelegenheit bekommt, Energien zu sammeln und sich zu regenerieren. Schließlich vergisst sie, dass die Familie sie nach wie vor braucht und sich ihre Reaktionen noch nicht erklären kann.

Dieser oben beschriebene Selbstheilungsversuch ist keine bewusste Entscheidung, sondern die erste Reaktion einer Betroffenen auf das traumatische Ereignis. Frau M. aus unserem Beispiel weiß sehr genau, was gut für sie ist. Allerdings hat sie diese Versuche, sich selbst zu heilen, aus dem Wunsch heraus, alles so gut wie möglich zu machen, übertrieben. Im Umgang mit Erkrankungen ist es jedoch so, dass „doppelt so viel" nicht zwangsläufig auch „doppelt so gut" bedeutet.

Durch eine leichte Korrektur des Heilungsversuchs von Frau M. konnten diese Symptome nach und nach verschwinden, da sie keinen Sinn mehr machten.

Psychotherapie und Krebs = Psychoonkologie

Wie verläuft eine psychoonkologische Traumatherapie?

In der Schockphase (erste Phase) sollten Sie sich bereits am Krankenbett psychoonkologisch begleiten lassen (wenn möglich von der Diagnosestellung an). Erste Anlaufstelle ist das Krankenhaus selbst (z. B. Brustzentrum). Hier sollte vor der Aufnahme angefragt werden, ob eine psychoonkologische Betreuung von entsprechend ausgebildeten Fachkräften angeboten wird. Je nachdem wie groß Ihr persönliches Bedürfnis nach Informationen, Besprechung der Diagnose und Erläuterungen zum weiteren Behandlungsprozess ist, vermittelt Ihnen der Psychoonkologe Techniken zur Selbstberuhigung und Selbsttröstung. Sie können Übungen erlernen, mit deren Hilfe Sie Ihre Gefühle und Erinnerungsbilder dosieren und sich selbst vor ihnen distanzieren und „in Sicherheit bringen" können.

Bitte achten Sie darauf, dass Ihre Gefühle und Wünsche das Maß aller therapeutischen Interventionen bestimmen! Ein Zuviel an Information kann Ihnen Angst einflößen, Sie überfordern und verwirren. Vielleicht ist es Ihr Bedürfnis, eher vorsichtig und langsam Vertrauen in diese neue Beziehung zu fassen, die Beruhigung und den Trost in dieser Zweisamkeit zu erfahren und so innere Ruhe zu gewinnen. Die Stabilität und das Vertrauen in diese Beziehung bilden den Grundstock für die Bearbeitung Ihrer belastenden Erkrankung. In dieser Phase ist es sinnvoll, Bekanntschaft mit Methoden wie z. B. Tagträumen oder Traumreisen zu machen. Hierbei können Sie sich angenehm entspannen, Kräfte sammeln und innere „Helfer" für den Heilungsprozess gewinnen. Übungsvorschläge zu diesem Thema finden Sie am Ende des Kapitels.

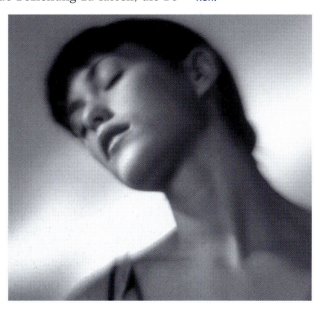

Nicht nur Ihr Körper, sondern auch Ihre Psyche muss mit der Diagnose „Krebs" fertig werden. Bei Tagträumen und geführten Traumreisen kann Ihre Seele wieder auftanken.

SEELISCHE BEWÄLTIGUNG

Therapien, die Ihnen verlässlich helfen

Tagträume müssen nicht ausdrücklich erlernt werden. Ein wenig Training oder etwas Anleitung in einer ambulanten Therapieeinrichtung reichen in der Regel aus. Nehmen Sie sich etwas Zeit und stellen Sie sich z. B. den positiven Ausgang der Erkrankung oder eine schöne Umgebung vor. Träumen Sie einfach und entspannen Sie dabei.

Traumreisen gehören in der Regel zum Repertoire des Psychoonkologen. Am besten lassen Sie sich die Traumreisen auf Band sprechen und hören sie sich regelmäßig an. Die Progressive Muskelrelaxation wird immer häufiger an Volkshochschulen angeboten, Gesundheitstrainings (z. B. nach Simonton [siehe Seite 116]) werden u. a. von Krankenhäusern angeboten. Infos dazu erhalten Sie z. B. bei der Deutschen Krebshilfe oder auch bei Caritas-Stellen, in Selbsthilfegruppen und in den jeweiligen Brustzentren.

Nach der Phase der Stabilisierung können Sie sich, unterstützt durch das therapeutische Gespräch, den Themen zuwenden, die Sie bedrängen, z. B. der Frage „Warum ich?". Vielleicht tauchen Erinnerungs- und Gefühlsfetzen aus Ihrer Vergangenheit auf, die – bezogen auf Ihre Krebserkrankung – gemeinsam besprochen und eingeordnet werden können. Durch die aktive Beschäftigung mit den eigenen Gefühlen und Gedanken verändert sich die Selbstwahrnehmung. Gedanken, Gefühle, Beziehungen und das Verhältnis zu Ihrer beruflichen Tätigkeit werden deutlicher und bewusster wahrgenommen. Neue Bedürfnisse entstehen und auch Wünsche nach Veränderung, Ideen, eventuell auch Trauer, Abwendungen oder das Bedürfnis, von etwas oder jemandem Abschied zu nehmen.

Wenn eine Überflutung mit schrecklichen Gefühlen oder Bildern droht, können Sie „Ihre" Techniken einsetzen, um die Kontrolle zurückzugewinnen. Sie lernen Ihre eigenen Abwehrstrategien zum Selbstschutz kennen und erörtern mit Ihrem Therapeuten das Sinnvolle dieser Handlungen und Gedanken. Nach und nach können Sie auf diese Weise weniger hilfreiche Mechanismen gegen heilsamere austauschen und gewinnen somit an Kompetenz und Kontrolle. Aktiv gestalten Sie Ihre Behandlung und auch Ihre Selbstheilung.

Psychotherapie und Krebs = Psychoonkologie

Neben den therapeutischen Gesprächen können Sie immer wieder auf Ihre erlernten Techniken zurückgreifen, um sich zu stabilisieren, zu schützen und sich etwas Gutes zu tun. Die Therapie begleitet Sie in eine sichere und kompetente Neugestaltung Ihres Lebens. „Wie kann ich meinem Alltag, meinen Beziehungen, meiner Ehe, meiner Sexualität gerecht werden? Was kann ich nicht mehr, was gilt es zu verabschieden oder zu betrauern?" Fragen nach Ihrer Spiritualität haben in der Therapie Zeit und Raum.

Im Unterschied zu anderen Bezugspersonen ist die therapeutische Beziehung eine Verbindung, in der Sie keine Ressentiments und keine Strafe zu befürchten haben. Sie können sich hier mit Ihren negativen Gedanken und Gefühlen äußern, ohne bestraft oder allein gelassen zu werden.

Im Verlaufe der Therapie werden Sie die Erfahrung machen, dass Ihre inneren Bilder und Alpträume an Kraft verlieren. Sie kontrollieren selbst, wann welche Bilder wie lange auftauchen. Sie werden vom Opfer zur Überlebenden und erleben, dass aus Ihrer Ohnmacht kompetentes Handeln entsteht. Im Rahmen der Trauerarbeit spüren Sie den Schmerz des Verlustes und lernen, ihn zu tragen.

Am Ende Ihrer erfolgreichen Therapie steht, dass Sie die Gedanken an Ihre Krebserkrankung nicht verleugnen und verdrängen müssen, sondern dass Sie sich kontrolliert erinnern können und über sich und Ihre Erfahrungen sprechen können, ohne dabei Angst vor überflutenden Gefühlen zu haben. Abschließend wird Ihr Therapeut mit Ihnen Maßnahmen besprechen, die Sie im Falle eines körperlichen oder seelischen „Rückfalls" anwenden können. Auch wenn Sie Ihre Therapie abgeschlossen haben, wird Ihr Therapeut Ihnen jederzeit weiterhin zur Verfügung stehen.

> **Achtung**
> Ihr Therapeut ist nicht Ihr Freund, sondern Ihr professioneller Begleiter in einem schwierigen Lebensabschnitt.

SEELISCHE BEWÄLTIGUNG

Therapien, die Ihnen verlässlich helfen

Körperpsychotherapien

Ihr Körper hat vielleicht Sehnsucht nach Berührung und körperlichen Empfindungen, die „gut tun" und Ihre Heilung positiv fördern. Neben Tai-Chi, Chi Gong und Yoga können bei Verspannung und Schmerzen Akupunktur, Akupressur und sanfte Massagen unterstützend helfen. Fast alle körpertherapeutischen Verfahren nutzen Ihren Atem als Quelle von Lebensenergie. Sie lernen, mit Ihrem Atem eine Verbindung zwischen Körper und Geist herzustellen und Ihre Atemfunktion durch bestimmte Techniken zu verbessern. In Kombination mit bestimmten Bewegungsabläufen, wie sie in den erwähnten Verfahren vermittelt werden, stellen Sie eine aktive Verbindung zwischen Atem und Bewegung, Anspannung und Entspannung her.

Ob alleine oder in der Gruppe, körpertherapeutische Verfahren in Kombination mit Visualisierungs- oder Imaginationstechniken, wie sie z. B. in den Simonton-Gruppen angeboten werden, empfinden viele Betroffene als angenehm und nützlich. Weitere Informationen erhalten Sie über die im Anhang aufgeführten Fachverbände [siehe Anhang].

Simonton entwickelte die Technik der Imagination/Visualisierung. Sie unterstützt mithilfe der Vorstellungskraft Ihre körperliche Genesung und auch die Behandlungsmethoden. Es gibt noch weitere Techniken, durch die Heilungsressourcen in Ihnen selbst, wie z. B. Frieden, Zuversicht, Freude und Hoffnung, erschlossen werden können.

Psychosoziale Unterstützung

Neben der psychoonkologischen Unterstützung stehen Ihnen diverse psychosoziale Unterstützungsmaßnahmen zur Verfügung. In den meisten Krankenhäusern gibt es eine psychosoziale Beratungsstelle, also zumeist eine Sozialarbeiterin, die Sie bei Fragen nach Reha-Maßnahmen, Schwerbehindertenanträgen usw. berät und Ihnen bei der Bearbeitung entsprechender Anträge hilft.

Darüber hinaus gibt es verschiedene Selbsthilfegruppen, in denen Betroffene sich teils mit, teils ohne professioneller Leitung regelmäßig treffen, um sich auszutauschen und einander zu unterstützen. Sie sollten eine professionell geleitete Selbsthilfegruppe bevorzugen, um eine Re-Traumatisierung der Gruppenteilnehmer untereinander auszuschließen. Die Informationsweitergabe, das gemeinsame Einüben von Entspannungs- und Beruhigungsverfahren sind jedoch sinnvoll und unterstützen den Heilungsprozess. Achten Sie darauf, sich allen Situationen zu entziehen, die bei Ihnen unkontrollierbare Gefühle und Bilder hervorrufen.

Anwendungen

Fortschreitende Muskelentspannung (Progressive Muskelrelaxation)

Dieses Verfahren, nach seinem Begründer auch als „Jacobson-Technik" bezeichnet, gehört neben dem autogenen Training zu den bekanntesten Verfahren.

Wenn Sie mit der Progressiven Muskelentspannung bereits vertraut sind, verwenden Sie das Verfahren so, wie Sie es gewohnt sind und wie es sich auch vor dem Trauma bei Ihnen bewährt hat. Vielleicht finden Sie in der folgenden Variante, die für traumatisierte Patienten besonders geeignet ist, einige Anregungen, die Sie noch einbeziehen können.

> **Wichtig**
>
> Machen Sie sich bei jeder Übung zunächst mit der Erklärung zur Wirkungsweise vertraut. Lesen Sie außerdem grundsätzlich die gesamte Beschreibung sorgfältig durch, bevor Sie sie ausprobieren.

Therapien, die Ihnen verlässlich helfen

Übungen zur Beruhigung und Entspannung

Progressive Muskelrelaxation

Vorsicht!

- Wenn Sie an einer Asthmaerkrankung, Herzrhythmusstörung oder an einer psychiatrischen Erkrankung leiden, dürfen Sie die Übung nicht durchführen, ohne sich zuvor mit Ihrem Arzt abgestimmt zu haben.
- Wenn Sie in psychotherapeutischer Behandlung sind, besprechen Sie sich ebenfalls zunächst mit Ihrem Psychotherapeuten.

- Setzen Sie sich auf einen bequemen Stuhl mit Armlehnen.
- Stellen Sie sicher, dass Sie nicht gestört werden können.
- Setzen Sie sich aufrecht hin, sodass Ihr Kopf vom Oberkörper ohne Mühe getragen wird und lehnen Sie sich leicht an die Rückenlehne an.
- Lassen Sie die Schultern fallen, die Unterarme ruhen auf der Stuhllehne.
- Die Füße stehen fest auf dem Boden und tragen die Unterschenkel.
- Atmen Sie tief und ruhig durch, möglichst in Bauchatmung. Um zu prüfen, ob Sie wirklich über den Bauch atmen, legen Sie eine Hand auf Ihre Bauchdecke und atmen „gegen die Hand an". So können Sie spüren, wie sich Ihr Bauch bei jedem Atemzug hebt und senkt. Falls Sie sich mit der früher beschriebenen Atemübung schon vertraut gemacht haben, führen Sie sie jetzt durch, dann wird Ihnen die Entspannungsübung leichter fallen.

In den folgenden Schritten geht es hauptsächlich darum, den Unterschied zwischen entspannten und angespannten Muskelgruppen kennen zu lernen und ihn immer genauer zu erspüren. Denken Sie an das Beispiel der Katze. Viele unserer Bewegungen und Muskelanspannungen werden von uns nicht bewusst registriert. Wir können aber lernen, sie wahrzunehmen, wenn wir uns mit den unterschiedlichen Empfindungen vertraut machen, die von der gleichen Muskelpartie im entspannten und im angespannten Zustand ausgehen.

Die Anspannung sollte 5 bis 7 Sekunden gehalten werden, an den Füßen etwas kürzer. Die Entspannung sollte mindestens 30 Sekunden dauern.

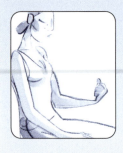

- Als Rechtshänder beginnen Sie mit dem rechten Arm, Linkshänder mit dem linken. Bereiten Sie sich nun darauf vor, an diesem Arm sämtliche Muskeln nacheinander maximal anzuspannen. Am besten erreichen Sie dies, wenn Sie die Faust ballen, den Unterarm nach oben hin anwinkeln und zugleich die Muskeln des Oberarms anspannen. Atmen Sie dabei tief ein. Dann halten Sie bitte die Luft an und die Muskeln gespannt, solange Sie können. Atmen Sie jetzt aus, entspannen Sie gleichzeitig den Arm und lassen den Unterarm sanft auf die Stuhllehne fallen. Prägen Sie sich diesen Ablauf ein und führen Sie die Übung auf ein selbst gegebenes Zeichen hin durch. Atmen Sie danach wieder ruhig, tief und entspannt, wobei Sie langsam und anhaltend ausatmen.

Übungen zur Beruhigung und Entspannung

- Wenn Sie Ihre Aufmerksamkeit auf die Hautfläche richten, mit der Ihr Arm die Unterlage berührt, können Sie am besten spüren, wie sich von dort ein Gefühl der Schwere in Ihrem Arm ausbreitet. Es kann sich im ganzen Arm ausbreiten und ist ein Zeichen dafür, dass sich Ihre Armmuskulatur zu entspannen beginnt. Manche Personen spüren auch ein Gefühl der Wärme, das wohl tut und ebenfalls zur Ausbreitung neigt. Physiologisch ist dies ein Zeichen dafür, dass der Arm vermehrt durchblutet wird – eine Folge der Muskelentspannung.

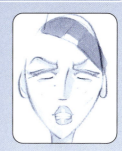

- Nehmen Sie jetzt den zweiten Arm hinzu und üben Sie solange, bis Sie die Entspannung und ihre Begleiterscheinungen wie Schwere und Wärme, in beiden Armen fühlen.
- Denken Sie, wenn Sie die Fäuste ballen, an etwas, worüber Sie sich besonders geärgert haben. Sie werden dann bemerken, wie sich gleichzeitig Ihre Gesichtsmuskeln zusammenziehen.

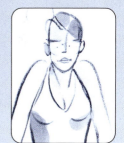

- Verstärken Sie dieses Gefühl, indem Sie mit aller Kraft eine Grimasse ziehen. Legen Sie einen Teil der Spannung und Wut, die Sie in sich spüren, in Ihre geballten Fäuste und Ihre Grimasse hinein, halten Sie die Luft an und pusten Sie mit dem Ausatmen den Ärger und zugleich das Vorstellungsbild der Sache oder Person, über die Sie sich geärgert haben, hinweg. Das Ausstoßen von etwas, das uns unbekömmlich ist, ist eine der natürlichsten Reaktionen unseres Körpers. Gelingt es uns, so kann dies eine wesentliche Erleichterung verschaffen.

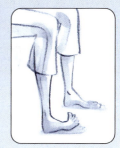

- Schließlich können Sie die Übung schrittweise auf die großen Muskelpartien ausdehnen. Falls Sie mit Ihren Beinen beginnen wollen, erreichen Sie einen guten Spannungszustand, wenn Sie Ihre Fußspitzen nach oben und innen hochziehen.
- Die Schulter- und Nackenpartie spannen Sie an, wenn Sie die Schultern hochziehen und den Kopf einziehen.
- Ihren Bauch können Sie anspannen, indem Sie ihn herausstrecken oder einziehen. Alle Muskeln lassen sich entweder durch Dehnung oder durch Zusammenziehen anspannen. Wechseln Sie zwischen diesen beiden Möglichkeiten der Anspannung.

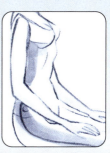

- Wenn sich während der Übung unerwünschte Erinnerungen einstellen, atmen Sie sie einfach mit aus.
- Abschluss der Übung und „Aufwachen": Um aus der leichten „Trance" wieder aufzuwachen und ins Leben zurückzukehren, geben Sie sich

Therapien, die Ihnen verlässlich helfen

Übungen zur Beruhigung und Entspannung

AUS DER PRAXIS

Wirksame Kurzentspannung

Wenn Sie die Übung zur Muskelentspannung vier Wochen lang täglich üben, können Sie damit sogar einen besonderen „Entspannungsreflex" aufbauen. 5 Minuten entspannter Trance-Zustand entsprechen etwa einer halben Stunde Schlaf.

selbst das Signal „Wachwerden". Lassen Sie sich aber Zeit mit dem „Aufwachen". Achten Sie auf Ihren eigenen Rhythmus und kehren Sie in Ihr Wachbewusstsein erst allmählich wieder in einem Rhythmus zurück, der Ihnen entspricht und Ihnen angenehm ist.

- Sie können die progressive Muskelentspannung eventuell auch gegen Schmerzen einsetzen [siehe S. 126 unter „Übungen zur Schmerzkontrolle"].

Körperliche Beruhigung
(frei nach Jeanne Achterberg, 1996)

Diese Übung können Sie durchführen, um von einem Zustand der Übererregtheit in einen Zustand der Ruhe zu gelangen. Am besten sprechen Sie die Übung auf eine Kassette und hören sie mehrmals täglich an.

- „Atme einige Male ein und aus und konzentriere dich auf deine Mitte.
- Reise nun mit deiner entspannten Vorstellung zu den adrenalinproduzierenden Nebennieren, die sich am oberen Ende deiner Nieren befinden und wie kleine rosafarbene Hauben aussehen. Du könntest dir vorstellen, dass jede dieser beiden Drüsen einen Hahn besitzt, ähnlich wie ein Wasserhahn. Dieser Hahn lässt sich auf- und zudrehen, um mehr oder weniger Adrenalin in den Körper fließen zu lassen.
- Mach einen tiefen und langsamen Atemstoß und zeige so deinem Körper, dass er sich nun gefahrlos entspannen kann und es für ihn heilsam ist, sich zu entspannen.

Vorsicht!

Hören Sie die Kassette keinesfalls während des Autofahrens oder wenn Sie sich auf sonstige Dinge konzentrieren müssen, die Ihre vollständige Aufmerksamkeit verlangen.

- Sieh vor deinem inneren Auge, wie sich der Adrenalinhahn langsam schließt, ganz langsam, bis der Botenstoff nur noch langsam tropft... tropf... tropf... tropf... gerade so, wie er es für einen entspannten Rhythmus benötigt.
- Spüre, wie sich dein Körper erlaubt, ganz langsam zu entspannen, dein Atem ruhiger und langsamer wird, während du dich weiterhin in einem angenehmen und entspannten Zustand befindest. Du fühlst, wie die Gesichtsmuskeln weich geworden sind und langsam alle Anspannung verschwindet, während deine Hände sich angenehm erwärmen.
- Fühle den Zustand von Ruhe, der durch deinen Körper fließt, während du die Kontrolle über deinen inneren Raum gewinnst und dich darüber freust, deine Reaktionen auf deine Gedanken so fein abstimmen zu können.

Anwendungen

Übungen zur Beruhigung und Entspannung

- Und jedes Mal, wenn du diese Reise in deinen Körper machst, wird es dir gelingen, noch ruhiger und gelassener zu werden. Und wenn du magst, kannst du jederzeit mit der Erinnerung an diesen angenehmen Zustand – ob du nun später allein bist oder in Gesellschaft – dieses Gefühl von innerer Ruhe und Kontrolle wieder hervorrufen."

Übungen zur Distanzierung

Lichtstrom-Übung

Die Übung wirkt am besten, wenn die Farbe ganz persönlich ausgesucht wurde und Ihnen optimal entspricht. Experimentieren Sie ruhig mit verschiedenen heilsamen Farben, bis Sie Ihre wirksamste Farbe gefunden haben. Sie können mit einer solchen Übung einen Zugang bekommen zu dem großen Reservoir an natürlicher Heilkraft, das in uns allen vorhanden ist. Wenn Ihnen Medikamente verschrieben werden, erkundigen Sie sich bei Ihrem Arzt nach ihrer Wirkungsweise. Beziehen Sie die Medikamente dann in die Lichtstrom-Technik ein und unterstützen Sie deren besondere Wirkungsweise durch die heilende Farbe. Das Arzneimittel kann etwa die heilende Farbe in die Wunde hinein transportieren und helfen, sie zu reinigen und zu durchdringen. Mit dieser Übung können Sie den so genannten Placebo-Effekt eines Medikaments unterstützen.

Auch gegen Schmerzen

Auch bei Schmerzen hilft vielen Betroffenen die Lichtstrom-Übung, wenn Sie sich ausmalen, wie der Lichtstrom die Schmerzen erfasst und wegspült. Diese Wirkung können Sie noch weiter unterstützen durch die Lichtstrom-Übung.

- Setzen Sie sich bequem und möglichst entspannt auf einen Stuhl oder legen Sie sich auf eine bequeme Unterlage. Stellen Sie sich bitte eine Farbe vor, die für Sie in besonderer Weise Heilung bedeutet. Von dieser Farbe sind in der umgebenden Luft und sogar im Weltall unbegrenzte Vorräte vorhanden. Sie können die Farbe in Ihr Zimmer hinein strömen lassen. Auch in Ihren Körper hinein und durch ihn hindurch. Sie können sie wie ein Pflaster auf schmerzende Stellen Ihres Körpers und Ihrer Seele legen. Sie hüllt sie ein wie ein leichter, angenehmer Verband. Die Heilfarbe dringt in das schmerzende Gewebe ein und erfüllt es allmählich mit ihrer Heilkraft.

- Lassen Sie die Farbe so lange strömen, bis Sie sich freier und lebendiger fühlen. Geben Sie sich erst dann das Signal „Aufwachen". Lassen Sie sich aber Zeit mit dem „Wachwerden". Achten Sie auf Ihren eigenen Rhythmus und kehren Sie erst ganz allmählich wieder in Ihr Wachbewusstsein zurück, in einen Rhythmus, der Ihnen entspricht und Ihnen angenehm ist.

SEELISCHE BEWÄLTIGUNG

Therapien, die Ihnen verlässlich helfen

Übungen zur Distanzierung

Sicherer Ort

Manche Menschen müssen erst einige Hemmungen abbauen, um sich auf die Fantasiereise zu begeben. Die wichtigste Hemmung ist der Realitätssinn. Als Erwachsener ist man es gewohnt, nur noch Realitäten wahrzunehmen oder vorzufinden. Sich jedoch eine Fantasiewelt auszudenken und auszugestalten wie in Kindertagen, beherrschen Erwachsene oftmals nicht mehr so gut. Konzentrieren Sie sich nun wieder auf diese Möglichkeit und entdecken Sie wieder die Kraft der Fantasie. Wenn es gelingt, gewinnen viele aus dieser Übung heraus einen Abstand auch zu den äußerst unangenehmen Erlebnissen und Erinnerungen des Traumas. Kommen die Erinnerungen wieder hoch, buchen Sie einfach Ihre Fantasiereise und machen einen „Kurzurlaub".

- Setzen Sie sich bequem und möglichst entspannt auf einen Stuhl oder legen Sie sich bequem auf Ihr Bett. Wenn es Ihnen hilft, sich zu beruhigen, machen Sie eine Atem- oder auch Entspannungsübung.
- Stellen Sie sich jetzt in Ihrer Phantasie einen Ort vor, an dem Sie sich vollkommen sicher und wohl fühlen. Dort gibt es keine Menschen außer Ihnen. Niemand sonst hat Zutritt. Versetzen Sie sich innerlich an diesen Ort. Spüren Sie die Luft, die sich dort bewegt, nehmen Sie die Gerüche wahr. Erfreuen Sie sich an den Farben und genießen Sie einen angenehmen Geschmack. Geben Sie Ihrer Freude über den angenehmen Ort durch ein Lächeln Ausdruck.
- Wenn Sie an Ihrem sicheren Ort angekommen sind, können Sie ihn noch weiter ausgestalten. Sie können ihn weiter gegen störende Einflüsse absichern. Sie können eine Höhle bauen, ein Haus oder auch die Landschaft verändern, bis alles optimal schön und sicher ist. Auch das Wetter können Sie bestimmen.
- Verbleiben Sie nun, solange Sie möchten und solange es Ihnen angenehm ist an Ihrem sicheren Ort. Erst wenn Sie sich genügend erfrischt und ausgeruht haben, geben Sie sich das Zeichen zum „Aufwachen". Lassen Sie sich aber auch jetzt noch Zeit damit. Achten Sie auf Ihren eigenen Rhythmus und kehren Sie in Ihr Wachbewusstsein erst allmählich wieder in dem Tempo zurück, das Ihnen entspricht und Ihnen angenehm ist.

Manche Menschen können sehr gut mit Bildern arbeiten, andere eher mit Zahlen oder Worten. Beinahe alle Personen, die ein Trauma erlitten haben, versuchen sich abzulenken. Sie wollen nicht ständig an die trau-

Anwendungen

Übungen zur Distanzierung

matischen Ereignisse erinnert werden. Viele versuchen, „einfach nicht mehr daran zu denken". Aber gelingt das auch? Versuchen Sie einmal eine kleine Gedankenübung: Stellen Sie sich einen großen roten Bären vor. Malen Sie sich sein Bild in Ihrer Vorstellung aus. Geben Sie sich jetzt selbst die Anweisung, nicht mehr an den roten Bären zu denken ... was Ihnen nicht gelingen wird. – Sich vorzunehmen, an etwas Bestimmtes nicht zu denken, führt genau zum Gegenteil – Sie denken immer mehr daran.

Übung zur Selbstberuhigung und bei Angst

Phantasiebildreise zu den eigenen Kräften

In krisenhaften Situationen „vergisst" man zu leicht, welche Fähigkeiten und Ressourcen in einem schlummern. Diese können Sie mit der folgenden Übung wiederentdecken. Am besten, Sie sprechen die Übung auf eine Kassette oder bitten eine Freundin oder einen Freund es zu tun.

- Machen Sie es sich bequem und lassen Sie alle Gedanken beiseite.
- Spüren Sie, wo Sie sind und wie Sie sitzen. Was stört Sie noch? Möchten Sie es sich noch bequemer machen?
- Atmen Sie aus und entspannen Sie sich im Ausatmen. Was löst sich nach und nach? Fühlen Sie sich einfach wohl und schließen Sie die Augen, wenn Ihnen danach ist.
- Atmen Sie tiefer aus und lassen Sie sich in den Halt Ihres Sessels zurücksinken. Nehmen Sie den Halt dankbar an und machen Sie sich bereit für einen Ausflug.

Achtung

Hören Sie die Kassette keinesfalls während des Autofahrens oder wenn Sie sich auf sonstige Dinge konzentrieren müssen, die Ihre vollständige Aufmerksamkeit verlangen.

„Von hier hinaus ins Weite.
Du bist mitten in einer Ausflugsgesellschaft.
Ihr seid unterwegs im Sonnenschein ohne bestimmtes Ziel.
Es wird gesprochen und gelacht – wer macht alles mit?
Ihr kommt hinaus in die blühende Landschaft.
Jeder findet seine Gangart, jeder macht seine Beobachtungen.
(Male aus, was zu erleben ist: Farben, Gerüche, Töne, schöne Augenblicke).
Die Gruppe macht Rast. Du hast keine Lust mehr bei der Gruppe zu sein, und möchtest lieber deine eigenen Wege weiter gehen. Du findest einen kleinen Pfad am Waldrand, der dich zu einem Haus führt, die Gartentür steht offen.

SEELISCHE BEWÄLTIGUNG

Therapien, die Ihnen verlässlich helfen

Übung zur Selbstberuhigung und bei Angst

Das Namensschild trägt deinen Namen, im Inneren herrscht Dämmerlicht und in der Diele sind Türen erkennbar.
Du öffnest die erste Tür und siehst einen Raum mit dir vertrauten Gegenständen.
(Pause)
Eine zweite Tür zu einem Raum mit dir vertrauten Stimmen.
(Pause)
Eine dritte Tür zu einem Raum mit vertrauten Gerüchen.
(Pause)
Die vierte Tür führt in einen Raum angefüllt mit wertvollen Dingen.
Sei neugierig und öffne das Fenster, um Licht hineinzulassen.
Versuche alles genau zu erkennen. Manches ist dir vertraut.
Da sind auch Dinge, die du vergessen hattest.
Lieblingssachen, die dir einmal viel bedeutet haben,
Tätigkeiten, die du gerne tust.
Deine Talente und deine Fertigkeiten, all dein Wissen und deine Geschicklichkeit.
Menschen, die dir wertvoll sind, Geschenke von vielen Gelegenheiten.
Schöne Erlebnisse und Reisen. Glücklich bewältigtes, so vieles ist hier.
Du hast es lange nicht mehr angesehen.
Und jetzt betrachtest du es, betastest es mit deinen Händen und erfreust dich daran. Dir wird klar, dies sind deine Schätze, alles, was dir im Leben bisher Kraft, Schutz, Freude, Lust, Unterhaltung, Sicherheit und Wohlsein gegeben hat und noch immer gibt, was dir dein Leben verschönert und erleichtert.
Eines darfst du auf den Weg mitnehmen, und du wählst jetzt.
Nimm es in die Hand, dreh dich um und schließ die Tür und das Haus, in das du immer zurückkehren kannst, wenn du möchtest. Mit dem Gegenstand unter dem Arm findest du deine Gruppe wieder.
Und du erzählst Ihnen, was es ist und was er dir bedeutet. Sie hören aufmerksam zu, manche wundern sich über seinen Wert für dich. Nun verlässt du die Gruppe, sie kehren zum Ausgangsort zurück, während du nach und nach hier auf deinen Platz zurückkehrst in diesem Raum, das Gefundene in deinen Händen.
Spüre es und lass uns zusammen darüber sprechen."

Übung zur Selbstberuhigung und bei Angst

- Zu dieser Übung gibt es verschiedene Alternativen: Sie können z. B. drei Fundstücke mitbringen und dies mit einer Freundin oder einem Freund besprechen. Oder Sie bringen etwas mit, was in Ihrer jetzigen, schwierigen Situation von Nutzen ist.
- Sie können das Gesehene auch malen. Dadurch wird das Bild im Ganzen erstellt und festgehalten.

Mein Körper und ich im Hier und Jetzt

Diese Übung stammt aus der Körperpsychotherapie. Sie können sie einsetzen, wenn Sie von negativen Gedanken gefangen sind und von Ihren Sorgen und Ängsten wegmöchten. Gleichzeitig hat die Übung eine energetisierende Wirkung, d. h. dass Sie sich danach entspannter und erfrischt fühlen.

- Die Übung wird im Stehen und nach Möglichkeit in bequemer Kleidung durchgeführt. Nehmen Sie sich etwa 15 Minuten Zeit und Ruhe.
- Stellen Sie sich hin und nehmen eine aufrechte Haltung ein.
- Atmen Sie einmal tief ein und aus.
- Klopfen Sie mit der linken Hand leicht auf den Rücken Ihrer rechten Hand. Schauen Sie sich dabei zu. Klopfen Sie weiter, den Unterarm entlang über den Oberarm, die Schulter, den Hals und übers Gesicht... hoch zum Kopf und nun mit der anderen Hand auf der anderen Seite wieder bis zur linken Hand herunter.
- Klopfen Sie dann mit beiden Händen auf Ihre Füße, die Beine nach oben entlang der Knie über die Oberschenkel auf den Po und soweit den Rücken hinauf wie es geht. Dann wieder nach unten bis zum Po und über die Hüften nach vorne.
- Klopfen Sie dort mit beiden Händen leicht über den Bauch und seitlich zu den Schultern nach oben und spüren Sie, dass Sie sich mit Ihrem Körper in einer sicheren Situation befinden.
- Zupfen Sie noch einmal an der einen oder anderen Stelle des Körpers, die sich vielleicht noch nicht ganz in unserer jetzigen Zeit befindet.
- Signalisieren Sie sich dann mit einem Kopfnicken, dass es Ihnen wieder besser geht.

Therapien, die Ihnen verlässlich helfen

Übungen zur Schmerzkontrolle

Übung zur Reduktion von Schmerz
(frei nach Jeanne Achterberg, 1976)

Die folgende Übung können Sie durchführen, um (seelische oder körperliche) Schmerzen zu reduzieren. Auch hier empfiehlt es sich, die Übung auf eine Kassette zu sprechen und sich diese regelmäßig anzuhören.

> **Achtung**
>
> Hören Sie die Kassette keinesfalls während des Autofahrens oder wenn Sie sich auf sonstige Dinge konzentrieren müssen, die Ihre vollständige Aufmerksamkeit verlangen.

„Mache es dir bequem und sorge dafür, dass du nicht gestört wirst. Atme einige Male ein und aus, bis du in einem entspannten Zustand angelangt bist.

Du kannst deine Aufmerksamkeit nun an die Stelle deines Körpers reisen lassen, die dir Schmerzen bereitet. Vor deinem inneren Auge siehst du deine Blutgefäße, die heilenden Sauerstoff, Proteine und andere Substanzen heranführen.

Sieh zu, wie die Blutgefäße die schmerzenden Bereiche umfließen, wie das Blut in ihnen heilende Substanzen ausschüttet. Wenn du Medikamente genommen hast, siehe zu, wie sie durch das Blut in den Schmerzbereich hineingetragen werden.

Viele Medikamente bilden Kristalle aus. Stelle sie dir bunt schillernd vor, wie sie den Schmerz umschwimmen.

Spüre, während du dich weiterhin auf den schmerzenden Bereich konzentrierst, die Ausschüttung der Endorphine in das Gewebe. Du könntest sie dir als flaumige, weiche Baumwollflöckchen vorstellen, die die empfindlichen Nervenendigungen umhüllen und dabei jede Schmerzbotschaft nach außen dämpfen, weicher machen und sogar blockieren.

Vielleicht kann dir Kälte dabei helfen, den Schmerz zu reduzieren. Dann stelle dir bei jedem Atemzug eisigen, blaugrünen Nebel vor. Ruf dir die Farben von Eisbergen in Erinnerung. Jedes Mal wenn du einatmest, umgibt ein feiner Kältenebel den Schmerzbereich. Die Entzündung wird gekühlt, der Schmerz wird weniger. Vielleicht kannst du dir aber eher durch Wärme helfen.

Anwendungen

Übungen zur Schmerzkontrolle

Dann stelle dir vor, wie du deinen Körper auf einer warmen Decke an einem besonders sicheren Ort im Freien ausstreckst. Spüre, wie die Wärme der Sonne in deinen Körper eindringt und wie der warme Wind sanft über deine Haut streicht, höre auf die Geräusche in deiner Umgebung, die Vögel zwitschern und Wasser rauscht in der Nähe. Nimm den angenehmen Duft der Blumen und Wiesen wahr.

Während du dort sicher in der warmen Sonne liegst, spürst du, wie die Wärme in jede Körperzelle eindringt, dich beruhigt und beschützt. Vielleicht kannst du dir ein kleines Abbild der Sonne tief in deinem Inneren vorstellen, an die du dich immer dann erinnern kannst, wenn die Schmerzen wieder auftreten und die dir dann durch deine Gedankenkraft ihre heilenden Strahlen auf die schmerzenden Stellen richten kann. Deine Sonne ist dann immer für dich da, wenn du Schmerz oder ein anderes unangenehmes Gefühl vertreiben willst."

Die progressive Muskelentspannung können Sie ebenfalls gegen Schmerzen einsetzen. Allerdings gibt es auch Schmerzen, die sich direkt durch die Muskelanspannung verstärken. Dabei ist die progressive Muskelentspannung dann ungeeignet. In solchen Fällen ist das „Autogene Training" angebracht. Dabei können Sie lernen, sich durch konzentrierte Selbstentspannung in einen angenehmen Zustand zu versetzen. Hierzu verinnerlichen Sie kurze Übungsformeln, wie z.B. „Das Herz schlägt ruhig, rhythmisch und regelmäßig", die vom Anleiter vorgesprochen und von Ihnen immer besser nachempfunden werden. Das autogene Training muss dann regelmäßig zuhause geübt werden, wie auch die progressive Muskelentspannung. Kurse zum Erlernen werden in Einrichtungen wie Volkshochschulen, Caritas-Verband oder regionalen Bildungseinrichtungen angeboten. Mittlerweile gibt es die Trainings auch auf CD.

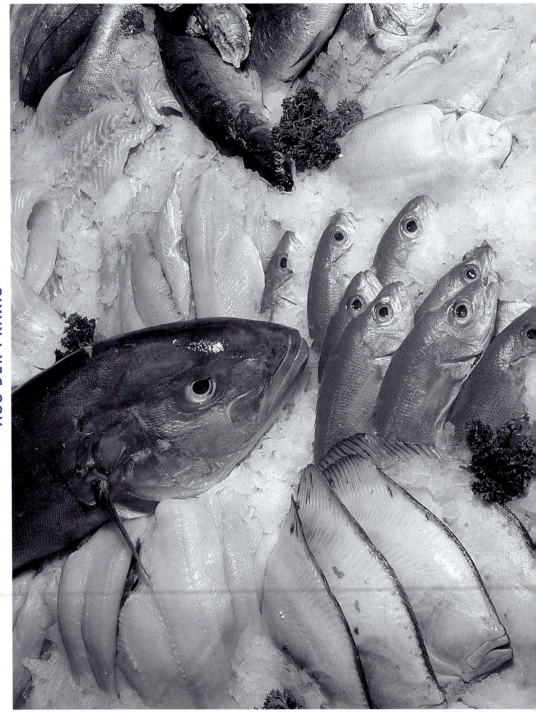

▶ Selen

Selen ist ein lebensnotwendiges (essenzielles) Spurenelement, das dem Körper zugeführt werden muss. Die Hauptquellen für Selen sind tierisches und pflanzliches Nahrungseiweiß (u. a. Fisch, Fleisch, Hülsenfrüchte, Weizen, Pilze, Nüsse). Die Konzentration des Selens in Nahrungsmitteln hängt u. a. von definierten Umweltbedingungen ab, z. B. der Schwermetallbelastung und Ansäuerung der Böden. Da die Böden in Mitteleuropa (also auch in Deutschland) durch Auswaschung, intensive landwirtschaftliche Nutzung und zunehmende Umweltbelastung arm an Selen sind, deckt die Aufnahme zwar den Bedarf, für eine Krankheitsvorbeugung ist sie aber nicht ausreichend. In Deutschland nehmen die Menschen durchschnittlich 35 µg (Mikrogramm) Selen täglich auf, was im internationalen Vergleich wenig ist. Eindeutige Zeichen eines Selenmangels sind unter den in Deutschland üblichen Verzehrsgewohnheiten nicht bekannt. Die Zufuhrwerte liegen allerdings im unteren Bereich der Empfehlung der DGE (Deutsche Gesellschaft für Ernährung), die 30-70 µg pro Tag als Bedarf ansieht.

Autor:
• Josef Beuth

Funktion von Selen Selen hat im Stoffwechsel des menschlichen Körpers vielfältige Aufgaben. Verschiedene Enzyme funktionieren nur mit Selen, u. a. Enzyme, die freie Radikale unschädlich machen, das Gleichgewicht von Schilddrüsenhormonen regulieren, Abwehrfunktionen stabilisieren und vieles mehr.

Selenmangel Zu einem Mangel an Selen kann es aus verschiedenen Gründen kommen:

- Unterversorgung infolge einseitiger oder selenarmer Ernährung
- künstliche Ernährung
- in Schwangerschaft und Stillzeit
- bei Schwermetallbelastung
- Alkoholmissbrauch
- bei Dialyse.

Verschiedene Erkrankungen sind mit einem Selenmangel verbunden, wie z. B. eine allgemeine Schwächung des Immunsystems, Herz-Kreislauferkrankungen, chronische Entzündungen des Magen-Darm-Traktes oder der Gelenke sowie Krebserkrankungen. Der Zusammenhang zwischen Selenmangel und diesen Erkrankungen besteht im Wesentlichen in einer erhöhten Belastung mit freien Radikalen bzw. reaktiven Sauerstoffverbindungen, die zu Zellschäden führen. So können freie Radikale das zelluläre Erbgut derart verändern, dass die Zellen ihr Wachstum nicht mehr kontrollieren können und zur Krebszelle entarten.

Selen und Krebs

Bereits bei der Krebsvorbeugung spielt Selen eine bedeutende Rolle, da es den Schutz vor freien Radikalen erhöht, die Immunabwehr stärkt und bestimmte Krebs erregende Stoffe unschädlich macht. Bei einer Krebserkrankung sollte Selen wegen des erhöhten Bedarfs in der akuten Therapiephase als Arzneimittel verabreicht werden, in der Nachsorgephase hingegen, sofern ein Selenmangel vorliegt, als Nahrungsergänzungsmittel.

Krebspatienten weisen niedrigere Blutselenwerte auf als Gesunde. Dies deutet auf einen erhöhten Selenverbrauch hin. Ursache dafür sind u. a. der Tumorstoffwechsel und die entzündlichen Prozesse, die bei Krebspatienten häufig sind. Arzneimittel zur Krebsbekämpfung (Zytostatika) erzeugen verstärkt freie Radikale, weil diese auch aus abgetöteten Zellen freigesetzt werden. Sie schädigen besonders Herz und Nieren. Die Gabe von Selen hilft dabei, diese freien Radikale und die damit verbundenen Nebenwirkungen der Therapie zu beseitigen.

Ähnliches gilt für die Strahlentherapie. Auch hier entstehen freie Radikale, die am Ort der Bestrahlung die Krebszellen abtöten sollen. Gelangen diese freien Radikale aber in gesunde Zellen, können sie diese schädigen.

Wissenschaftliche Beurteilung

Wenn das Selen in seiner anorganischen Form als Natriumselenit aufgenommen ist, kann es freie Radikale spontan abfangen und so gesunde Zellen schützen, ohne die Tumortherapie abzuschwächen. Die Wirksamkeit einer Chemo- und Strahlentherapie wird durch Gabe von Natriumselenit also nicht beeinträchtigt.

Schließlich wird durch die Selengabe im Bedarfsfall der Selenspiegel normalisiert und schafft damit die Voraussetzung für eine optimale Immunabwehr. Auch eine Operation versetzt den Körper in einen massiven oxidativen Stress, was eine Natriumselenitgabe sinnvoll macht. Ebenso ist z. B. ein nach einer Operation entstandenes Lymphödem mit seinen veränderten Stoffwechselprozessen ein Herd für freie Radikale, den es einzudämmen gilt. Mehrere Studien haben gezeigt, dass die rechtzeitige Gabe von Natriumselenit als Ergänzung zu physikalischen Maßnahmen die Entwicklung und den Verlauf eines Lymphödems günstig beeinflusst sowie entzündliche Komplikationen erheblich reduziert. Auf dieser Grundlage wurde die Gabe von Natriumselenit in die onkologische Basistherapie integriert. Natriumselenit ist in bestimmten Phasen der Krebserkrankung und der Therapie als wirksamkeitsgeprüfte Maßnahme empfehlenswert.

! Die Wirksamkeit einer Chemo- und Strahlentherapie wird durch Gabe von Na-Selenit nicht beeinträchtigt.

Selenpräparate

Selenpräparate gibt es in zwei verschiedenen chemischen Bindungsformen: organisch und anorganisch. In den organischen Präparaten ist Selen an die in der Nahrung enthaltene Aminosäure Methionin (Selenomethionin) oder an Hefe (Selenhefe) gebunden. In den anorganischen Selenpräparaten ist das Selen in der Regel an Natrium gebunden (Natriumselenit; Na-Selenit).

Mit dem organisch gebundenen Selen können Sie Selenmangelerscheinungen vorbeugen. Es ist in Apotheken frei verkäuflich.

Anorganisch gebundenes Selen (meist Na-Selenit) ist ein Arzneimittel und bei Tagesdosierungen bis 50 Mikrogramm nicht verschreibungspflichtig. Es ist in Form von Tabletten, Trinkampullen und Injektionslösungen in allen Apotheken erhältlich. Das Natriumselenit ist von Vorteil, weil es leichter vom Körper aufgenommen werden kann und direkt als Radikalenfänger ver-

Therapien, die Ihnen verlässlich helfen

Selenomethionin-Präparate zur oralen Anwendung

Tabletten
- selenminerase, 50 Mikrogramm, biosyn
- selenminerase forte, 100 Mikrogramm, biosyn

Na-Selenit-Präparate zur oralen Anwendung

Trinkampullen
- Cefasel, 100 Mikrogramm, Cefak
- selenase, 50, 100, 500 Mikrogramm, biosyn
- Seltrans, 60 Mikrogramm, NIDDA-pharm

Tabletten
- Cefasel, 50, 100, 300 Mikrogramm, Cefak
- Selemun 45.7 Mikrogramm, biosyn
- selenase, 79 Mikrogramm, biosyn

AUS DER PRAXIS

fügbar ist. Das enthaltene Selen kann also schneller als bei organischen Selenpräparaten in die selenabhängigen Enzyme eingebaut und wirksam werden. Daher wird vor allem Natriumselenit in der Therapie eingesetzt.

Anwendungen

Bei der Einnahme von Selen-Präparaten sollten Sie folgende Punkte beachten:

- Wenn Sie langfristig (organische) Selenomethionin oder Selenhefepräparate zur Nahrungsergänzung einnehmen, sollte die Dosierung 100 Mikrogramm pro Tag nicht überschreiten.

- In Trinkampullen mit physiologischer Kochsalzlösung wird das Na-Selenit besser von Ihrem Körper aufgenommen als in Tablettenform.

- Nehmen Sie Na-Selenit-Präparate nicht zusammen mit Vitamin-C-haltigen Präparaten, Speisen oder Getränken ein. Das Na-Selenit wird durch Vitamin C in eine für den Organismus nicht verwertbare Form umgewandelt. Aus diesem Grunde sollte zwischen der Aufnahme von Na-Selenit und Vitamin C mindestens 1 Stunde Abstand eingehalten werden. Am besten nehmen Sie das Präparat gleich morgens nach dem Wachwerden, wenn Ihr Tagesablauf einen 1-stündigen Abstand z. B. zu Vitamin-C-haltigen Frühstücksgetränken erlaubt.

- Eine Überdosierung von Selen ist äußerst selten und tritt nur bei nicht vorschriftsmäßiger Anwendung auf. Anzeichen, die auf eine akute Überdosierung hinweisen sind u. a. knoblauchartiger Atemgeruch, Übelkeit, Durchfall und Bauchschmerzen. In diesem Fall muss das Selenpräparat sofort abgesetzt werden. Konsultieren Sie dann Ihren Hausarzt.

- Die täglichen Kosten belaufen sich pro 100 Mikrogramm Natriumselenit – abhängig von der Darreichungsform – auf:
  Trinkampulle   1,00-1,50 Euro
  Tablette   0,40-0,80 Euro

Anwendungen

- Bei einer bestehenden Indikation wie z. B. Selenmangel und Chemo- oder Strahlentherapie werden die Kosten von den Krankenkassen in der Regel übernommen.

- **Selenvorkommen in ausgesuchten Nahrungsmitteln.**

Nahrungsmittel	Selenvorkommen
Fisch	75 µg pro 100 g
Weizenvollkorn	35 µg pro 100 g
Eier	15-20 µg pro 100 g (ein Ei wiegt ca. 50 g)
Rind- und Schweinefleisch	10-35 µg pro 100 g

- **Selen-Dosierungen.**

Behandlungsphase	Behandlungsart
Prävention	• über die Nahrung • bei Bedarf 100 Mikrogramm Natriumselenit oder als Selenhefe oder Selen-Methionin pro Tag in Tablettenform (oder als Trinkampulle)
präoperative Phase	• 100-500 Mikrogramm Natriumselenit pro Tag in Tablettenform (oder als Trinkampulle)
am Operationstag	• 300-1000 Mikrogramm Natriumselenit als Infusion
während einer Chemo-/Strahlentherapie	• 300-1000 Mikrogramm Natriumselenit pro Tag in Tablettenform (oder als Trinkampulle)
Nachsorgephase	• bei Bedarf 200 Mikrogramm Natriumselenit pro Tag in Tablettenform (oder als Trinkampulle)

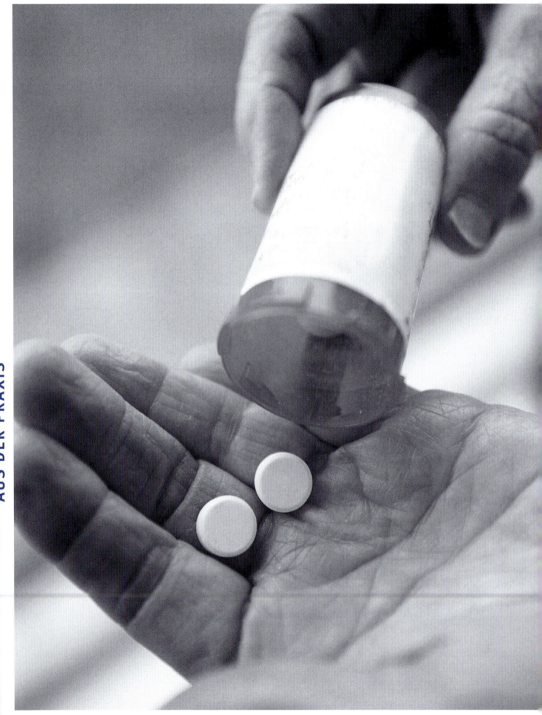

Proteolytische Enzyme

Ein großer Teil aller Vorgänge im Körper wird von Enzymen gesteuert. Die meisten Enzyme haben einen Namen, der auf „-ase" endet. Bestimmte Enzyme sind dazu da, Eiweißmoleküle zu spalten und umzubauen, um sie dadurch zu aktivieren oder auch zu deaktivieren, je nachdem, was der Körper gerade benötigt. Diese Enzyme, die Eiweiße auf diese Weise beeinflussen, nennt man Proteasen.

Die Verabreichung von sog. proteolytischen (eiweißspaltenden) Enzymen (= systemische Enzymtherapie) hat ihren Ursprung in der Naturheilkunde und kann, je nach Kulturkreis, auf jahrtausendealte Traditionen zurückblicken. Proteasen steuern viele Prozesse, wie z. B.:

- die Blutgerinnung oder auch deren Hemmung
- die Wiederauflösung (Fibrinolyse) der Blutgerinnsel
- den Auf- und Abbau von Molekülen, die das Zusammenspiel von Zellen regeln
- die Wirkung von Eiweißen (Proteinen), die als Haftmoleküle den Zusammenhalt von Zellen des Endothels, des Bindegewebes oder der Wundheilung regeln.

Autor
- Josef Beuth

Proteolytische Enzyme und Krebs

Eine wichtige Funktion eiweißspaltender Enzyme ist, dass Sie auf das Immunsystem einwirken können. Vor etwa 40 Jahren entwickelte Max Wolf für die Krebsbehandlung das Konzept der systemischen Enzymtherapie. Grundlage war die Beobachtung, dass das Blutserum von Krebspatienten die Tumorzellen nicht ausreichend abtöten konnte. Als man erkannte, dass mit zunehmendem Lebensalter Krebserkrankungen häufiger werden und gleichzeitig die Produktion von Enzymen z. B. der Bauchspeicheldrüse aber auch von Enzymen im Blutserum nachlässt, überlegte Wolf, ob er nicht proteolytische Enzymgemische ver-

Therapien, die Ihnen verlässlich helfen

AUS DER PRAXIS

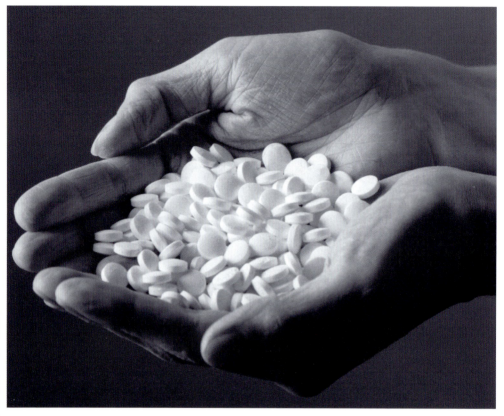

abreichen könne, um dadurch die tumorzellabtötende Kraft des Serums wiederherzustellen.

Erste Untersuchungen im Labor zeigten, dass eine systemische Enzymtherapie die Tumoren langsamer wachsen ließ und dass sich die tumorzellabtötende Aktivität des Serums wieder normalisierte. Damals wurde auch die Rolle der proteolytischen Enzyme bei der Blutgerinnung aufgeklärt. Die Ansiedlung von Metastasen („Tochtergeschwülsten") erklärte man sich über die „(Fibrin)Klebrigkeit" der Tumorzellen, die auf diese Weise die Fähigkeit gewinnen, sich in anderen Organen anzusiedeln und der Überwachung durch das Immunsystem zu entgehen.

Andere Studien ergaben, dass Tumorzellen Faktoren freisetzen, die das Immunsystem blockieren. Normalerweise heften sich

Wissenschaftliche Beurteilung

Die Wirksamkeit der systemischen Enzymtherapie konnte für verschiedene Tumorarten im Tierversuch an der Maus belegt werden. Dabei verringerten sich sowohl die Anzahl als auch die Größe von Metastasen deutlich im Vergleich zu den Kontrollgruppen. Dementsprechend war die Überlebenszeit verlängert. Außerdem stellte sich heraus, dass zumindest bei der Maus die Nebenwirkungen einer Chemo- oder Strahlentherapie durch die Gabe proteolytischer Enzyme erkennbar reduziert werden konnten. Weitere Effekte bei der Gabe von genau definierten Enzymgemischen (sowie für Bromelain) waren die Stimulation des Immunsystems und antientzündliche und antiinfektiöse Wirkungen.

Mehrere gut dokumentierte Anwendungsbeobachtungen zeigen, dass solche Enzympräparate bei Krebspatienten auch die Nebenwirkungen der Krebsstandardtherapie abmildern können. Da Anwendungsbeobachtungen wichtige Tendenzen aufzeigen können, jedoch für sich keine Beweiskraft haben, wurden wissenschaftlich abgesicherte (konsensierte) Studien durchgeführt, die u. a. von der Europäischen Union als Wirksamkeitsnachweis akzeptiert werden. Das Präparat Wobe-Mugos E (s. u.) vermochte bei Patienten, die an Brust-, Dickdarmkrebs und Plasmozytom litten, die unerwünschten Nebenwirkungen der Chemo- oder Strahlentherapie, insbesondere Übelkeit, Erbrechen, Durchfall, Gewichtsverlust, Hautreaktionen und Infektionen abzuschwächen. Daher werden in den USA nun Studien zum Nachweis der Wirksamkeit der ergänzenden Enzymtherapie an Patienten (z. B. mit Plasmozytom) durchgeführt.

> **!** Eine Enzymtherapie mit einem wirksamkeitsgeprüften Präparat ist in bestimmten Phasen einer Krebserkrankung und insbesondere während der Chemo- oder Strahlentherapie sinnvoll und empfehlenswert.

die Antikörper an die Oberflächenstrukturen von Tumorzellen an und markieren sie auf diese Weise. Die Abwehrzellen folgen dann dieser Markierung und eliminieren alle Zellen, die Antikörper auf ihrer Oberfläche tragen. Tumorzellen können aber die Oberflächenstrukturen (lösliche Antigene) abstoßen und sich so vor der Markierung mit Antikörpern und vor dem Angriff der Abwehrzellen schützen. Die Antigene schwimmen jetzt frei herum, werden aber trotzdem von den Antikörpern abgefangen. Es entstehen dadurch sog. Immunkomplexe (= Antigen-Antikörper-Verbindungen), welche die Abwehrzellen (u. a. natürliche Killerzellen, Fresszellen) beschäftigen, ohne dass es zu einer Wirkung gegen Tumorzellen kommt. Die systemische Enzymtherapie soll diese Faktoren der Tumorzellen reduzieren, damit sie nicht länger die Abwehr hemmen und blockieren.

Proteolytische Enzympräparate

- Proteolytische Enzympräparate als zusätzliche Gabe während einer Chemo- oder Strahlentherapie.

Präparat (max. 3 Wirkkomponenten)	Hersteller	Komponenten
Wobe-Mugos E	Mucos	Papain, Trypsin, Chymotrypsin

- Proteolytische Enzympräparate bei Entzündungen, akuten Schwellungszuständen, nach Operationen und nach Verletzungen.

Präparat (max. 3 Wirkkomponenten)	Hersteller	Komponenten
Bromelain POS	Ursapharm	Bromelain
Mucozym	Mucos	Bromelain
Phlogenzym	Mucos	Bromelain, Trypsin, Rutosid
Proteozym	Wiedemann	Bromelain
Traumanase	Nattermann	Bromelain

Anwendungen

- Während einer Chemo- oder Strahlentherapie hat sich die Einmalgabe von 4 (-9) Tabletten täglich bewährt.
- Jeweils eine Stunde vor und eine Stunde nach der Einnahme von proteolytischen Enzymen sollten Sie nichts essen. Deshalb hat sich die morgendliche Einnahme des Präparates etwa 1 Stunde vor dem Frühstück auf nüchternen Magen bewährt.
- **Nebenwirkungen** der Behandlung sind:
  - Blähungen
  - Durchfall
  - Bauchschmerzen
  - selten Übelkeit.

- Sie bedürfen jedoch keiner speziellen Therapie. In schwereren Fällen brechen Sie die Einnahme der Enzyme eventuell ab.
- Die Kosten belaufen sich bei Einnahme der empfohlenen Dosierung auf 1,00 bis 6,00 € pro Tag. Der Preisunterschied beruht z. T. auf unterschiedlichen Enzymaktivitäten in den Präparaten.
- Bei bestehender Indikation, also z. B. einer Chemo- oder Strahlentherapie, werden die Kosten von wirksamkeitsgeprüften proteolytischen Enzymen in der Regel übernommen.

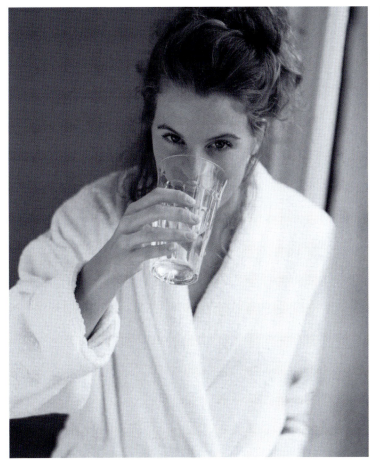

Proteolytische Enzyme nimmt man am besten morgens auf nüchternen Magen mit einem Glas Wasser ein.

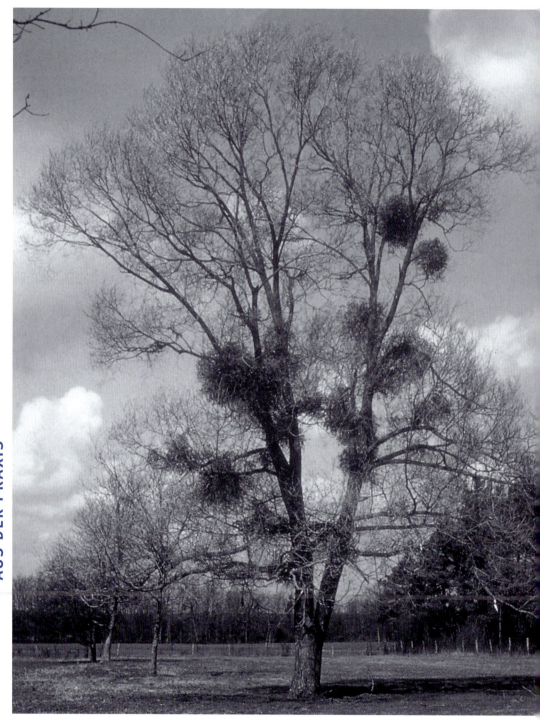

Misteltherapie

Die Mistel (Viscum album L.) ist ein immergrüner, strauchförmiger Halbschmarotzer der Laub- und Nadelhölzer. Sie besitzt gelb-grüne und ledrige Blätter. Ihr Samen keimt direkt auf dem Ast des Wirtsbaumes. Wegen ihrer ungewöhnlichen Gestalt gewann die Mistel große Bedeutung in Mythen und Sagen (daher wohl auch der anglo-amerikanische Weihnachtsbrauch, Mistelzweige in die Wohnung zu hängen).

Autor
• Josef Beuth

Die Mistel wurde bereits von Hippokrates und arabischen Ärzten als Naturheilmittel verordnet. Der Begründer der Anthroposophie, Rudolf Steiner, entwickelte dann in den 1920er Jahren wässrige Extrakte aus der Mistel zur Behandlung von Krebserkrankungen. Die Misteltherapie ist derzeit die häufigste begleitende (komplementäre) Maßnahme zur Krebsstandardtherapie. Mehr als 60 % aller Krebspatienten wenden Mistelextrakttherapien an. Die Patienten führen dabei folgende Gründe, Vorstellungen und Wünsche an:

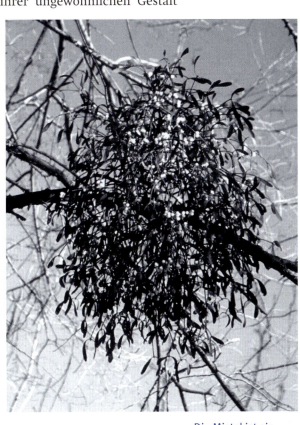

Die Mistel ist ein immergrüner, strauchartiger Halbschmarotzer der Laub- und Nadelbäume.

- aktives Teilhaben an der Krankheitsbewältigung
- Aktivierung der körpereigenen Abwehr
- Reduktion der Nebenwirkungen einer Krebsstandardtherapie
- verbesserte Lebensqualität
- verbesserte Standardtherapie durch stärkere Therapietreue.

Mistel und Krebs

Wässrige Mistelextrakte weisen verschiedene Inhaltsstoffe auf, von denen seit den 1950er Jahren u. a. Lektine, Viscotoxine oder Flavonoide isoliert werden konnten. Die Analysemethoden wurden zu Beginn der 1980er Jahre weiterentwickelt, sodass es möglich wurde, weitere pflanzliche Wirkstoffe in größeren Mengen zu isolieren, zu charakterisieren und auf ihre Wirkweise hin zu untersuchen. Bei diesen Untersuchungen stellte sich heraus, dass u. a. der Gehalt an sog. Lektinen (z. B. Mistellektin-1; ML-1) für die tumorzerstörenden und abwehrfördernden Wirkungen der Mistelextrakte verantwortlich ist. Diese Lektine sind weit verbreitete Eiweißverbindungen (Pflanzen, Menschen, Tiere, Mikroorganismen) und binden u. a. Zuckermoleküle an sich.

Die experimentelle Erforschung (Labor und Tierversuch) von Mistelextrakten und bestimmten Mistelextraktkomponenten (z.B. ML-1) ist recht weit fortgeschritten. Neben den zytotoxischen (zellabtötenden) und immunaktivierenden Eigenschaften wurde in experimentellen Versuchsansätzen besonders eine Wirkung der Mistelextrakte gegen Tumoren, Metastasen und Infektionen nachgewiesen.

Auf dieser Grundlage wurden dann Anwendungsbeobachtungen bei Tumorpatienten durchgeführt, welche die vermutete Immunstimulation durch Mistelextrakte bestätigten. Diese Beobachtungen wurden anschließend in wissenschaftlichen Studien weiter erforscht:

- Manche Untersuchungen zeigten dabei, dass das Immunsystem durch die Gabe von Mistelextrakten stimuliert werden konnte, nachdem das Abwehrsystem durch eine Krebsstandardtherapie geschwächt worden war. Dies führte zur Empfehlung der Misteltherapie bei nachgewiesener Abwehrschwäche. Diese Indikation ist wissenschaftlich abgesichert. Die Therapie erfolgt nach Bestimmung des Immunstatus [siehe Seite 32 ff.], wenn die Anzahl und Aktivität der Leukozyten im Blut reduziert ist.

- In zwei wissenschaftlich abgesicherten epidemiologischen Studien mit Brustkrebspatientinnen gingen die Nebenwirkungen der Standardtherapie wie Übelkeit, Erbrechen, Gewichtsabnahme, Müdigkeit, depressive Verstimmungen unter einer begleitenden Mistelextrakttherapie signifikant zurück.

- Die Mistelextrakttherapie erwies sich in manchen Untersuchungen als gut verträgliche Erweiterung der Standardtherapie bei Brustkrebs. Sie führt zu einer signifikanten Verbesserung der Lebensqualität.

Der Nachweis, dass sich die Lebensqualität unter der Gabe standardisierter Mistelextrakte verbessert, sollte Anlass sein, dieses klassische pflanzliche Therapeutikum weiteren Untersuchungen zu unterziehen, die wissenschaftlichen Ansprüchen genügen. Derzeit wird z.B. bereits in weiteren klinischen Studien überprüft, ob die verbesserte Lebensqualität unter der Mistelextrakttherapie auch die Krebsstandardtherapie optimieren kann.

Neben dem unbedingt erforderlichen Nachweis der Wirksamkeit muss aber auch die Unbedenklichkeit jeder Therapie bewiesen sein. Das gilt auch für die Mistelextrakttherapie. Alle Arzneimittel müssen nach international anerkannten Regeln eingehend auf Nutzen und Risiko untersucht werden. Es gibt bislang keine Hinweise aus den Labor- oder Tierversuchen, die auf ein besonderes Risikopotenzial der Mistelextrakte hinweisen. Es liegen bisher auch keine wissenschaftlich gesicherten Daten zur klinischen Bedenklichkeit vor. Somit erscheint es therapeutisch sinnvoll, die Mistelextrakttherapie bei bestimmten Indikationen in Ergänzung zu den Standardtherapien einzusetzen.

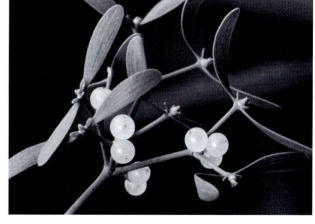

Zur Krebstherapie wird nur die weißbeerige Mistel, Viscum album, eingesetzt.

Wissenschaftliche Beurteilung

Es ist wissenschaftlich belegt, dass Mistelextrakte das Immunsystem aktivieren. Sie sind indiziert, wenn nach einer Chemo- oder Strahlentherapie das Immunsystem durch Bestimmung des Immunstatus nachweislich geschwächt ist.

Begleitend zur Standardtherapie bei Brustkrebs belegen erste Studien den Vorteil einer Mistelextrakttherapie, wie z. B. geringere Nebenwirkungen oder auch verbesserte Lebensqualität. Für andere Tumorarten steht ein entsprechender Wirksamkeitsnachweis unter Standardtherapie jedoch noch aus.

Bei Tumoren des blutbildenden Systems (z. B. Leukämien oder Lymphome) ist es noch offen, ob Mistelextrakte von Vorteil oder nicht sogar von Nachteil für den Patienten sind. Hierzu liegen noch keine aussagekräftigen Untersuchungen vor

Wässrige Mistelextrakte wurden bis vor kurzem in die Gruppe der Therapeutika mit angeblicher, jedoch nicht ausreichend nachgewiesener Wirksamkeit eingeordnet. Um sie verantwortungsbewusst und nach wissenschaftlichen Kriterien anwenden zu können, wurden und werden Mistelextraktpräparate auf ihre Unbedenklichkeit und klinische Wirksamkeit geprüft. Vor allem durch die heutzutage mögliche Standardisierung der Inhaltsstoffe werden Mistelpräparate besser zu untersuchen sein und sicherlich für die wissenschaftlich orientierte Medizin an Bedeutung gewinnen.

Mistelpräparate

Zur Zeit sind mehrere Mistelextraktpräparate in Deutschland erhältlich, die nach definierten Verfahren hergestellt werden. Dabei werden die Misteln von unterschiedlichen Wirtsbäumen zu verschiedenen Jahreszeiten geerntet und verarbeitet. Alle Mistelextraktpräparate sind den arzneimittelrechtlichen Vorschriften entsprechend standardisiert und können unterteilt werden in standardisierte, anthroposophische Präparate (u.a. Abnobaviscum, Helixor, Iscador) sowie in lektin-standardisierte Präparate (u.a. Eurixor, Lektinol).

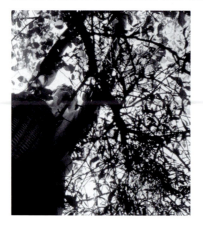

Die Misteln werden zweimal jährlich geerntet. Im Sommer ist der Gehalt an Viscotoxinen besonders hoch, im Winter dagegen der Gehalt an Mistellektinen.

- Mistelpräparate.

Mistelpräparat	Hersteller
standardisiert, anthroposophisch	
• Abnobaviscum	Abnoba
• Helixor	Helixor
• Iscador	Weleda
Gesamtlektin-standardisiert, anthroposophisch	
• Iscador Spezial	Weleda
Mistellektin-1-standardisiert	
• Eurixor	biosyn
• Lektinol	Madaus

Anwendungen

- Es gibt heute folgende Indikationen für eine Mistelextrakttherapie:
  - Ausgleich von Abwehrschwächen
  - Reduktion von Nebenwirkungen der Standardtherapie
  - Verbesserung der Lebensqualität.

- Im Allgemeinen erhalten Sie 2-3 Injektionen pro Woche unter die Haut (subkutan) mit niedrigen, immunaktiven Dosierungen. Die Behandlung beginnt mit einer Testphase, um die Verträglichkeit festzustellen und Allergien zu vermeiden.

- Anthroposophische Präparate werden nach erwiesener Verträglichkeit in auf- und wieder absteigender Dosierung verabreicht. Die Therapiedauer wird dabei individuell bestimmt.

- Lektinstandardisierte Präparate werden in Anlehnung an das Körpergewicht in gleichbleibender Konzentration injiziert.

- Die Therapiedauer hängt von folgenden Faktoren ab:
  - Tumorart
  - Tumorstadium
  - bisherige Standardtherapie, z.B. bei Brustkrebs, begleitend zur Chemo- oder Strahlentherapie

Therapien, die Ihnen verlässlich helfen

Vom Keimen der Mistelpflanze bis zur Verarbeitung als pharmazeutisches Präparat vergehen 10-15 Jahre: Vögel verbreiten die klebrigen Mistelsamen (a), die sich mit einem so genannten Senker in den Ast bohren, der dann vom Gehölz umschlossen wird und so sichern Halt bietet und die keimende Pflanze mit Nährstoffen und Wasser versorgt (b). Nach der Ernte der kugeligen Mistelbüsche werden die Zweige mechanisch zerkleinert und gepresst (c). Der Mistelpresssaft wird je nach Präparat mit speziellen Verfahren weiter verarbeitet. Hier ist die Herstellung des Mistelextraktes Iscador abgebildet (d).

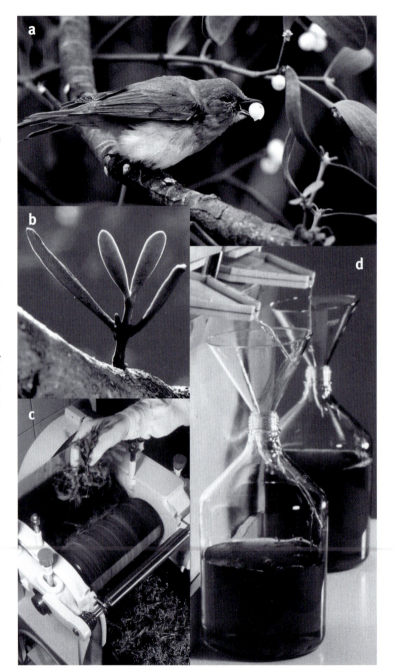

Anwendungen

- der Aktivität des Immunsystems (nach Bestimmung des Immunstatus) ca. 8-12 Wochen nach Beendigung der Standardtherapie aller Krebsarten außer Leukämien und Lymphomen.
- Meistens wird 3 Monate behandelt, gefolgt von 6-8 Wochen Pause. Wenn die Abwehrschwäche fortdauert, wird weitere 3 Monate behandelt usw., bis die Abwehrschwäche ausgeglichen ist.
- Für Therapien, bei denen Mistelextrakt intravenös oder direkt in den Tumor verabreicht werden – auch mit hohen Dosierungen – gibt es keine wissenschaftliche Datenlage, die einen therapeutischen Nutzen aufzeigt.
- Die Kosten pro Einzeldosis betragen 7-9 €.
- Bei vorhandener Indikation, z.B. Abwehrschwäche, Chemo- oder Strahlentherapie bei Brustkrebs, werden die Kosten von den Krankenkassen übernommen.

Nebenwirkungen

In seltenen Fällen (ca. 7-15% der Patienten) kommt es zu Rötung, Schwellung und Juckreiz an der Injektionsstelle. Auch grippeähnliche Beschwerden und ein Temperaturanstieg sind selten möglich. Von allergischen Reaktionen ist bei vorschriftsmäßiger Verabreichung (inklusive Testphase) bisher nichts bekannt.

MISTELTHERAPIE

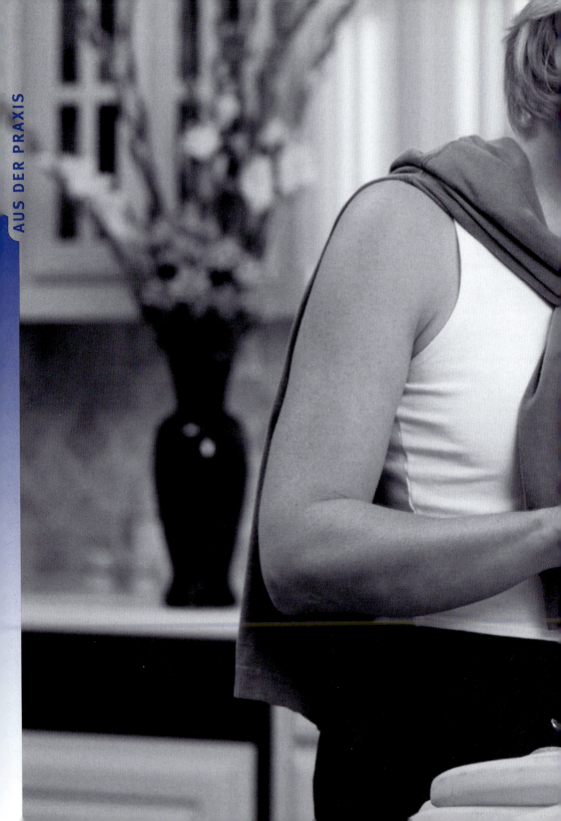

AUS DER PRAXIS

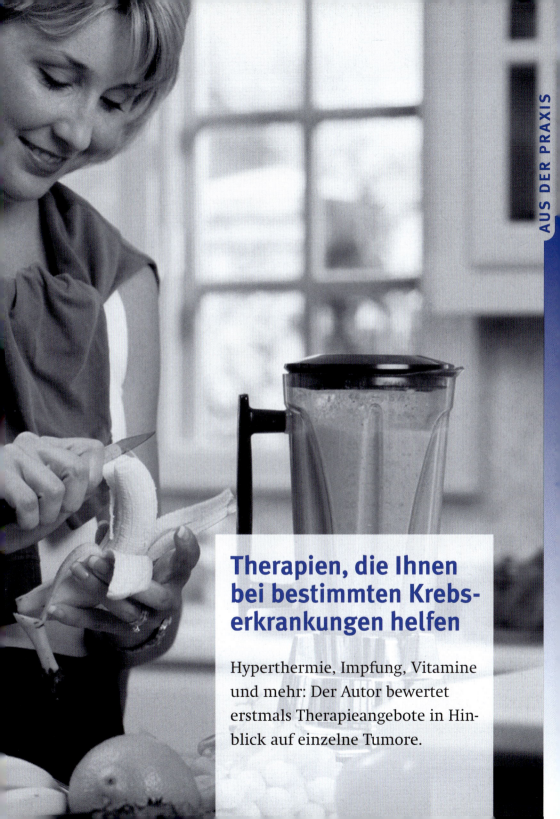

AUS DER PRAXIS

Therapien, die Ihnen bei bestimmten Krebserkrankungen helfen

Hyperthermie, Impfung, Vitamine und mehr: Der Autor bewertet erstmals Therapieangebote in Hinblick auf einzelne Tumore.

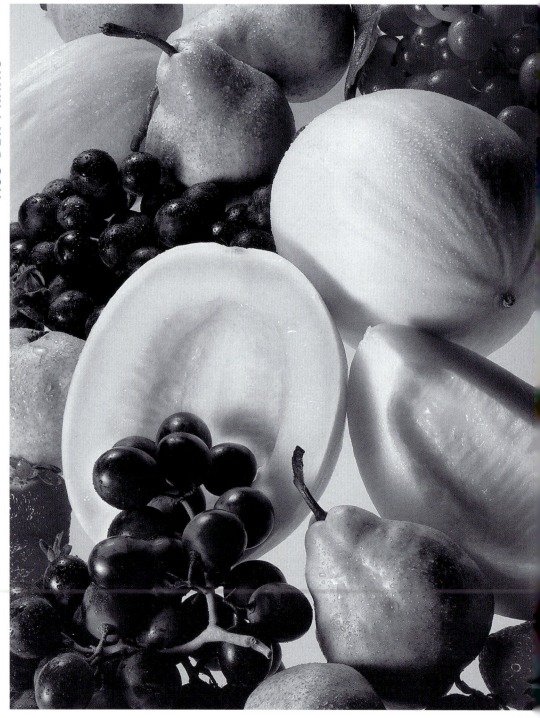

AUS DER PRAXIS

Vitamine und Spurenelemente

Zu den Vitaminen zählen chemisch sehr unterschiedliche Substanzen, die jedoch alle eines gemeinsam haben: Sie sind für den menschlichen Stoffwechsel unentbehrlich (essenziell), aber der Mensch kann sie nicht selbst produzieren, sondern ist darauf angewiesen, sie mit der Nahrung aufzunehmen.

Autor
• Josef Beuth

Spurenelemente sind chemische Elemente, die für den Menschen ebenso unentbehrlich sind. Sie werden aber nur in äußerst geringen Mengen, also nur in Spuren, benötigt und sind meist Bestandteile von Enzymen und Hormonen.

Man fasst Vitamine und Spurenelemente auch unter dem Begriff Mikronährstoffe zusammen. Bei einem Mangel an Mikronährstoffen erkrankt der Mensch. Unter einer normalen Lebensführung und ausgewogenen Ernährung mit 5 Portionen Gemüse oder Obst (sowie Getreide) am Tag sind Mangelzustände an Mikronährstoffen jedoch die Ausnahme. In Belastungssituationen, z.B. bei einer Krebserkrankung, Stress oder unter der Einnahme starker Medikamente (z.B. Chemotherapeutika, Antibiotika), ist der Bedarf erhöht und alleine durch die Zufuhr im Rahmen einer ausgewogenen Ernährung nicht immer vollständig zu decken. Die Versorgung mit diesen Substanzen reicht nicht mehr aus und die gezielte Gabe von vitamin- und spurenelementhaltigen Ergänzungsmitteln wird notwendig.

Vitamine und Krebs

Bei Krebspatienten ist der Bedarf an Mikronährstoffen besonders hoch. Das gilt erst recht vor und während einer chemo- oder strahlentherapeutischen Behandlung. Dies liegt einerseits an dem Krebs aber auch an dem teilweise enorm erhöhten Bedarf infolge der Behandlung und ihrer Nebenwirkungen wie Erbrechen, Durchfall, Schwitzen oder Übelkeit und Appetitlosigkeit mit verminderter Nahrungsaufnahme. Diesen Bedarf kann auch eine sehr gute Ernährung bisweilen nicht decken.

Therapien, die Ihnen bei bestimmten Krebserkrankungen helfen

Folgen eines Mangels an Vitaminen und Spurenelementen

- Der Körper ist gegenüber den belastenden Standardtherapien geschwächt.
- Die Standardtherapien wirken schlechter.
- Die Standardtherapien haben mehr Nebenwirkungen.
- Es kommt zu mehr Komplikationen.
- Die Lebensqualität nimmt ab.
- Die Lebenserwartung sinkt.

Es konnte gezeigt werden, dass ein Mangel an Vitaminen und Spurenelementen

1. den Körper gegenüber den belastenden Standardtherapien schwächt
2. die Wirksamkeit der Standardtherapien vermindert und
3. die Nebenwirkungen der Standardtherapien verstärkt.

Dies alles führt zu mehr Komplikationen, zu einer verminderten Lebensqualität und schließlich auch zu einer reduzierten Lebenserwartung.

Vor allem die unter dem Begriff „Antioxidanzien" zusammengefassten Mikronährstoffe (insbesondere die Vitamine A, C und E sowie das Spurenelement Selen) haben eine große Bedeutung erlangt. Sie schützen den Organismus vor dem schädigenden Einfluss sog. „freier Radikale". Freie Radikale sind aggressive Bruchstücke organischer und anorganischer Moleküle, die unvermeidlich bereits unter ganz normalen Bedingungen als körpereigene („endogene") Schadstoffe entstehen. Hinzu kommen zahlreiche äußere Ursachen.

Einige Ursachen für die Entstehung freier Radikale

- radioaktive Strahlung (therapeutisch und umweltbedingt)
- Chemotherapie und andere Einflüsse, die zum Zelluntergang führen
- UV-Licht
- Umweltverschmutzung, z. B. Ozon, Stickoxide
- Stress
- Nikotin

Die negativen Auswirkungen der freien Radikale können neutralisiert werden, wenn eine ausreichende Menge an Antioxidanzien zugeführt wird (über die Nahrung oder über z. B. bilanzierte Vitamin- und Spurenelementgemische). Aus diesen Gründen sollten Krebspatienten – neben der gezielten Ernährungsberatung [s. Kapitel Ernährung] – bei Bedarf Vitamine und Spurenelemente in einer Dosierung zugeführt bekommen, die ihrem persönlichen Bedarf entspricht.

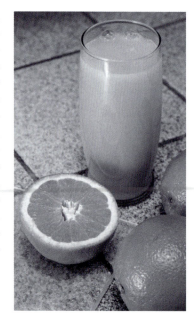

Frisch gepresster Orangensaft ist reich an Vitamin C.

Vitamine und Krebs

Aus den USA kommen viele Vorschläge zur Therapieverbesserung bei Krebs zu uns, auch im Hinblick auf die Versorgung mit Vitaminen und Spurenelementen. Es sollte aber stets kritisch bedacht werden, dass in Deutschland alle Arzneimittel ihre Qualität, Unbedenklichkeit und Wirksamkeit belegen müssen. Während die Qualität der Präparate in der Regel gut ist, scheinen insbesondere die Unbedenklichkeit und Wirksamkeit nicht erwiesen zu sein. So enthalten z. B. viele Präparate Substanzen oder Konzentrationen, die das Tumorzellwachstum fördern können (z.B. Eisen bzw. Vitamin B12). Andere können die Wirksamkeit einer Chemo- oder Strahlentherapie herabsetzen wie z.B. die Folsäure.

Daher sollten Sie nie Mikronährstoffe unkontrolliert einnehmen (die z.B. ausschließlich übers Internet zu beziehen sind oder individuelle Mischungen, die aufgrund wissenschaftlich fragwürdiger Diagnostikverfahren wie Bioresonanz oder Redox-Serum-Analyse zusammengesetzt werden oder auch Mischungen, die Eisen enthalten). Sie verursachen neben den gesundheitlichen Folgen überdies noch hohe Kosten für Sie.

Wirkung von freien Radikalen

- krebsauslösend oder krebsfördernd
- Ursache verschiedenster Arzneimittelnebenwirkungen
- Hemmung körpereigener Abwehrfunktionen
- Förderung von Alterungsprozessen

Achtung

- Nehmen Sie nie unkontrolliert Mikronährstoffe ein.

Wissenschaftliche Beurteilung

Es gibt viele Hinweise dafür, dass es sinnvoll ist, genau definierte Vitamin- und Spurenelementgemische als Ergänzung zur Standardtherapie bei Krebs zu verabreichen. Um diese Maßnahme allerdings grundsätzlich bei Krebserkrankungen empfehlen zu können, fehlt es noch an den wissenschaftlichen Wirksamkeitsnachweisen.

Verschiedene Fachgesellschaften geben Empfehlungen für die Gabe von Vitaminen und Spurenelementen als Ergänzung zur Krebsstandardtherapie heraus. Darin werden besonders sog. bilanzierte Vitamin-/Spurenelementgemische empfohlen. Sie enthalten die empfohlenen Tagesdosen aller essenziellen Vitamine und Spurenelemente und werden bei Bedarf vor oder während einer Chemo-/Strahlentherapie verordnet.

In diesen Fällen werden Ihnen bilanzierte Vitamin-/Spurenelementgemische empfohlen:

- wenn Sie nur noch wenig essen können
- wenn Sie viele Vitamine und Spurenelemente durch Durchfall, Erbrechen und starkes Schwitzen verlieren
- wenn im Verlauf einer Chemo- oder Strahlentherapie Schleimhautdefekte entstehen.

Vitamin- und Spurenelementpräparate

Es gibt viele Präparate, die besonders für Krebspatienten ungeeignet sind, da sie das Tumorzellwachstum fördern oder die Wirkung der Standardtherapien herabsetzen können. Daher sollte jede Gabe von Vitamin- und Spurenelementgemischen von onkologisch erfahrener ärztlicher Seite überwacht werden.

Zur zusätzlichen Behandlung bei erhöhtem Bedarf, z. B. während einer Chemo-/Strahlentherapie oder bei verminderter Nahrungsaufnahme eignet sich z. B. Careimmun. Es handelt sich um ein bilanziertes Wirkstoffgemisch, das kein Eisen enthält.

Als Zusatzbehandlung von Patienten eignet sich ferner Immune Energy. Auch hierbei handelt es sich um ein bilanziertes Wirkstoffgemisch ohne Eisenanteile.

Anwendungen

- Bilanzierte Vitamin- und Spurenelementgemische erhalten Sie als Kapseln (z. B. Careimmun) oder als Brausetablette/-pulver (z. B. Immune Energy), das in Wasser gelöst werden muss. Die Präparate decken bei der empfohlenen Einnahme den Tagesbedarf an essenziellen Mikronährstoffen ab.

- **Nebenwirkungen** treten bei den empfohlenen Dosierungen in der Regel nicht auf.

- **Überdosierungen** sind nur bei extremen Dosierungsfehlern möglich und führen zu Übelkeit, Bauch- und Magenschmerzen und eventuell zu Erbrechen.

- Da die empfohlenen bilanzierten Mikronährstoffgemische keine für Krebspatienten gesundheitsschädlichen Komponenten enthalten und auch keine Konzentrationen an Vitaminen oder Spurenelementen enthalten, welche die Wirkung einer Standardtherapie herabsetzen, können sie mit allen Standartherapeutika kombiniert werden. Dennoch sollten Sie wenn möglich immer die zielgerichtete Ernährung vorziehen [siehe Kapitel Ernährung, Seite 41 ff.].

AUS DER PRAXIS

Achtung

- Nehmen Sie nie unkontrolliert Mikronährstoffe ein! Nehmen Sie Vitamin- und Spurenelementgemische nicht in unkontrollierter Zusammensetzung und Dosierung ein. Dadurch kann die Wirksamkeit einer Standardtherapie beeinträchtigt werden und es können bestimmte unerwünschte Bestandteile enthalten sein, insbesondere Eisen.
- Wenn ein Eisenmangel bei Ihnen nachgewiesen wurde, sollten Sie eisenhaltige Arzneimittel einnehmen – aber nur unter ärztlicher Kontrolle!

Merksatz

- Als Krebspatient sollten Sie Vitamine und Spurenelemente in einer Dosierung zugeführt erhalten, die ihrem persönlichen Bedarf entspricht.

Anwendungen

- Die Kosten für eine Tagesdosis, die Ihren Bedarf deckt, liegen bei etwa 1 Euro.
- Weil bilanzierte Mikronährstoffe zu den Nahrungsergänzungsmitteln gehören, werden deren Kosten nicht erstattet.

Multivitamin- und Spurenelementpräparate von Dr. M. Rath

Über das Ausland vertreibt Dr. M. Rath Vitamin- und Spurenelementgemische („zellulare Medizin", „Zell-Vitalstoffe") in Dosierungen, die in Deutschland zu einer Einordnung als „zulassungspflichtige Arzneimittel" führen. Vitamin- und Spurenelementgemische von Dr. Rath sind hierzulande aber nicht als Arzneimittel zugelassen, obwohl der Hersteller eindeutig mit wissenschaftlich nicht haltbaren medizinischen Wirkungen der Mittel (u. a. gegen Krebs) wirbt. Er beschreitet nicht den in Deutschland für alle Arzneimittelhersteller zwingend vorgeschriebenen Zulassungsweg, um Qualität, Unbedenklichkeit und Wirksamkeit seiner Produkte zu belegen, worauf alle Patienten ein verbrieftes Recht haben. Deshalb sind insbesondere Hersteller und die Aufsichtsbehörden gefordert, diese Nachweise zu liefern, bevor diese Mittel vermarktet werden. Dieser Nachweis für eine Zulassung in Deutschland steht aus. Dr. Rath vertreibt seine Vitamin- und Spurenelementpräparate in Deutschland über das Internet und ein Beraternetz.

Um die Zulassung zu bekommen, müsste Dr. Rath Unbedenklichkeits- bzw. Wirksamkeitsnachweisstudien vorlegen. Da dies bislang nicht geschehen ist, bleiben alle Behauptungen unbewiesen und müssen im Sinne des Patientenschutzes abgelehnt werden. Laut Dr. Rath könnten sich Millionen Menschen mit hoch dosierten Vitaminpräparaten u. a. gegen Krebs schützen. Mit einer neuen Mixtur aus Aminosäuren, Vitamin C und grünem Tee will er den Krebs zu 90-100% besiegen können.

Die Vitamin- und Spurenelementpräparate (zellulare Medizin) nach Dr. Rath sind nach den deutschen Zulassungskriterien nicht auf Qualität, Unbedenklichkeit und Wirksamkeit geprüft und müssen deshalb strikt abgelehnt werden.

Wissenschaftliche Beurteilung ☹

Es steht außer Frage, dass Vitamine, Spurenelemente und Aminosäuren (vor allem in höheren Dosierungen) pharmakologische Effekte haben können, wobei aber nicht belegt ist, welche klinische Bedeutung sie haben. Daher sollte auf die Aktivitäten in Büchern, Broschüren und auf Plakaten von Dr. Rath aufmerksam gemacht werden. Sein Versprechen, durch seine „zellulare Medizin" (Vitamin- und Spurenelementgemische) Volkskrankheiten (u. a. Krebs) verhindern oder heilen zu können, entbehren jeder Grundlage und müssen abgelehnt werden.

AUS DER PRAXIS

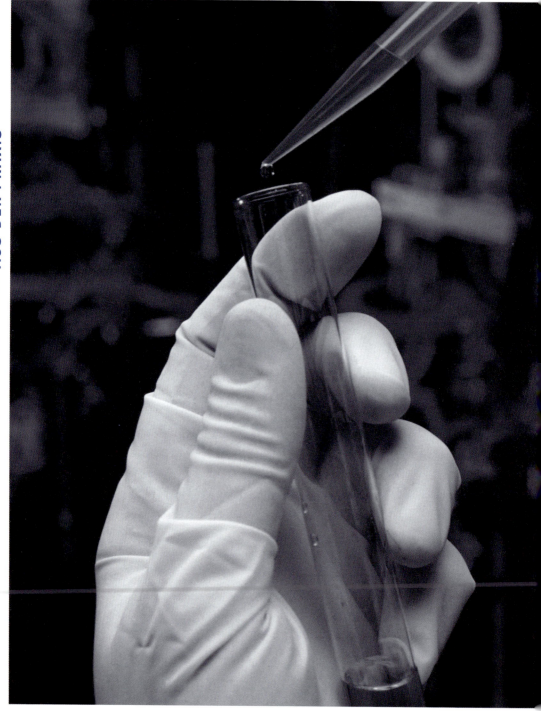

Thymuspeptidtherapie

Autor
• Josef Beuth

Bereits vor über 2000 Jahren wurde von griechischen Ärzten die Bedeutung der Thymusdrüse für die körpereigene Abwehr und Psyche beschrieben. Trotz intensiver Forschungstätigkeit dauerte es aber bis zum Jahr 1965, bevor A. DiGeorge erstmals eine Erkrankung der Thymusdrüse beschrieb (DiGeorge-Syndrom). Er beobachtete einen Immundefekt bei Kindern, denen aufgrund einer Entwicklungsstörung im Mutterleib die Anlage der Thymusdrüse fehlte. Diese Kinder wiesen einen erheblichen Mangel an T-Lymphozyten auf.

Die Thymusdrüse spielt eine ganz wichtige Rolle innerhalb des Immunsystems. Spezielle Eiweißbestandteile, die im Thymus gebildet werden (Thymuspeptide), sorgen dafür, dass durch Weiterentwicklung, Reifung und Stimulation aus den Stammzellen des Knochenmarks im Thymus sog. T-Lymphozyten werden (Thymus-geprägt). Wenn zuwenig Thymuspeptide vorhanden sind, sinkt die Zahl der T-Lymphozyten (u. a. mit fortschreitendem Alter; unter Chemo-, Kortison- oder Strahlentherapie). Je nachdem wie stark der Mangel an T-Lymphozyten ist, wird der Patient anfälliger für Infektions- und Tumorerkrankungen.

Es sind die T-Helfer-Lymphozyten, eine Untergruppe genau dieser Zellen, die auch bei einer AIDS-Erkrankung dem Virus zum Opfer fallen. Dadurch erhöht sich bei diesen Patienten das Risiko für Infektions- und Tumorerkrankungen dramatisch.

Thymuspeptide und Krebs

Schon Mitte des 20. Jahrhunderts versuchten zunächst der schwedische Tierarzt E. Sandberg und später amerikanische Immunologen, durch die Gabe von Thymusdrüsenextrakten junger Kälber alters- oder therapiebedingte Abwehrschwächen zu beheben. Es spielt aber offenbar eine große Rolle, wie man die Thymusbestandteile aufbereitet, dosiert und mischt, denn es sind inzwischen über 30 verschiedene Substanzen aus Thymus-

AUS DER PRAXIS

drüsen isoliert worden. In der Thymusforschung kann man vier Gruppen unterscheiden:

- Thymuspeptide
- Thymuspeptidgemische
- Thymusgesamtextrakt
- Thymusfrischextrakt.

In den USA wurden Thymuspeptidgemische mit genau definierten und vereinheitlichten Zusammensetzungen sowie künstlich erzeugte Thymuspeptide untersucht (u. a. Thymosin alpha-1). Nach ersten Beobachtungen, die das Interesse an weiteren Untersuchungen weckten, werden diese Substanzen seitdem in Laborversuchen, Tierexperimenten und auch an Patienten auf ihre Unbedenklichkeit und Wirksamkeit hin geprüft.

Wissenschaftliche Beurteilung Teil 1

Im Reagenzglas („in vitro") oder im Tierversuch sind für Thymuspeptidgemische oder einzelne Thymuspeptide, wie z. B. das Thymosin alpha-1, u. a. folgende Wirkungen wissenschaftlich belegt:

- die Anzahl und Aktivität von Immunzellen, wie z. B. den T-Lymphozyten und sog. natürlichen Killerzellen, erhöht sich
- die Tumormasse und Metastasenzahl verringern sich
- es gibt eine Wirkung gegen Viren.

Für Thymusfrischextrakte (THX) liegen hingegen keine wissenschaftlich gesicherten experimentellen Wirksamkeitsnachweise vor. Eine Vielzahl von Veröffentlichungen in Zeitschriften, die nicht zu der Gruppe der international anerkannten Fachzeitschriften gehören und größtenteils von den Präparateherstellern selbst herausgegeben werden, legen eine wissenschaftliche Bedeutung dieser Substanzen nahe, die tatsächlich bis heute in keiner Weise belegt ist.

Die biologischen Eigenschaften, z. B. von Thymosin alpha-1 oder standardisierten Thymuspeptidgemischen, sind gut dokumentiert. Es zeigt sich ein großes therapeutisches Potenzial für die Krebsbehandlung, allerdings fehlen noch die klinischen Studien, die den Wirksamkeitsnachweis liefern können.

Es liegen mehrere gut dokumentierte Anwendungsbeobachtungen für Thymuspeptide oder Thymuspeptidgemische vor, die zeigen, dass es offenbar einen Einfluss auf die Abwehrbereitschaft und Lebensqualität gibt. Dazu gehört etwa die Abnahme von Nebenwirkungen der Standardtherapien.

Es sei aber ausdrücklich daran erinnert, dass Anwendungsbeobachtungen keine Wirksamkeit auf wissenschaftliche Weise belegen können. Dafür sind die Fallzahlen viel zu gering

Wissenschaftliche Beurteilung Teil 2

und die bewussten und unbewussten Einflussmöglichkeiten von allen Seiten viel zu unübersichtlich.

Auch die Vielzahl von klinischen Studien zur Therapie mit standardisierten Thymuspeptidgemischen oder definierten Thymuspeptiden bringt bisher leider keine Klarheit, da sie alle gravierende Schwächen aufweisen. Die Ergebnisse erlauben also keine zweifelsfreien Aussagen über die rezidivfreie und metastasenfreie Zeit oder über die Gesamtüberlebenszeit unter der Behandlung.

Das ist sehr traurig, weil viele Mediziner viel Zeit in diese Arbeiten investiert haben. Doch leider sind fehlerhafte Studien in der Medizin so häufig, dass in manchen Fällen auch die Frage erlaubt sein muss, ob hier nicht vielleicht wissentlich ungenau gearbeitet wurde. Es ist ja allgemein bekannt, dass allein der Begriff „wissenschaftlich", die Nennung eines Institutes in Amerika oder der Name eines Professors oftmals ausreichen, um beim – verzweifelten – Patienten Geld zu mobilisieren.

Einen Ausweg könnten derzeit laufende Untersuchungen bieten, die z. B. als kontrollierte klinische Studien mit dem Gütesiegel A der Deutschen Krebsgesellschaft ausgezeichnet wurden, was auf aussagefähige Ergebnisse hoffen lässt – wie auch immer diese dann aussehen mögen.

Geht man nach der Literatur, nützt die Thymuspeptidtherapie dem Patienten, weil sie die Zahl und Aktivität der T-Lymphozytenzahl reguliert. Unbewiesen ist bislang, ob eine Thymuspeptidtherapie vor Rezidiven und Metastasen schützen kann und auch, ob die Überlebenszeit von Krebspatienten durch diese Therapie verlängert werden kann.

Achtung: Hier sei ausdrücklich vor der angeblichen Wirksamkeit von Thymusfrischextrakten (THX) gewarnt. Weil diese nicht standardisiert sind und damit auch keine Gewährleistung für Qualität, Unbedenklichkeit und Wirksamkeit besteht, sollten derartige Substanzen nicht an Patienten verabreicht werden. Es besteht hier die Gefahr von ernsthaften allergischen Reaktionen auf die Bestandteile des Präparates bis hin zu Todesfällen.

Thymuspeptidpräparate

Zu den standardisierten Thymuspeptidgemischen, die Sie in der Apotheke erhalten und deren pharmazeutische und biologische Qualität belegt ist, gehören:

- Thymo-Glanduretten, Dragees, biosyn
- Thymoject, Injektionslösung, biosyn
- ThymUvocal, Dragees und Injektionslösung, Strathmann.

AUS DER PRAXIS

Therapien, die Ihnen bei bestimmten Krebserkrankungen helfen

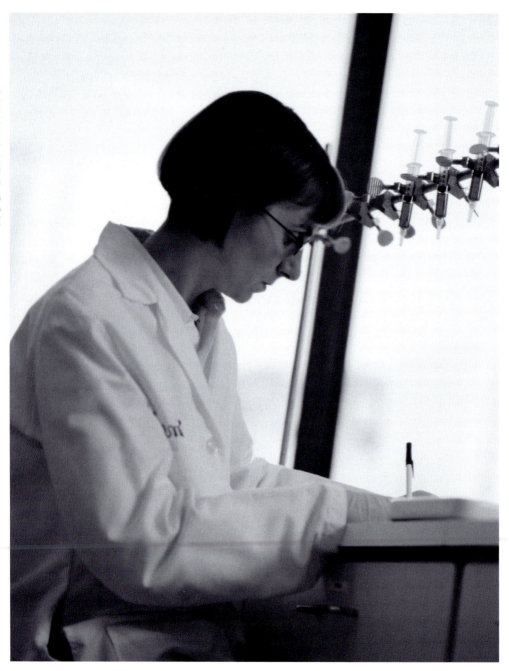

Anwendungen

- Eine ergänzende Behandlung mit standardisierten Thymuspeptiden erscheint sinnvoll bei geringer Zahl und Aktivität der Lymphozyten nach einer Krebsstandardtherapie.

- Kontraindikationen (Gegenanzeigen) sind:
  - Fremdeiweißallergie
  - noch laufende Chemo-/Strahlentherapie
  - Tumoren des blutbildenden Systems (z. B. Lymphome, Leukämien).

- Die Dosierung liegt bei täglich 1-3 Dragees oder 1-2 Ampullen (in einer Injektion). Empfohlen wird die Behandlung über Monate bis Jahre.

- Die Behandlungskosten hängen von der Darreichungsform ab:
  - Dragees 0,50–1,50 Euro pro Tag
  - Injektion 8,00–30,00 Euro pro Gabe.

- Eine Kostenübernahme durch die Krankenkassen erfolgt nicht.

> **Vorsicht**
>
> - Thymusfrischextrakte (THX) stammen in der Regel aus nichtkontrollierter Eigenproduktion. Ihre pharmazeutische und biologische Qualität ist daher sehr fraglich.

AUS DER PRAXIS

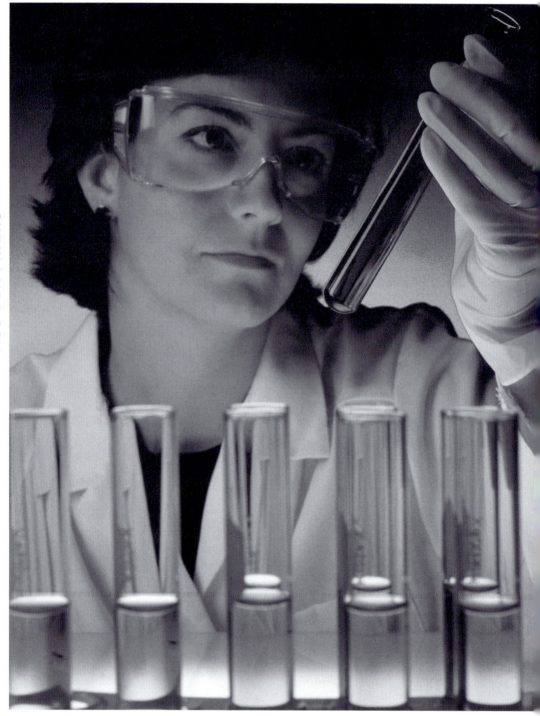

Mikrobiologische Therapie

Mit der mikrobiologischen Therapie wird versucht, die Abwehrleistungen des Körpers durch sog. Probiotika zu optimieren. Sie entstammen der normalen Bakterienflora des Menschen und haben in experimentellen und klinischen Untersuchungen gezeigt, dass sie einen Einfluss auf das Immunsystem ausüben.

Autor
• Josef Beuth

Man unterscheidet drei Gruppen von Probiotika:

- **Medizinische Probiotika:** Dies sind Präparate, die lebende und/oder abgetötete Mikroorganismen (z. B. Bakterien oder Pilze) einschließlich ihrer Bestandteile und Produkte enthalten und als Arzneimittel für therapeutische Zwecke verwendet werden. Meistens handelt es sich dabei um Präparate aus Bakterien, die auf ihre Qualität, Unbedenklichkeit und Wirksamkeit sorgfältig untersucht wurden und werden.

- **Pharmazeutische Probiotika:** Dies sind Bakterien-Präparate, die zur Herstellung von Nahrungsergänzungen dienen. Sie werden nach pharmazeutischen Vorschriften hergestellt. In der Regel enthalten sie gefriergetrocknete Mikroorganismen in hohen Konzentrationen (z. B. Milchsäurebakterien) und werden über Apotheken vertrieben.

- **Nahrungsprobiotika (alimentäre Probiotika):** Solche Präparate unterstützen die Produktion mancher Nahrungsmittel wie z. B. Joghurt. Nahrungsprobiotika sind meist Milchprodukte und können einen sinnvollen Beitrag zur gesunden Ernährung leisten. Trotz aller Suggestionen der Werbung ist Joghurt allerdings kein Arzneimittel.

Die positiven Einflüsse, die bestimmte Mikroorganismen (z. B. Bakterien) auf das Immunsystem und den Stoffwechsel ausüben, lassen sich durch den therapeutischen Einsatz ausgewählter Bakterienstämme gezielt nutzen. Die wichtigsten Effekte der mikrobiologischen Therapie sind:

- Regulation des körpereigenen Abwehrsystems
- Verbesserung der Stoffwechselfunktion (insbesondere des Magen-Darm-Traktes)

> **Merksatz**
>
> Medizinische und pharmazeutische Probiotika werden überwiegend mit folgenden Mikroorganismen hergestellt:
> - Bifidobakterien
> - Laktobazillen
> - Enterokokken
> - Escherichia coli.

- Optimierung der Zusammensetzung der mikrobiellen/bakteriellen Schleimhautflora.

Gemessen an der Vielzahl der Bakterien, welche die Haut und die Schleimhäute des menschlichen Körpers besiedeln, ist nur eine kleine Auswahl dieser Bakterien von therapeutischem Nutzen. Es handelt sich dabei vor allem um normale Darmbakterien, wie Enterokokken und Escherichia coli (E. coli) sowie um Milchsäurebakterien wie Bifidobakterien und Laktobazillen.

● Mikrobengesellschaften im Verdauungstrakt

Ort und Anzahl	Familie/Gattung
Mundhöhle 10^6 bis 10^7/ml	Bacteroides, Streptococcus, Neisseria, Veillonella, Lactobacillus, Actinomyces, Mycoplasma, Spirochaetaceae
Magen 10^2 bis 10^4/ml	Lactobacillus, Streptococcus, Hefen
Zwölffingerdarm (Duodenum) 10^2 bis 10^3/ml	Lactobacillus, Streptococcus
Dünndarm (Jejenum) 10^3 bis 10^5/ml	Lactobacillus, Streptococcus, Coliforme, Bifidobacterium
Dünndarm (Ileum) 10^2 bis 10^3/ml	Lactobacillus, Coliforme, Streptococcus, Bacteroides, Bifidobacterium, Fusobacterium
Dickdarm (Colon) 10^{10} bis 10^{12}/ml	Bacteroides, Bifidobacterium, Streptococcus, Eubacterium, Fusobacterium, Coliforme, Clostridium, Veillonella, Lactobacillus, Proteus, Staphylococcus, Pseudomonas, Hefen, Protozoen, Peptococcus

Während von Enterokokken und E. coli vor allem eine Wirkung auf das Immunsystem ausgeht, stabilisiert man mit Milchsäurebakterien vornehmlich das bakterielle Milieu im Darm. Führt man regelmäßig Milchsäurebakterien zu, wird das Darmmilieu

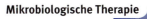

Eigenschaften wichtiger Bakterien im Verdauungstrakt

Bakteriengattung	Stoffwechseleigenschaften	Eigenschaften + positiv / – negativ	Anzahl pro ml
Klebsiella, Enterobacter, Citrobacter, Proteus, Hafnia	• Verwertung von Kohlenhydraten • Verwertung von Eiweiß (Fäulnisflora)	– Überwiegend Alkalisierung des Darmmilieus – Produktion toxischer Substanzen (Leberbelastung und Schädigung der Darmschleimhaut)	bis zu 10^4
Clostridium	• Verwertung von Eiweiß und Fett (Fäulnisflora)	– Alkalisierung des Darminhalts – Produktion toxischer Substanzen (Leberbelastung und Schädigung der Darmschleimhaut) – Veränderung organischer Verbindungen (kokarzinogene Enzyme)	bis zu 10^5
Escherichia coli	• Verwertung von Kohlenhydraten • Verwertung von Eiweiß	– Alkalisierung des Milieus bei erhöhtem Eiweißangebot (Leberbelastung) – Ansäuerung des Milieus bei erhöhtem Kohlenhydratangebot (Gasbildung) + Milieubereitung für anaerobe Keime + Kolonisationsresistenz + Immunregulation	10^5 bis 10^7
Enterococcus	• Verwertung von Kohlenhydraten • Verwertung von Eiweiß	+ Ansäuerung des Darmmilieus + Wirkt der Fäulnisflora entgegen, vor allem im Dünndarm + Kolonisationsresistenz im Dünndarm + Immunregulation	10^5 bis 10^7
Bacteroides	• Verwertung von Kohlenhydraten	+ Nährstoffversorgung der Darmschleimhaut mit kurzkettigen Fettsäuren + Kolonisationsresistenz	10^9 bis 10^{12}
Lactobacillus	• Verwertung von Kohlenhydraten, pH-Optimum ca. 6	+ Ansäuerung des Darmmilieus + Wirkt der Fäulnisflora entgegen, vor allem im Dünndarm + Neutralisierung alkalischer Stoffwechselprodukte + Kolonisationsresistenz im Dünndarm + Beeinflussung des Immunsystems	10^5 bis 10^7
Bifidobacterium	• Verwertung von Kohlenhydraten, pH-Optimum ca. 6	+ Wirkt der Fäulnisflora entgegen + Neutralisierung alkalischer Stoffwechselprodukte + Nährstoffversorgung der Darmschleimhaut mit kurzkettigen Fettsäuren + Kolonisationsresistenz	10^9 bis 10^{12}

angesäuert. Der pH-Wert (Messwert des Säuregehaltes) im Stuhl liegt beim gesunden Darm zwischen 5,8 und 6,5 und wird u. a. durch eine fett- und eiweißreiche Ernährung in den weniger sauren (alkalischen) Bereich verschoben, d.h. der pH-Wert wird größer. Dadurch nimmt die Zahl der Milchsäurebakterien ab, wodurch die Darmfunktionen leiden, welche von diesen Bakterien unterstützt werden. Die therapeutische Gabe bewirkt, dass sich die körpereigene Milchsäurebakterienflora stabilisieren und erholen kann.

Für die mikrobiologische Therapie werden hauptsächlich Bakterien der normalen menschlichen Flora verwendet. Der Einsatz derartiger Bakterien ist vor allem deshalb sinnvoll, weil sie bereits optimal an den Menschen angepasst sind. Mikroorganismen, die nicht zur menschlichen Mikroflora gehören (z. B. Saccharomyces boulardii), sind in der mikrobiologischen Therapie die Ausnahme.

Bifidobakterien und Laktobazillen gewährleisten das Gleichgewicht der Magen-Darm-Flora, stimulieren Abwehrleistungen der Schleimhäute des Magen-Darm-Traktes und sind unentbehrlich für die Regeneration abgetöteter Schleimhautzellen (u. a. nach Chemo-, Strahlen-, Antibiotikumtherapien).

Die therapeutischen Effekte bei oral verabreichten Mikrobiologika aus Enterokokken und E. coli sind wesentlich stärker als bei Bifidobakterien und Laktobazillen und umfassen sämtliche Komponenten des körpereigenen Abwehrsystems.

Medizinische Probiotika werden zuweilen als Autovakzine verabreicht (= Eigenimpfstoff aus körpereigenen, abgetöteten Bakterien eines Patienten, in der Regel E. coli). Sie scheinen optimal auf das Immunsystem des Empfängers abgestimmt. Es gibt verschiedene Darreichungsformen für Autovakzine: zum Einnehmen (oral), zum Einreiben (perkutan) und als Injektion, was am wirksamsten zu sein scheint. Dabei geraten die bakteriellen Wirkstoffe auf direktem Weg in Kontakt mit dem Abwehrsystem. Die Wirkung tritt in der Regel schneller ein, als bei der oralen oder perkutanen Anwendung der Autovakzine.

Mikrobiologische Therapie und Krebs

In der komplementären Krebstherapie und in der Nachsorge spielt es eine große Rolle, die körpereigene Abwehr zu verbessern. Die mikrobiologische Therapie (mit medizinischen und pharmazeutischen Probiotika) regt darüber hinaus aber auch die Stoffwechselfunktionen an und verringert nicht selten auch die Nebenwirkungen und Schädigungen durch den Tumor oder die Therapien. Dies gilt besonders für den Darm. Der Einsatz von diesen Probiotika unterstützt vor allem die Krebsstandardtherapie. Wegen der empfindlichen Reaktionslage von Krebspatienten sollte die mikrobiologische Therapie besonders behutsam angegangen werden.

Wissenschaftliche Beurteilung

Die mikrobiologische Therapie kann in bestimmten Phasen einer Krebserkrankung oder ihrer Behandlung als erweiterte komplementäre Maßnahme sinnvoll sein. Weil Chemo- und Strahlentherapie die Abwehrfunktionen unterdrücken, wirkt eine gleichzeitig durchgeführte mikrobiologische Therapie (wie auch jede andere Immuntherapie) nicht optimal. Dennoch kann der Einsatz von Probiotika während einer Chemo- oder Strahlentherapie dazu beitragen, das Allgemeinbefinden der Patienten zu verbessern und therapiebedingte Störungen an Darmflora und Immunsystem zu regulieren.

Es stehen jedoch noch kontrollierte klinische Studien zum endgültigen Nachweis ihrer Wirksamkeit bei Tumorpatienten aus. Erst danach kann die mikrobiologische Therapie als wirksamkeitsgeprüfte komplementäre Maßnahme empfohlen werden.

Mikrobiologische Präparate

Bakterielle medizinische Probiotika enthalten in der Regel definierte Escherichia coli- oder/und Enterococcus faecalis-Stämme. Beim Herstellungsprozess gelten sehr strenge Kriterien, sodass die Qualität der Probiotika gesichert ist. Eine jahrzehntelange Dokumentation der unerwünschten Arzneimittelnebenwirkungen hat außerdem ihre Unbedenklichkeit belegt.

- Ausgewählte Probiotika und ihre Hersteller.

Präparat	Inhalt	Firma
Colibiogen	E. coli Extrakt, abgetötet	Laves
Mutaflor	E. coli Stamm Nissle, lebend	Ardeypharm
Prosymbioflor	E. coli und E. faecalis, abgetötet	SymbioPharm
Symbioflor 1	E. faecalis, lebend	SymbioPharm
Symbioflor 2	E. coli, lebend	SymbioPharm
Autovakzine	körpereigene, abgetötete Bakterien	SymbioPharm

Anwendungen

- Der Umfang und die Dauer der mikrobiologischen Therapie hängen von der jeweiligen Diagnose, der Schwere und Dauer der Erkrankung und vom Alter des Patienten ab.

- **Nebenwirkungen:** Probiotika sind in aller Regel sehr gut verträglich. Es kann aber bei hohen Dosierungen und bei Patienten mit einer extrem empfindlichen Reaktionslage (z. B. bei Allergien oder entzündlichen Magen-Darm-Erkrankungen) zu Blähungen und Bauchschmerzen kommen. In diesen Fällen sollte die Dosis reduziert werden, die Beschwerden klingen dann innerhalb weniger Tage ab.

- Die Therapie wird sehr vorsichtig, beginnend mit 2 x 1 Tropfen abgetöteter und inaktivierter Bakterien eingeleitet (Einleitphase).

- An den folgenden Tagen wird die Dosis täglich um je einen Tropfen angehoben, bis 2 x 20 Tropfen als Höchstdosis erreicht sind.

- Nach vier Wochen ist die einleitende Therapiephase mit der Gabe von inaktivierten und abgetöteten Bakterien abgeschlossen und es folgt die Phase 1 mit der Gabe lebender Enterokokken.

Anwendungen

- Nach mindestens 5 Monaten der Therapie werden in Phase 2 Lebendkulturen von E. coli zusätzlich zu den Enterokokken verabreicht. Die Dauer dieser Phase erstreckt sich ebenfalls über 5 Monate. In schweren Fällen ist die Behandlung auch über einen längeren Zeitraum angeraten. Wichtig ist es, die Therapie so lange fortzuführen, wie sich die Nebenwirkungen der Krebsstandardtherapie auf den Magen-Darm-Trakt und die Abwehrfunktionen auswirken.

- Milchsäurebakterien sind zusätzlich ab der Phase 1 der mikrobiologischen Therapie vor allem in folgenden Fällen empfehlenswert:
  - bei Tumoren des Magen-Darm-Traktes
  - wenn die Patienten unter Magen-Darm-Beschwerden leiden
  - wenn eine Chemo- oder Strahlentherapie durchgeführt wurde.

- Autovakzine ermöglichen eine gezielte, auf die individuelle Abwehrsituation abgestimmte Beeinflussung des Immunsystems. Wichtig ist ein Therapiebeginn mit hochverdünnten Autovakzinen.

- Die mikrobiologische Therapie sollte bei Krebspatienten nicht plötzlich abgesetzt, sondern langsam ausgeschlichen werden. Dazu geht man für ca. 6 Wochen auf die sog. Erhaltungsdosis über. Darunter versteht man die Gabe von Enterokokken und E. coli im täglichen Wechsel:
  - 1. Tag: 1 x 20 Topfen der Lebendkultur von Enterokokken
  - 2. Tag: 1 x 20 Tropfen der Lebendkultur von E. coli
  - usw. über ca. 6 Wochen.

  In Ausnahmefällen kann die Erhaltungsdosis auch länger verabreicht werden.

- Die Kosten einer probiotischen Behandlung belaufen sich auf 1-3 € pro Tag.

- Eine Kostenübernahme durch die Krankenkassen erfolgt nicht.

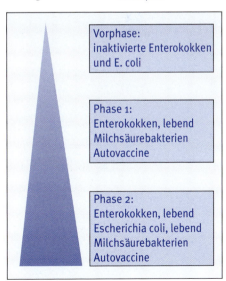

Grundschema der Anwendung einer mikrobiologischen Therapie.

AUS DER PRAXIS

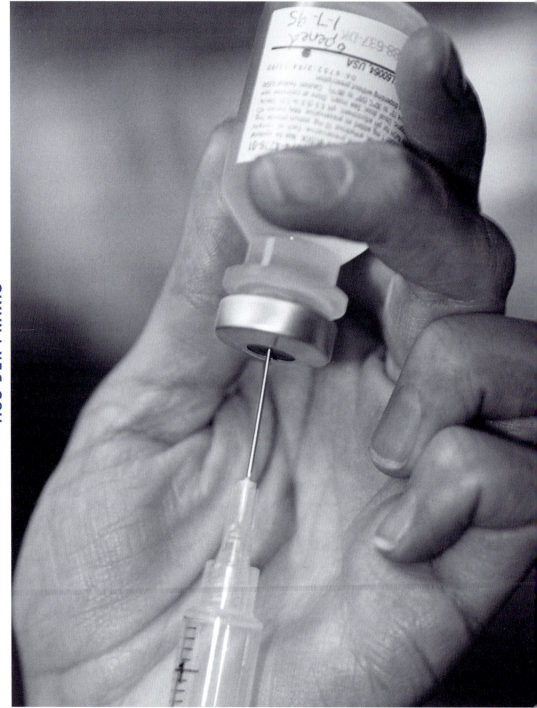

Aktiv spezifische Immuntherapie (ASI) und Tumorimpfung (Dendritische Zelltherapie)

Impfung und Krebs

Die Idee, einen Impfstoff gegen Krebszellen zu entwickeln, gibt es schon über 200 Jahre. Bis in die Mitte des vorigen Jahrhunderts, als weder Antibiotika noch Zytostatika verfügbar waren, wurde versucht, die körpereigenen Abwehrkräfte zu stärken und so Erfolge gegen Krebs und Infektionskrankheiten zu erzielen.

Autor
• Josef Beuth

Die Erkenntnis, dass Mikroorganismen (Bakterien und Viren) gegen sie gerichtete Abwehrkräfte stimulieren, führte schließlich zu der Vermutung, dass es beim Menschen eine spezifische Abwehr gegen Krebszellen geben müsse. Diese Vermutung wurde erst in jüngster Zeit definitiv bestätigt und führte zu verschiedenen therapeutischen Ansätzen, der sog. Tumorimpfung. Nach überwiegend erfolglosen Versuchen, durch Impfung mit abgetöteten (inaktivierten) Tumorzellen eine spezifische Immunantwort aufzubauen, hat sich mit zunehmendem Fortschritt die Möglichkeit einer Impfung mit tumorzelltypischen Bestandteilen (Antigenen) entwickelt. Diese Form der aktiv spezifischen Immuntherapie (ASI) wurde intensiv beforscht, um die Heilungsraten nach Krebsstandardtherapien zu verbessern.

Grundlage der ASI ist die Herstellung eines individuellen Impfstoffes aus Krebszellen oder deren Antigenen, die nach der Operation eines Tumors isoliert und inaktiviert werden. Da dieses Tumormaterial nach der operativen Entfernung auf besondere Weise behandelt wird, muss das Vorgehen mit Operateur und Labor abgestimmt werden. Die Qualität der spezifischen Abwehrreaktion gegen die Tumorzellen hängt besonders von der Beimischung nichttumoröser Zellen bzw. Antigenen ab. Daher

Therapien, die Ihnen bei bestimmten Krebserkrankungen helfen

AUS DER PRAXIS

Rasterelektronenmikroskopische Aufnahme einer runden Tumorzelle, die von natürlichen Killerzellen attackiert wird.

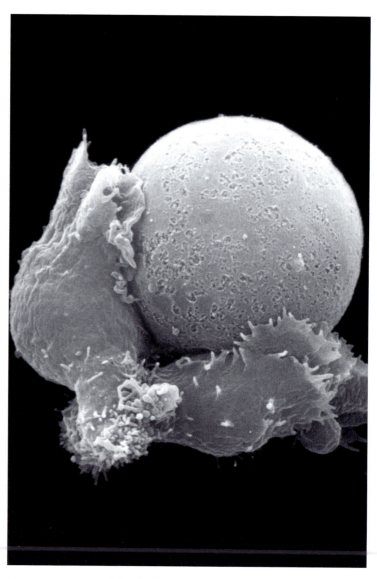

ist es ganz entscheidend, dass die Tumorzellen sorgfältig isoliert und aufbereitet werden. Weil dieser Schritt bislang nicht genügend standardisiert ist, gibt es große Qualitätsunterschiede für ASI-Impfstoffe, was u.a. die gegensätzlichen Behandlungsergebnisse erklärt.

Die Tumorimpfung (ASI) wird von ihren Befürwortern im Anschluss an Operationen zur Rezidiv- und Metastasenprophylaxe empfohlen. Da adjuvante Standardtherapien (Chemo-, Strahlentherapien) die körpereigenen Abwehrkräfte vorübergehend schwächen, ASI aber ein funktionierendes Immunsystem benötigt, raten deren Befürworter zuweilen in unverantwortlicher Weise von erprobten Standardtherapien ab. Der bislang unbewiesenen Theorie entsprechend werden durch ASI die im Labor inaktivierten Krebszellen bzw. deren Antigene dem körpereigenen Abwehrsystem als fremd präsentiert, was sie in die Lage versetzen soll, Tumorzellen im Körper zu erkennen und abzutöten.

Dendritische Zelltherapie

Als experimentell vielversprechende Weiterentwicklung der ASI werden abgetötete Tumorzellen bzw. deren Antigene den Patienten nicht mehr direkt verabreicht, sondern mit definierten Abwehrzellen (Dendritische Zellen; DZ) zusammengebracht, um diese gegen den entsprechenden Tumor zu aktivieren.

DZ entstehen aus Blutmonozyten (sog. Fresszellen) nach Bebrütung mit Zytokinen. Sie werden im Reagenzglas mit Tumorzellantigenen beladen und dem Patienten injiziert. Sie aktivieren durch die Tumorantigene in der Dendritenzellwand die natürlichen Killerzellen und zytotoxischen (tumorzelltötenden) Lymphozyten des Patienten.

Es handelt sich um ein aufwendiges Therapieverfahren, weil

- Monozyten aus dem Blut isoliert und mit Zytokinen bebrütet werden müssen, um als DZ verfügbar zu sein
- das Tumormaterial nach Operation aufgearbeitet werden muss
- die DZ im Reagenzglas mit Tumorzellen oder Tumorzellantigenen beladen werden müssen
- sie dem Patienten injiziert werden müssen.

Wissenschaftliche Beurteilung

Unter Wertschätzung der Idee und bei aller Begeisterung über die therapeutischen Erfolge der ASI in experimentellen Versuchsanordnungen (im Reagenzglas und im Tierversuch), können aus wissenschaftlicher Sicht folgende Aussagen getroffen werden:

- Es liegen vereinzelte, gut dokumentierte Fallberichte vor.
- Es liegen Anwendungsbeobachtungen für verschiedene Tumorarten und -stadien vor.
- Es liegen kleinere, wissenschaftlich jedoch fehlerhafte Studien für verschiedene Tumorarten und -stadien vor.

Die Wirksamkeit der ASI ist somit nicht belegt, weil bislang keine klinischen Studien mit Beweiskraft vorliegen. Die ASI muss also nach wie vor als experimentelles Therapiekonzept betrachtet werden. Bis zum definitiven Nachweis der Qualität, Unbedenklichkeit und Wirksamkeit sollte die ASI nur in klinischen Studien angewendet werden.

Die wissenschaftliche Bewertung der dendritischen Zelltherapie entspricht weitestgehend der ASI. Bislang liegen keine kontrollierten klinischen Studien vor, welche die Wirksamkeit der Methode beweisen würden. Bis zum definitiven Nachweis von Qualität, Unbedenklichkeit und Wirksamkeit sollte die DZ-Therapie nur in Studien angewendet werden.

Achtung: Selbsternannte komplementäronkologische Kompetenzzentren oder Praxen bzw. selbsternannte immunologische Fachgesellschaften und die mit ihnen kooperierenden geschäftstüchtigen Hersteller in „Immunlabors" geben eine nicht nachvollziehbare Qualität und Wirksamkeit der von ihnen beworbenen, überteuerten DZ-Therapie vor.

Anwendungen

- Die wichtigste Anwendung der ASI und der DZ gilt dem Versuch, Rezidiven und Metastasen vorzubeugen. Selbst bei fortgeschrittenen Krebserkrankungen werden von den Befürwortern Therapieerfolge berichtet, in Einzelfällen sogar Tumorrückbildungen.
- Die Kosten bewegen sich für beide Verfahren im vier- bis fünfstelligen Eurobereich. Sie hängen davon ab, welche Art der

Anwendungen

Impfung eingesetzt wird (abgetötete Tumorzellen oder Tumorzellantigene) und welche Qualität und somit Reinheit der Tumorzell- oder Antigenpräparation vorliegt.

- Eine Kostenübernahme durch die Krankenkassen erfolgt für die ASI in der Regel nicht, für die dendritische Zelltherapie bei nachgewiesener Indikation in spezialisierten (meist universitären) Zentren. Diese Frage sollten Sie in jedem Fall vor einem eventuellen Behandlungsversuch mit Ihrer Kasse klären.
- Für die meisten Behandler und herstellenden Laboratorien sind die ASI und die dendritische Zelltherapie ein lohnendes Geschäft, ohne erkennbaren Vorteil für die Patienten.

AUS DER PRAXIS

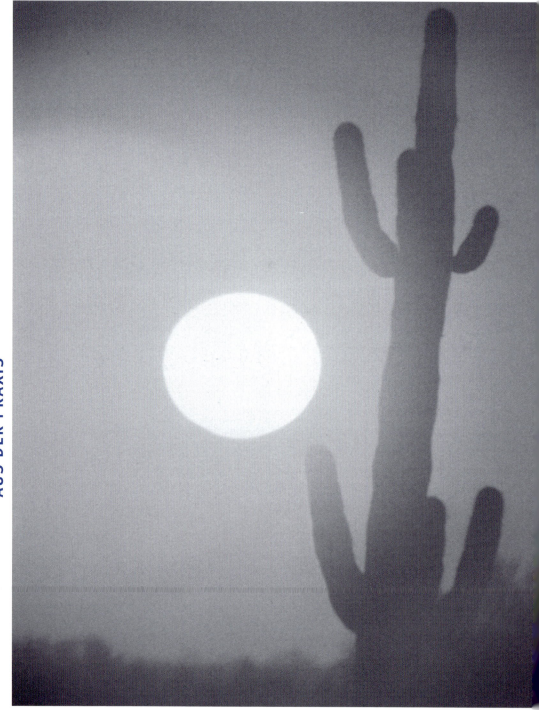

Hyperthermie

Autor
• Josef Beuth

Die Behandlung von Krankheiten durch Hyperthermie (Überwärmung des Körpers) ist bereits seit Hippokrates (ca. 460-379 vor Christus) bekannt. Seit dem 18. Jahrhundert wurde die Hyperthermie in Wärmekammern oder Wärmebädern insbesondere zur Behandlung von Infektionskrankheiten eingesetzt. Gegen Ende des 19. Jahrhunderts erfolgten erstmals Versuche mit Fieber erzeugenden Substanzen (z. B. Bakterien, Viren). Seit den 1920er Jahren wird schließlich versucht, die besonders hitzeempfindlichen Tumorzellen durch Überwärmung gezielt zu bekämpfen.

Seit den 1960er Jahren wurde versucht, die Hyperthermietechniken zu verbessern, so z. B. durch Verwendung von Kurzwellen, Mikrowellen und auch Infrarotstrahlen. Aber auch heute besteht noch ein erheblicher Forschungsbedarf, um Qualität, Unbedenklichkeit und Wirksamkeit der Hyperthermie zu belegen.

Es lassen sich prinzipiell zwei Formen der Hyperthermie unterscheiden – die aktive und die passive Hyperthermie.

- **Aktive Hyperthermie:** Verabreicht man Fieber erzeugende Substanzen (z. B. Bakterien, Viren) wird der Organismus angeregt, selbst (endogen) Wärme zu erzeugen, wie er das auch bei einer Infektionskrankheit mit Fieber tut. Diese Form wird deshalb zuweilen auch „Fiebertherapie" genannt. Grundlage der aktiven Fiebertherapie sind Entzündungsreaktionen, die entstehen, wenn Bakterien oder Viren verabreicht werden. Das Fieber ist die direkte Reaktion auf die Entzündung, bei der Fieber erzeugende Zytokine (immunologische Botenstoffe) freigesetzt werden. Dabei handelt es sich um Eiweiße bzw. Eiweißkomponenten (Peptide), die körpereigene Immunfunktionen in Gang setzen, verstärken oder hemmen. Sie bestimmen im Wesentlichen die Zahl und Funktion der Abwehrzellen, die für die Vorbeugung und Abwehr von Tumoren und Infektionen verantwortlich sind.

  Obgleich Falldarstellungen zur Fiebertherapie in der Literatur vorhanden sind, gibt es bislang keine verlässliche kontrollierte Studie, die einen therapeutischen Effekt aufzeigt.

Gut dokumentiert ist, dass die Abwehrfunktionen durch Fiebertherapie stark aktiviert werden. Wie sich dies jedoch auf die Tumorerkrankung auswirkt, ist völlig unklar.

- **Passive Hyperthermie:** Die Wärmezufuhr erfolgt von außen (exogen) durch physikalische Methoden wie z. B. Mikrowellen, Radiowellen oder Infrarotwellen. In der Regel meint man mit Hyperthermie die passive Form der Anwendung, bei der die Wärme dem Körper von außen zugeführt wird. Die Wärme-/Hyperthermieanwendung kann
  - auf bestimmte Organe oder Gewebe gerichtet sein (lokale Hyperthermie)
  - gezielt in Hohlräume erfolgen (z. B. Bauchhöhle)
  - den ganzen Körper umfassen (Ganzkörperhyperthermie).

Hyperthermie und Krebs

Man machte bei Experimenten mit der Hyperthermie über die Wirkung von Hitze über 40° C folgende Beobachtungen, die dann zur Grundlage einer Behandlung bei Krebserkrankungen wurden:

- Krebszellen sterben ab.
- Die Blutversorgung im Krebsgewebe verändert sich, was zu Gefäßverschlüssen und zum Absterben des Tumors führen kann.
- Verschiedene Immunfunktionen werden aktiviert.
- Die Wirksamkeit von Chemo- und Strahlentherapie kann verstärkt werden, was eventuell eine Dosisreduktion ermöglichen könnte.
- Krebszellen werden gegenüber einer Chemotherapie empfindlicher.

> **Achtung**
>
> Folgende Aussagen über die Wirkung der Hyperthermie müssen hier aus Gründen des Patientenschutzes hervorgehoben werden, denn häufig wird aus Werbungsgründen genau das Gegenteil dieser Aussagen behauptet, obwohl es dafür keinerlei Beweise gibt:
> - Die Hyperthermie ist Operation, Chemo-, Strahlentherapie nicht überlegen.
> - Die Hyperthermie erreicht keine langfristigen Tumorrückbildungen.
> - Die Hyperthermie kann Krebs nicht heilen.
> - Die Hyperthermie kann belastende Therapien oder verstümmelnde Operationen nicht verhindern.

Hyperthermie und Krebs

Diese größtenteils experimentell gewonnenen Erkenntnisse haben dazu geführt, dass die Hyperthermie zuweilen als „vierte Säule der Krebsbehandlung" oder „ergänzende Tumor zerstörende Therapie" neben Operation, Chemo- und Strahlentherapie bezeichnet wird. Insbesondere Privatkliniken und Praxen (Ärzte und Heilpraktiker) bieten die unterschiedlichen Hyperthermieverfahren werbewirksam an, ohne dass bislang jedoch ein definitiver Unbedenklichkeits- und Wirksamkeitsnachweis erfolgt wäre. Daher sollten alle Patienten kritisch abwägen, ob Hyperthermiebehandlungen (insbesondere wiederholt durchgeführte, kostenintensive Fiebertherapien oder milde Ganzkörperhyperthermien) überhaupt einen therapeutischen Vorteil bringen können und sich unbedingt eine zweite Meinung in einem der zahlreichen universitären Hyperthermiezentren einholen.

Das Hyperthermiegerät Iratherm 2000 wird zur Ganzkörper-Hyperthermie eingesetzt. Es erhöht durch Infrarotstrahlung die Körperkerntemperatur auf 42°C.

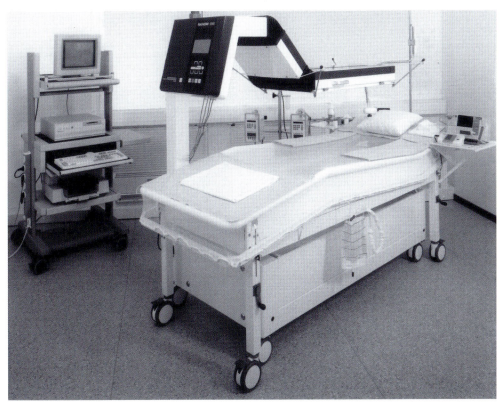

Wissenschaftliche Beurteilung Teil 1

Die Hyperthermie wird derzeit international erforscht, insbesondere in Kombination mit der Chemo- und/oder Strahlentherapie. Möglicherweise kann sie in Zukunft die erprobten Krebs-Standardtherapien erweitern. Derzeit liegen aber keine verlässlichen Wirksamkeitsnachweise vor, besonders im Hinblick auf die alleinige Anwendung der unterschiedlichen Hyperthermieverfahren. Nur bei ganz bestimmten Indikationen und in Kombination mit den Standardtherapien kann die Hyperthermie als erweiterte komplementäre Maßnahme empfohlen werden, ohne dass daraus jedoch mit Gewissheit ein Nutzen abzuleiten wäre.

- Über die Wirksamkeit der Ganzkörperhyperthermie (GKH) gibt es unterschiedliche Auffassungen. Wissenschaftlich haltbare Untersuchungen liegen nicht vor. Die zuweilen diskutierte verbesserte Wirkung von Chemo- und Strahlentherapie durch GKH wird derzeit in Studien überprüft. Bis zu einem schlüssigen Ergebnis gilt diese Vorstellung als unbewiesene Hypothese.
- Von den örtlich begrenzten (lokalen) Hyperthermieverfahren wird behauptet, sie könnten gezielt Temperaturen um 42° C im Tumor oder in der Metastase erzeugen, ohne den Restorganismus zu belasten. Für diese Behauptung fehlen jedoch ebenfalls die Beweise.
- Die lokale Hyperthermie soll die Wirkung von Chemo- und Strahlentherapie verstärken können bzw. als alleinige Maßnahme „eine gute Kontrolle über den Tumor ermöglichen und die Lebenszeit z. T. beträchtlich verlängern". Auch diese Aussagen sind als reine Werbestrategien anzusehen und müssen abgelehnt werden, da es hierfür keine verlässlichen Daten gibt.

Achtung: Die Hyperthermie sollte mit einer anderen tumorzelltötenden Therapie (Chemotherapie, Strahlentherapie, Zytokintherapie) kombiniert werden, da für die Hyperthermie alleine bislang noch keine wissenschaftlich haltbaren positiven Auswirkungen auf die rezidiv- und metastasenfreien Zeiten und Gesamtüberlebenszeiten nachgewiesen sind. Moderate GKH wirkt immunmodulierend, ist jedoch wesentlich teurer und nebenwirkungsreicher als die wirksamkeitsgeprüften Immuntherapien (z. B. Misteltherapie).

Die Hyperthermie wird in Deutschland seit Jahrzehnten als Tumor zerstörende Therapiemaßnahme angewendet, ohne dass ihre Wirkweise oder Wirksamkeit hinreichend und überzeugend erforscht wären. Ein großes Problem ist es, die Temperatur im Krebsgewebe selbst zu messen, da nur sie wirklich entscheidend für einen Behandlungserfolg ist. Sie ist die Grundlage dafür, dass die Hyperthermie sinnvoll erforscht und eventuell einmal angewendet werden kann. Eine solche Messung kann aber bis heute nicht verlässlich durchgeführt werden. Um die Hyperthermie allgemein empfehlen zu können, sind somit unbedingt weitere Forschungen erforderlich. Aus diesem Grunde hat sie auch noch keinen anerkannten Platz in der Krebsbehandlung gefunden.

Die zuweilen unverantwortliche Vermarktung und unkontrollierte Anwendung der Hyperthermie durch selbst ernannte Experten in Pri-

Wissenschaftliche Beurteilung Teil 2

vatkliniken und Praxen hat lange Zeit die seriöse wissenschaftliche Weiterentwicklung blockiert. Viel zu früh und wissenschaftlich falsch wurden Therapieerfolge veröffentlicht, was die Hyperthermie schließlich in die Nähe der Außenseitermethoden gerückt hat. Daher sollten sich die Patienten auf Behandlungszentren konzentrieren, welche die Hyperthermie als komplementäre Therapiemaßnahme indikationsbezogen anwenden und wissenschaftlich weiterentwickeln.

Achtung: Manche Privatkliniken und Praxen kombinieren die nicht-wirksamkeitsgeprüften Hyperthermieverfahren mit anderen nichtwirksamkeitsgeprüften Außenseitermethoden und Wirkstoffen, die in Deutschland nicht zugelassen sind (z. B. Galavit, Viren, Bakterien [siehe Kapitel Außenseiter-Methoden]). Diese Therapien sind in der Regel nicht auf Qualität, Unbedenklichkeit und Wirksamkeit geprüft. Außerdem sind sie mit erheblichen Kosten verbunden und können für Patienten gefährlich sein, da sinnvolle Therapien eventuell vorenthalten werden.

Anwendungen

Je nach Tumorart und -stadium werden unterschiedliche Hyperthermieformen eingesetzt:

- **Ganzkörperhyperthermie (GKH):** Die GKH wird von ihren Befürwortern bei Tumoren oder Metastasen angewandt, die sich bereits im ganzen Körper ausgebreitet haben und nicht operiert werden können (generalisiert, inoperabel). Die Körpertemperatur wird auf mehr als 41° C erhöht und über einen Zeitraum von 45-60 Minuten gehalten. Hinzu kommen jeweils ca. 1 Stunde Aufwärm- und Abkühlphase. Während der Behandlung wird der Patient medikamentös ruhig gestellt (sediert), das Herz-Kreislauf-System und andere Körperfunktionen müssen regelmäßig überwacht werden. Milde Formen der GKH streben Körpertemperaturen bis zu 40° C an, die dann bis zu 6 Stunden gehalten werden.
- **Lokale Hyperthermie:** Örtlich begrenzte (lokale) Hyperthermieverfahren sind z. B. die Oberflächenhyperthermie, die regionale Tiefenhyperthermie oder die Perfusionshyperthermie. Ziel dieser Hyperthermieverfahren ist es, Wärme in den

Therapien, die Ihnen bei bestimmten Krebserkrankungen helfen

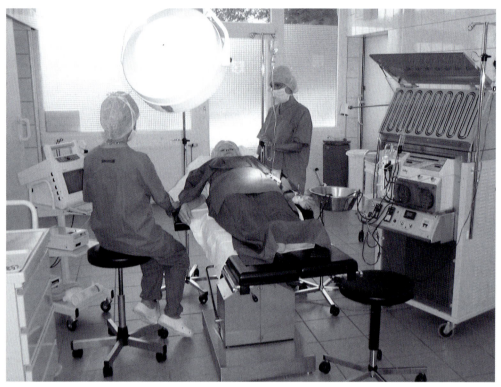

AUS DER PRAXIS

Bei dieser Patientin wird gerade eine Perfusionshyperthermie durchgeführt.

Tumor zu übertragen, ohne dass gesundes Gewebe davon berührt wird. Nur bei oberflächlichen Tumoren, wie z. B. Hauttumoren, Brustwandtumoren und einzelnen Halslymphknotenmetastasen ist es möglich, von außen (nichtinvasiv) durch Infrarotstrahlen, Laser oder Ultraschallwellen zu behandeln.

Weil in einem Tumor die gut durchbluteten und noch wachsenden Anteile gleich neben den schlecht versorgten und teilweise schon abgestorbenen (nekrotischen) Anteilen im Zentrum des Tumors liegen, ist eine ausschließlich auf den Tumor gerichtete, gleichmäßige Überwärmung kaum möglich. Es wird daher versucht, sog. ferromagnetische Partikel in den Tumor einzubringen, die dann über ein magnetisches Feld erwärmt werden können, um so eine gleichmäßige, möglichst auf den Tumor begrenzte Wärmeverteilung zu erreichen.

Anwendungen

- **Indikationen:** solide Krebse und deren Metastasen.
- **Ausschlusskriterien:** u. a. bestimmte Herz-Kreislauferkrankungen, früherer Herzinfarkt oder Hirnschlag, Thrombosen, Embolien, schlechter Allgemeinzustand, Hirnödem, Hirndruck
- Je nach dem gewählten Hyperthermieverfahren sind schwere Nebenwirkungen mit Todesfolge möglich und auch schon beschrieben worden (u. a. Herz-Kreislauf-Kollaps, Herzinfarkt, Hirnblutung, Krämpfe).
- Die Kosten der Hyperthermie sind größtenteils willkürlich kalkuliert. Sie schwanken zwischen 100 und mehr als 1000 Euro pro Anwendung.
- In der Regel müssen Sie die Kosten einer Hyperthermiebehandlung selbst tragen. Eine Kostenübernahme erfolgt nur in anerkannten Therapiezentren und auch nur, nachdem die Indikation zuvor geklärt wurde.
- Da die Hyperthermie bislang nicht definitiv auf Unbedenklichkeit und Wirksamkeit geprüft ist, sollte deren Anwendung zunächst in Studienform erfolgen, ehe eine allgemeine Therapieempfehlung möglich ist.

> **Vorsicht**
>
> Geschäftstüchtige Privatkliniken und Praxen bieten die Hyperthermie teilweise extrem teuer an, ohne deren Qualität, Unbedenklichkeit und Wirksamkeit abschätzen zu können.

HYPERTHERMIE

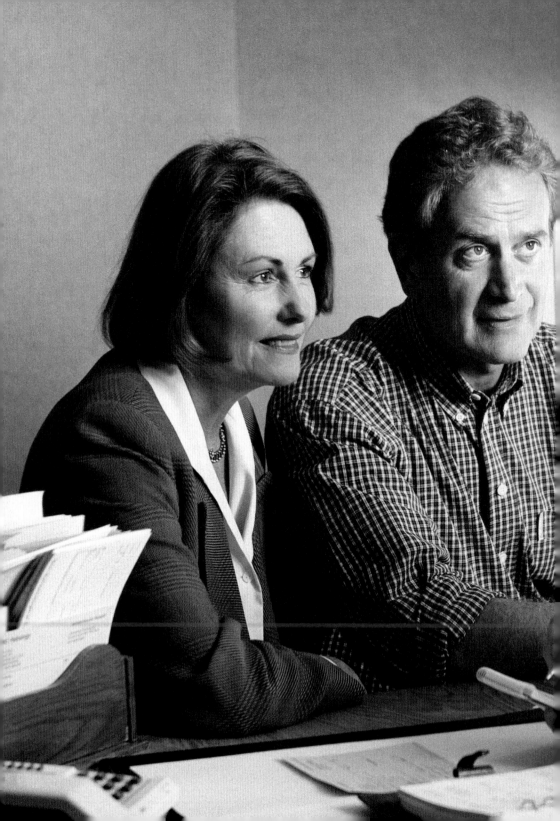

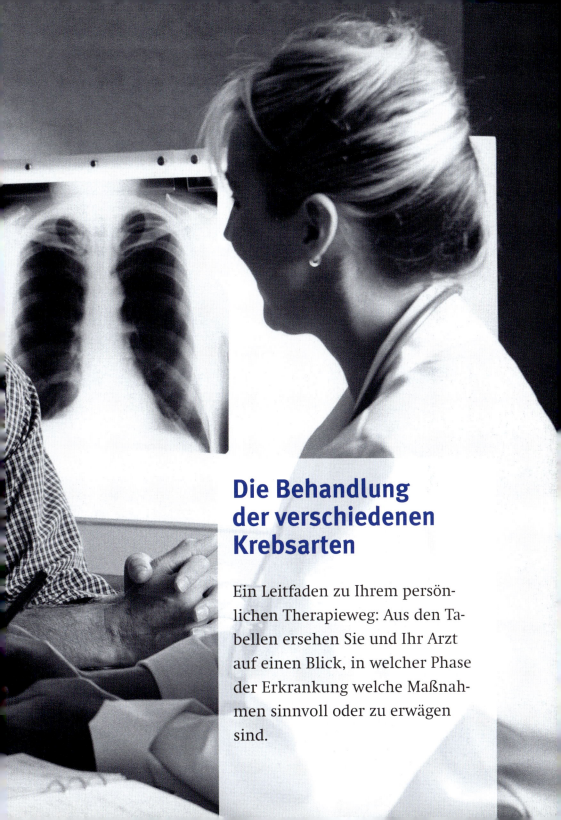

Die Behandlung der verschiedenen Krebsarten

Ein Leitfaden zu Ihrem persönlichen Therapieweg: Aus den Tabellen ersehen Sie und Ihr Arzt auf einen Blick, in welcher Phase der Erkrankung welche Maßnahmen sinnvoll oder zu erwägen sind.

Autor
• Josef Beuth

Einführung

Alle Erkrankungen, insbesondere Krebserkrankungen, erfordern diagnostische und therapeutische Maßnahmen, die auf Qualität und Unbedenklichkeit geprüft sind und deren Wirksamkeit nachgewiesen ist. Diesen Forderungen entsprechend haben sich für die Behandlung von Krebserkrankungen Operation, Chemo-, Strahlen- und Hormontherapie als Standardtherapien bewährt. Allein diese Therapieformen haben sich bislang in wissenschaftlichen Untersuchungen (z. B. Studien) als tumorzerstörend und tumorart- und tumorstadiumabhängig als kurativ (= heilend) herausgestellt. Demnach sind im Rahmen einer wissenschaftlich-begründeten Krebstherapie immer erste Wahl:

Operation

Chirurgische Entfernung von Tumorgewebe und Metastasen, falls möglich. Operative Entfernung von Tumormasse schafft optimale Voraussetzung zur Heilung bzw. für weitere kurative Therapien.

Chemotherapie

Tumorzelltötende Medikamente, die in Tablettenform oder als Infusion verabreicht im ganzen Körper wirksam werden. Zu unterscheiden wären

neoadjuvante Chemotherapie

erfolgt vor der Operation mit dem Ziel, den Tumor zu verkleinern, um gewebeschonend operieren zu können. Ferner ist die Wirksamkeit der neoadjuvanten Chemotherapie am Rückgang der Tumorgröße direkt erkennbar.

adjuvante Chemotherapie

erfolgt tumorart- und tumorstadiumabhängig im Anschluss an die Operation. Grundlage dieser tumorzelltötenden Maßnahme ist die theoretische Möglichkeit der Verbreitung einzelner Tumorzellen im Organismus.

Strahlentherapie

Tumorzelltötende Maßnahme, erfolgt bei gegebener Indikation als kurative Maßnahme, meist aber adjuvant nach operativer Tumorentfernung, selten neoadjuvant vor Operation oder palliativ zur Reduktion von Beschwerden bzw. zur Verbesserung der Lebensqualität. Die Therapie mit ionisierenden Strahlen erfolgt in der Regel zielgerichtet (lokalisiert).

Hormontherapie

Hormone als Wachstumsfaktoren für definierte (hormonabhängige) Krebsarten können durch eine (Anti)Hormontherapie in ihrer Produktion gehemmt werden bzw. an der Anlagerung an Hormonrezeptoren (=Andockstellen) der Tumorzellen blockiert werden. Damit entfällt der Wachstumsreiz für die Tumorzellen, die im günstigsten Fall dann absterben.

Wege zu einer persönlichen Therapie

Den nachfolgenden Tabellen können Sie entnehmen, welche komplementären Maßnahmen empfehlenswert sind und welche in bestimmten Phasen therapeutisch sinnvoll sein können. Die Wirksamkeit der „empfehlenswerten" komplementären Maßnahmen, welche die Standardtherapien ergänzen bzw. verbessern, konnte in Studien bewiesen werden, die den hohen Anforderungen der Wissenschaft an solche Untersuchungen gerecht werden. Die „erweiterten" komplementären Maßnahmen sind mit einer gewissen Wahrscheinlichkeit in bestimmten Phasen der Erkrankung oder der Behandlung sinnvoll, müssen aber in wissenschaftlichen Studien ihre definitive Wirksamkeit erst noch unter Beweis stellen, um als empfehlenswert eingestuft zu werden.

Die Tabellen ermöglichen einen Überblick über komplementäre Maßnahmen, die tumorart- und standardtherapieabhängig empfehlenswert sind. Die komplementären Therapiemaßnahmen sind individuell und indikationsabhängig zu kombinieren, demnach nicht immer in der gesamten Breite erforderlich. Sie sollten Patienten/Patientinnen eine verlässliche Grundlage für das Gespräch mit dem betreuenden Arzt liefern, um individualisierte Therapiekonzepte festlegen zu können.

Erläuterung zu den Tabellen

Enzyme	standardisierte Enzymgemische aus Papain, Trypsin, Chymotrypsin oder Bromelain
Tab.	Tabletten
bilanziert	den Tagesbedarf deckend
µg	Mikrogramm = 1 Millionstelgramm
präoperativ	vor der Operation
Na-Selenit	Natrium-Selenit = die Darreichungsform von Selen
adjuvant und neoadjuvant	tumozellzerstörende Maßnahme
	empfohlene Tagesmengen sind gekennzeichnet.
	Die fett hervorgehobenen Dosierungen sind aufgrund von Wirksamkeitsnachweisstudien empfehlenswert.

Analkarzinom

Beim Analkarzinom haben sich an komplementären Behandlungsmaßnahmen die Ernährungsberatung/-umstellung, die psychoonkologische Betreuung und angemessene sportliche Betätigungen bewährt. Außerdem wirken die Selen- und Enzymtherapie als Komplementärmaßnahmen während einer Chemo-/Strahlentherapie positiv. Die Misteltherapie ist bei nachgewiesener Abwehrschwäche angezeigt.

Therapiephase	empfehlenswerte Maßnahmen	erweiterte Maßnahmen
präoperativ	• Ernährung • Psychoonkologie • Na-Selenit (100-) 200 μg/Tag	• bilanzierte Vitamine/ Spurenelemente
operative Therapie	• Na-Selenit 300 (-1000) μg/Tag	
adjuvante Therapie bzw. Chemotherapie/ Strahlentherapie	• Na-Selenit 300 (-1000) μg/Tag • Enzyme 4 (-9) Tab./Tag • Ernährung • Sport • Psychoonkologie	• rehabilitative-naturheilkundliche Maßnahmen • bilanzierte Vitamine/Spurenelemente • mikrobiologische Therapie
Nachsorge	• Ernährung • Sport • Psychoonkologie • Misteltherapie (bei Abwehrschwäche)	• rehabilitative-naturheilkundliche Maßnahmen • bilanzierte Vitamine/ Spurenelemente • mikrobiologische Therapie • Enzyme 4 (-9) Tab./Tag • Peptidtherapie

Bauchspeicheldrüsenkrebs (Pankreaskarzinom)

Beim Pankreaskarzinom haben sich an komplementären Behandlungsmaßnahmen die Ernährungsberatung/-umstellung, die psychoonkologische Betreuung und eine angemessene sportliche Betätigung bewährt. Außerdem wirken die Selen- und Enzymtherapie während einer adjuvanten Chemo-/Strahlentherapie positiv. Die Misteltherapie ist bei nachgewiesener Abwehrschwäche angezeigt.

Therapiephase	empfehlenswerte Maßnahmen	erweiterte Maßnahmen
präoperativ	• Ernährung • Psychoonkologie • Na-Selenit (100-) **200** µg/Tag	• bilanzierte Vitamine/ Spurenelemente
operative Therapie	• Na-Selenit **300** (-1000) µg/Tag	
adjuvante Therapie bzw. Chemotherapie/ Strahlentherapie	• Na-Selenit **300** (-1000) µg/Tag • Enzyme 4 (-9) Tab./Tag • Ernährung • Sport • Psychoonkologie	• rehabilitative-naturheilkundliche Maßnahmen • bilanzierte Vitamine/ Spurenelemente • mikrobiologische Therapie
Nachsorge	• Ernährung • Sport • Psychoonkologie • Misteltherapie (bei Abwehrschwäche)	• rehabilitative-naturheilkundliche Maßnahmen • bilanzierte Vitamine/ Spurenelemente • mikrobiologische Therapie • Enzyme 4 (-9) Tab./Tag • Peptidtherapie

Brustkrebs (Mammakarzinom)

Beim Brustkrebs haben sich an komplementären Behandlungsmaßnahmen die Ernährungsberatung/-umstellung, die psychoonkologische Betreuung und angemessene sportliche Betätigungen bewährt. Während der Chemo- oder Strahlentherapie verbessern außerdem die Selen- und Enzymtherapie **oder** die Misteltherapie die Behandlung. Die Misteltherapie ist bei nachgewiesener Abwehrschwäche angezeigt. Als erweiterte Maßnahmen haben rehabilitative Maßnahmen (z. B. Lymphdrainage) einen besonderen Stellenwert.

Therapiephase	empfehlenswerte Maßnahmen	erweiterte Maßnahmen
neoadjuvante Therapie	• Na-Selenit 300 (-1000) µg/Tag • Enzyme 4 (-9) Tab./Tag • Ernährung • Psychoonkologie	• bilanzierte Vitamine/ Spurenelemente
operative Therapie	• Na-Selenit 300 (-1000) µg/Tag	
adjuvante Therapie bzw. Chemotherapie/ Strahlentherapie	• Na-Selenit 300 (-1000) µg/Tag • Enzyme 4 (-9) Tab./Tag • Misteltherapie • Ernährung • Sport • Psychoonkologie	• rehabilitative-naturheilkundliche Maßnahmen • bilanzierte Vitamine/ Spurenelemente • Tumorzell-/Peptidantigen-Vakzine • dendritische Zelltherapie
Nachsorge	• Ernährung • Sport • Psychoonkologie • Misteltherapie (bei Abwehrschwäche)	• rehabilitative-naturheilkundliche Maßnahmen • bilanzierte Vitamine/ Spurenelemente • mikrobiologische Therapie • Enzyme 4 (-9) Tab./Tag • Peptidtherapie

Dickdarmkrebs (Kolorektalkarzinom)

Patienten mit Dickdarmkrebs sprechen in der Behandlungsphase komplementär gut auf die psychoonkologische Betreuung, angemessene sportliche Betätigungen und eine Ernährungsumstellung an. Die Selen- und Enzymtherapie ergänzen auch hier die Chemo-/Strahlentherapie in positiver Weise. Die Misteltherapie ist bei nachgewiesener Abwehrschwäche angezeigt.

Therapiephase	empfehlenswerte Maßnahmen	erweiterte Maßnahmen
präoperativ	• Ernährung • Psychoonkologie • Na-Selenit (100-) **200** µg/Tag	• bilanzierte Vitamine/ Spurenelemente
operative Therapie	• Na-Selenit **300** (-1000) µg/Tag	• Adhäsionsmolekülblockade
adjuvante Therapie bzw. Chemotherapie/ Strahlentherapie	• Na-Selenit **300** (-1000) µg/Tag • Enzyme 4 (-9) Tab./Tag • Ernährung • Sport • Psychoonkologie	• rehabilitative-naturheilkundliche Maßnahmen • bilanzierte Vitamine/ Spurenelemente • mikrobiologische Therapie • Misteltherapie
Nachsorge	• Ernährung • Sport • Psychoonkologie • Misteltherapie (bei Abwehrschwäche)	• rehabilitative-naturheilkundliche Maßnahmen • bilanzierte Vitamine/ Spurenelemente • mikrobiologische Therapie • Enzyme 4 (-9) Tab./Tag • Peptidtherapie

Eierstockkrebs (Ovarialkarzinom)

Patientinnen mit Eierstockkrebs profitieren in der Behandlungsphase komplementär von einer Ernährungsberatung/-umstellung, von psychoonkologischer Betreuung und angemessener sportlicher Betätigung. Selen- und Enzymtherapie vervollständigen insbesondere während einer adjuvanten Chemo-/Strahlentherapie die Behandlung.

Die Misteltherapie ist bei nachgewiesener Abwehrschwäche angezeigt.

Therapiephase	empfehlenswerte Maßnahmen	erweiterte Maßnahmen
neoadjuvante Therapie	• Na-Selenit 300 (-1000) µg/Tag • Enzyme 4 (-9) Tab./Tag • Ernährung • Psychoonkologie	• bilanzierte Vitamine/Spurenelemente
operative Therapie	• Na-Selenit 300 (-1000) µg/Tag	
adjuvante Therapie bzw. Chemotherapie/Strahlentherapie	• Na-Selenit 300 (-1000) µg/Tag • Enzyme 4 (-9) Tab./Tag • Ernährung • Sport • Psychoonkologie	• rehabilitative-naturheilkundliche Maßnahmen • bilanzierte Vitamine/Spurenelemente • Tumorzell-/Peptidantigen Vakzine • dendritische Zelltherapie
Nachsorge	• Ernährung • Sport • Psychoonkologie • Misteltherapie (bei Abwehrschwäche)	• rehabilitative-naturheilkundliche Maßnahmen • bilanzierte Vitamine/Spurenelemente • mikrobiologische Therapie • Enzyme 4 (-9) Tab./Tag • Peptidtherapie

Gallenblasen-/Gallengangskrebs

Beim Gallenblasen-/Gallengangskarzinom haben sich an komplementären Behandlungsmaßnahmen die psychoonkologische Betreuung, die Ernährungsberatung/-umstellung und angemessene sportliche Betätigungen bewährt. Eine Enzymtherapie und die Zufuhr von Natrium-Selenit wirken ebenfalls positiv während der adjuvanten Chemo-/Strahlentherapie. Die Misteltherapie ist bei nachgewiesener Abwehrschwäche angezeigt.

Therapiephase	empfehlenswerte Maßnahmen	erweiterte Maßnahmen
präoperativ	• Ernährung • Psychoonkologie • Na-Selenit (100-) **200** μg/Tag	• bilanzierte Vitamine/ Spurenelemente
operative Therapie	• Na-Selenit 300 (-1000) μg/Tag	
adjuvante Therapie bzw. Chemotherapie/ Strahlentherapie	• Na-Selenit 300 (-1000) μg/Tag • Enzyme 4 (-9) Tab./Tag • Ernährung • Sport • Psychoonkologie	• rehabilitative-naturheilkundliche Maßnahmen • bilanzierte Vitamine/ Spurenelemente • mikrobiologische Therapie
Nachsorge	• Ernährung • Sport • Psychoonkologie • Misteltherapie (bei Abwehrschwäche)	• rehabilitative-naturheilkundliche Maßnahmen • bilanzierte Vitamine/ Spurenelemente • mikrobiologische Therapie • Enzyme 4 (-9) Tab./Tag • Peptidtherapie

Gebärmutterhalskrebs (Zervixkarzinom)

Auch Patientinnen mit Gebärmutterhalskrebs sprechen in der Behandlungsphase komplementär gut auf eine Ernährungsberatung/-umstellung, auf psychoonkologische Betreuung und angemessene sportliche Betätigungen an. Die Selen- und Enzymtherapie vervollständigt auch hier während einer adjuvanten Chemo-/Strahlentherapie die Behandlung. Die Misteltherapie ist bei nachgewiesener Abwehrschwäche angezeigt.

Therapiephase	empfehlenswerte Maßnahmen	erweiterte Maßnahmen
neoadjuvante Therapie	• Na-Selenit 300 (-1000) µg/Tag • Enzyme 4 (-9)Tab./Tag • Ernährung • Psychoonkologie	• bilanzierte Vitamine/ Spurenelemente
operative Therapie	• Na-Selenit 300 (-1000) µg/Tag	
adjuvante Therapie bzw. Chemotherapie/ Strahlentherapie	• Na-Selenit 300 (-1000) µg/Tag • Enzyme 4 (-9)Tab./Tag • Ernährung • Sport • Psychoonkologie	• rehabilitative-naturheilkundliche Maßnahmen • bilanzierte Vitamine/ Spurenelemente • mikrobiologische Therapie
Nachsorge	• Ernährung • Sport • Psychoonkologie • Misteltherapie (bei Abwehrschwäche)	• rehabilitative-naturheilkundliche Maßnahmen • bilanzierte Vitamine/ Spurenelemente • mikrobiologische Therapie • Enzyme 4 (-9) Tab./Tag • Peptidtherapie

Gebärmutterschleimhautkrebs (Endometriumkarzinom)

Beim Gebärmutterschleimhautkrebs haben sich an komplementären Behandlungsmaßnahmen die Ernährungsberatung/-umstellung, die psychoonkologische Betreuung und angemessene sportliche Betätigungen bewährt. Außerdem vervollständigen eine Selen- und Enzymtherapie während der adjuvanten Chemo-/Strahlentherapie die Behandlung. Die Misteltherapie ist bei nachgewiesener Abwehrschwäche angezeigt.

Therapiephase	empfehlenswerte Maßnahmen	erweiterte Maßnahmen
präoperativ	• Ernährung • Psychoonkologie • Na-Selenit (100-) **200** µg/Tag	• bilanzierte Vitamine/Spurenelemente
operative Therapie	• Na-Selenit **300** (-1000) µg/Tag	
adjuvante Therapie bzw. Chemotherapie/Strahlentherapie	• Na-Selenit **300** (-1000) µg/Tag • Enzyme 4 (-9) Tab./Tag • Ernährung • Sport • Psychoonkologie	• rehabilitative-naturheilkundliche Maßnahmen • bilanzierte Vitamine/Spurenelemente • mikrobiologische Therapie
Nachsorge	• Ernährung • Sport • Psychoonkologie • Misteltherapie (bei Abwehrschwäche)	• rehabilitative-naturheilkundliche Maßnahmen • bilanzierte Vitamine/Spurenelemente • mikrobiologische Therapie • Enzyme 4 (-9) Tab./Tag • Peptidtherapie

Gehirntumore
(Tumore des zentralen Nervensystems)

Bei Patienten mit Gehirntumoren haben sich komplementär zu den Standardtherapien die Umstellung der Ernährung, die psychoonkologische Betreuung sowie angemessene sportliche Betätigung bewährt. Außerdem unterstützen Selen- und Enzymtherapie die adjuvante Chemo-/Strahlentherapie. Die Enzymtherapie hat sich in Kombination mit standardisierten Weihrauchextrakten in der Nachsorgephase als vielversprechend erwiesen. Die Misteltherapie ist bei nachgewiesener Abwehrschwäche angezeigt.

Therapiephase	empfehlenswerte Maßnahmen	erweiterte Maßnahmen
präoperativ	• Ernährung • Psychoonkologie • Na-Selenit (100-) **200** µg/Tag	• bilanzierte Vitamine/ Spurenelemente
operative Therapie	• Na-Selenit **300** (-1000) µg/Tag	
adjuvante Therapie bzw. Chemotherapie/ Strahlentherapie	• Na-Selenit **300** (-1000) µg/Tag • Enzyme 4 (-9)Tab./Tag • Ernährung • Sport • Psychoonkologie	• rehabilitative-naturheilkundliche Maßnahmen • Weihrauch (3 x 800-1200 mg/Tag) • Misteltherapie • bilanzierte Vitamine/ Spurenelemente • mikrobiologische Therapie
Nachsorge	• Ernährung • Sport • Psychoonkologie • Misteltherapie (bei Abwehrschwäche)	• Weihrauch (3 x 800-1200 mg/Tag) • rehabilitative-naturheilkundliche Maßnahmen • bilanzierte Vitamine/ Spurenelemente • mikrobiologische Therapie • Enzyme 4 (-9) Tab./Tag • Peptidtherapie

Harnblasenkrebs

Beim Harnblasenkrebs haben sich an komplementären Behandlungsmaßnahmen die Ernährungsberatung/-umstellung, die psychoonkologische Betreuung und angemessene sportliche Betätigungen bewährt. Außerdem unterstützten die Selen- und Enzymtherapie während einer adjuvanten Chemo-/Strahlentherapie die Behandlung in positiver Weise. Die Misteltherapie ist bei nachgewiesener Abwehrschwäche angezeigt.

Therapiephase	empfehlenswerte Maßnahmen	erweiterte Maßnahmen
präoperativ	• Ernährung • Psychoonkologie • Na-Selenit (100-) **200** µg/Tag	• bilanzierte Vitamine/ Spurenelemente
operative Therapie	• Na-Selenit **300** (-1000) µg/Tag	
adjuvante Therapie bzw. Chemotherapie/ Strahlentherapie	• Na-Selenit **300** (-1000) µg/Tag • Enzyme 4 (-9) Tab./Tag • Ernährung • Sport • Psychoonkologie	• rehabilitative-naturheilkundliche Maßnahmen • bilanzierte Vitamine/ Spurenelemente • mikrobiologische Therapie
Nachsorge	• Ernährung • Sport • Psychoonkologie • Misteltherapie (bei Abwehrschwäche)	• rehabilitative-naturheilkundliche Maßnahmen • bilanzierte Vitamine/ Spurenelemente • mikrobiologische Therapie • Enzyme 4 (-9) Tab./Tag • Peptidtherapie

Hautkrebs, schwarzer (Malignes Melanom)

Bei Patienten mit Hautkrebs haben sich an komplementären Behandlungsmaßnahmen die Ernährungsberatung/-umstellung, die psychoonkologische Betreuung und angemessene sportliche Betätigungen bewährt. Außerdem wirken sich die Selen- und Enzymtherapie während der adjuvanten Chemo-/Strahlentherapie positiv auf die Behandlung aus. Die Misteltherapie ist bei nachgewiesener Abwehrschwäche angezeigt. Als erweiterte Maßnahmen hat hier die dendritische Zelltherapie einen besonderen Platz.

Therapiephase	empfehlenswerte Maßnahmen	erweiterte Maßnahmen
präoperativ	• Ernährung • Psychoonkologie • Na-Selenit (100-) **200** µg/Tag	• bilanzierte Vitamine/Spurenelemente
operative Therapie	• Na-Selenit 300 (-1000) µg/Tag	
adjuvante Therapie bzw. Chemotherapie/ Strahlentherapie	• Na-Selenit 300 (-1000) µg/Tag • Enzyme 4 (-9) Tab./Tag • Ernährung • Sport • Psychoonkologie	• rehabilitative-naturheilkundliche Maßnahmen • bilanzierte Vitamine/ Spurenelemente • mikrobiologische Therapie • Hyperthermie • Tumorzell-/Peptidantigen-Vakzine • dendritische Zelltherapie
Nachsorge	• Ernährung • Sport • Psychoonkologie • Misteltherapie (bei Abwehrschwäche)	• rehabilitative-naturheilkundliche Maßnahmen • bilanzierte Vitamine/Spurenelemente • mikrobiologische Therapie • Enzyme 4 (-9) Tab./Tag • Peptidtherapie

Hodentumore
Seminome/nichtseminomatöse Hodentumore

Bei den Hodentumoren haben sich an komplementären Behandlungsmaßnahmen die Ernährungsberatung/-umstellung, die psychoonkologische Betreuung und angemessene sportliche Betätigungen bewährt. Außerdem vervollständigten die Selen- und Enzymtherapie während der adjuvanten Chemo-/Strahlentherapie die Behandlung. Die Misteltherapie ist bei nachgewiesener Abwehrschwäche angezeigt.

Therapiephase	empfehlenswerte Maßnahmen	erweiterte Maßnahmen
präoperativ	• Ernährung • Psychoonkologie • Na-Selenit (100-) **200** µg/Tag	• bilanzierte Vitamine/ Spurenelemente
operative Therapie	• Na-Selenit **300** (-1000) µg/Tag	
adjuvante Therapie bzw. Chemotherapie/ Strahlentherapie	• Na-Selenit **300** (-1000) µg/Tag • Enzyme 4 (-9) Tab./Tag • Ernährung • Sport • Psychoonkologie	• rehabilitative-naturheilkundliche Maßnahmen • bilanzierte Vitamine/ Spurenelemente • mikrobiologische Therapie
Nachsorge	• Ernährung • Sport • Psychoonkologie • Misteltherapie (bei Abwehrschwäche)	• rehabilitative-naturheilkundliche Maßnahmen • bilanzierte Vitamine/ Spurenelemente • mikrobiologische Therapie • Enzyme 4 (-9) Tab./Tag • Peptidtherapie

Kopf-/Halstumore

Auch bei Patienten mit Kopf-/Halstumoren haben sich komplementär zu den Standardtherapien die Umstellung der Ernährung, die psychoonkologische Betreuung sowie angemessene sportliche Betätigung bewährt. Außerdem unterstützen Selen- und Enzymtherapie eine adjuvante Chemo-/Strahlenbehandlung. Die Enzymtherapie als erweiterte Maßnahme hat sich auch in der Nachsorge als vielversprechend erwiesen.

Die Misteltherapie ist nur bei nachgewiesener Abwehrschwäche angezeigt.

Therapiephase	empfehlenswerte Maßnahmen	erweiterte Maßnahmen
präoperativ	• Ernährung • Psychoonkologie • Na-Selenit (100-) 200 µg/Tag	• bilanzierte Vitamine/ Spurenelemente
operative Therapie	• Na-Selenit 300 (-1000) µg/Tag	
adjuvante Therapie bzw. Chemotherapie/ Strahlentherapie	• Na-Selenit 300 (-1000) µg/Tag • Enzyme 4 (-9) Tab./Tag • Ernährung • Sport • Psychoonkologie	• rehabilitative-naturheilkundliche Maßnahmen • Weihrauch (3 x 800-1200 mg/Tag) • bilanzierte Vitamine/ Spurenelemente • mikrobiologische Therapie
Nachsorge	• Ernährung • Sport • Psychoonkologie • Misteltherapie (bei Abwehrschwäche)	• Weihrauch (3 x 800-1200 mg/Tag) • rehabilitative-naturheilkundliche Maßnahmen • bilanzierte Vitamine/ Spurenelemente • mikrobiologische Therapie • Enzyme 4 (-9) Tab./Tag • Peptidtherapie

Leberkrebs (hepatozelluläres Karzinom)

Beim Leberkrebs haben sich an komplementären Behandlungsmaßnahmen Ernährungsberatung/-umstellung, psychoonkologische Betreuung und angemessene sportliche Betätigungen bewährt. Außerdem wirken Selen- und Enzymtherapie als Komplementärmaßnahmen positiv während einer adjuvanten Chemo-/Strahlentherapie. Die Misteltherapie ist bei nachgewiesener Abwehrschwäche angezeigt.

Therapiephase	empfehlenswerte Maßnahmen	erweiterte Maßnahmen
präoperativ	• Ernährung • Psychoonkologie • Na-Selenit (100-) 200 µg/Tag	• bilanzierte Vitamine/ Spurenelemente
operative Therapie	• Na-Selenit 300 (-1000) µg/Tag	
adjuvante Therapie bzw. Chemotherapie/ Strahlentherapie	• Na-Selenit 300 (-1000) µg/Tag • Enzyme 4 (-9) Tab./Tag • Ernährung • Sport • Psychoonkologie	• rehabilitative-naturheilkundliche Maßnahmen • bilanzierte Vitamine/ Spurenelemente • mikrobiologische Therapie
Nachsorge	• Ernährung • Sport • Psychoonkologie • Misteltherapie (bei Abwehrschwäche)	• rehabilitative-naturheilkundliche Maßnahmen • bilanzierte Vitamine/ Spurenelemente • mikrobiologische Therapie • Enzyme 4 (-9) Tab./Tag • Peptidtherapie

Lungenfelltumor (Malignes Mesotheliom)

Auch bei Patienten mit einem Lungenfelltumor haben sich komplementär zu den Standardtherapien die Umstellung der Ernährung, die psychoonkologische Betreuung sowie angemessene sportliche Betätigung bewährt. Außerdem wirken eine Selen- und Enzymtherapie begleitend zur Chemo-/Strahlentherapie positiv. Die Enzymtherapie als erweiterte Maßnahme hat sich auch in der Nachsorge als vielversprechend erwiesen. Die Misteltherapie ist bei nachgewiesener Abwehrschwäche angezeigt.

Therapiephase	empfehlenswerte Maßnahmen	erweiterte Maßnahmen
präoperativ	• Ernährung • Psychoonkologie • Na-Selenit (100-) **200** µg/Tag	• bilanzierte Vitamine/ Spurenelemente
operative Therapie	• Na-Selenit 300 (-1000) µg/Tag	
adjuvante Therapie bzw. Chemotherapie/ Strahlentherapie	• Na-Selenit 300 (-1000) µg/Tag • Enzyme 4 (-9)Tab./Tag • Ernährung • Sport • Psychoonkologie	• rehabilitative-naturheilkundliche Maßnahmen • Hyperthermie • bilanzierte Vitamine/ Spurenelemente • mikrobiologische Therapie
Nachsorge	• Ernährung • Sport • Psychoonkologie • Misteltherapie (bei Abwehrschwäche)	• rehabilitative-naturheilkundliche Maßnahmen • bilanzierte Vitamine/ Spurenelemente • mikrobiologische Therapie • Enzyme 4 (-9) Tab./Tag • Peptidtherapie

Lungenkrebs (Bronchialkarzinom, kleinzellig/nichtkleinzellig)

Bei Patienten mit Lungenkrebs haben sich an komplementären Behandlungsmaßnahmen die psychoonkologische Betreuung, eine Ernährungsberatung/-umstellung und angemessene sportliche Betätigungen bewährt. Eine Enzymtherapie und die Zufuhr von Natrium-Selenit wirken während einer Chemo-/Strahlentherapie positiv. Die Misteltherapie ist bei nachgewiesener Abwehrschwäche angezeigt.

Therapiephase	empfehlenswerte Maßnahmen	erweiterte Maßnahmen
präoperativ	• Ernährung • Psychoonkologie • Na-Selenit (100-) **200** µg/Tag	• bilanzierte Vitamine/ Spurenelemente
operative Therapie	• Na-Selenit 300 (-1000) µg/Tag	
adjuvante Therapie bzw. Chemotherapie/ Strahlentherapie	• Na-Selenit 300 (-1000) µg/Tag • Enzyme 4 (-9) Tab./Tag • Ernährung • Sport • Psychoonkologie	• rehabilitative-naturheilkundliche Maßnahmen • bilanzierte Vitamine/ Spurenelemente • mikrobiologische Therapie
Nachsorge	• Ernährung • Sport • Psychoonkologie • Misteltherapie (bei Abwehrschwäche)	• rehabilitative-naturheilkundliche Maßnahmen • bilanzierte Vitamine/ Spurenelemente • mikrobiologische Therapie • Enzyme 4 (-9) Tab./Tag • Peptidtherapie

Magenkrebs

Bei Patienten mit Magenkrebs haben sich komplementär zu den Standardtherapien die Umstellung der Ernährung, die psychoonkologische Betreuung sowie angemessene sportliche Betätigung bewährt. Außerdem unterstützen Selen und die Enzymtherapie die adjuvante Chemo-/Strahlentherapie. Die Enzymtherapie als erweiterte Maßnahme hat sich auch in der Nachsorge als vielversprechend erwiesen.

Die Misteltherapie ist bei nachgewiesener Abwehrschwäche angezeigt.

Therapiephase	empfehlenswerte Maßnahmen	erweiterte Maßnahmen
präoperativ	• Ernährung • Psychoonkologie • Na-Selenit (100-) **200** µg/Tag	• bilanzierte Vitamine/ Spurenelemente
operative Therapie	• Na-Selenit **300** (-1000) µg/Tag	• Adhäsionsmolekülblockade
adjuvante Therapie bzw. Chemotherapie/ Strahlentherapie	• Na-Selenit 300 (-1000) µg/Tag • Enzyme 4 (-9)Tab./Tag • Ernährung • Sport • Psychoonkologie	• rehabilitative-naturheilkundliche Maßnahmen • bilanzierte Vitamine/ Spurenelemente • mikrobiologische Therapie
Nachsorge	• Ernährung • Sport • Psychoonkologie • Misteltherapie (bei Abwehrschwäche)	• rehabilitative-naturheilkundliche Maßnahmen • bilanzierte Vitamine/ Spurenelemente • mikrobiologische Therapie • Enzyme 4 (-9) Tab./Tag • Peptidtherapie

Nierenzellkrebs

Auch Patienten mit Nierenzellkrebs sprechen in der Behandlungsphase komplementär gut auf eine Ernährungsberatung/-umstellung, psychoonkologische Betreuung und angemessene sportliche Betätigungen an. Die Selen- und Enzymtherapie unterstützten auch hier während einer adjuvanter Chemo-/Strahlentherapie die Behandlung in positiver Weise. Die Misteltherapie ist bei nachgewiesener Abwehrschwäche angezeigt. Die Anwendung von Tumorimpfung/dendritischer Zelltherapie erscheint im Rahmen von Studien bei gegebener Indikation sinnvoll.

Therapiephase	empfehlenswerte Maßnahmen	erweiterte Maßnahmen
präoperativ	• Ernährung • Psychoonkologie • Na-Selenit (100-) **200** µg/Tag	• bilanzierte Vitamine/ Spurenelemente
operative Therapie	• Na-Selenit **300** (-1000) µg/Tag	
adjuvante Therapie bzw. Chemotherapie/ Strahlentherapie	• Na-Selenit **300** (-1000) µg/Tag • Enzyme 4 (-9) Tab./Tag • Ernährung • Sport • Psychoonkologie	• rehabilitative-naturheilkundliche Maßnahmen • bilanzierte Vitamine/ Spurenelemente • mikrobiologische Therapie • Tumorzell-/Peptidantigen-Vakzine • dendritische Zelltherapie
Nachsorge	• Ernährung • Sport • Psychoonkologie • Misteltherapie (bei Abwehrschwäche)	• rehabilitative-naturheilkundliche Maßnahmen • bilanzierte Vitamine/ Spurenelemente • mikrobiologische Therapie • Enzyme 4 (-9) Tab./Tag • Peptidtherapie

Peniskrebs

Patienten mit Peniskrebs sprechen in der Behandlungsphase komplementär gut auf die psychoonkologische Betreuung, angemessene sportliche Betätigungen und eine Ernährungsberatung/-umstellung an. Sowohl die Selen- als auch die Enzymtherapie wirken hier begleitend zur Chemo-/Strahlentherapie positiv. Die Misteltherapie ist bei nachgewiesener Abwehrschwäche angezeigt.

Therapiephase	empfehlenswerte Maßnahmen	erweiterte Maßnahmen
präoperativ	• Ernährung • Psychoonkologie • Na-Selenit (100-) **200** µg/Tag	• bilanzierte Vitamine/ Spurenelemente
operative Therapie	• Na-Selenit **300** (-1000) µg/Tag	
adjuvante Therapie bzw. Chemotherapie/ Strahlentherapie	• Na-Selenit **300** (-1000) µg/Tag • Enzyme 4 (-9) Tab./Tag • Ernährung • Sport • Psychoonkologie	• rehabilitative-naturheilkundliche Maßnahmen • bilanzierte Vitamine/ Spurenelemente • mikrobiologische Therapie
Nachsorge	• Ernährung • Sport • Psychoonkologie • Misteltherapie (bei Abwehrschwäche)	• rehabilitative-naturheilkundliche Maßnahmen • bilanzierte Vitamine/ Spurenelemente • mikrobiologische Therapie • Enzyme 4 (-9) Tab./Tag • Peptidtherapie

Prostatakrebs

Beim Prostatakrebs haben sich an komplementären Behandlungsmaßnahmen die Ernährungsberatung/-umstellung, die psychoonkologische Betreuung und angemessene sportliche Betätigungen bewährt. In der adjuvanten Phase (also während einer Chemo- oder Strahlentherapie) verbessern außerdem die Selen- und Enzymtherapie die Behandlung. Die Misteltherapie ist bei nachgewiesener Abwehrschwäche angezeigt.

Bei den erweiterten Maßnahmen spielt die Hyperthermie eine größere Rolle als bei den meisten anderen Tumoren.

Therapiephase	empfehlenswerte Maßnahmen	erweiterte Maßnahmen
präoperativ	• Ernährung • Psychoonkologie • Na-Selenit (100 -) 200 μg/Tag	• bilanzierte Vitamine/Spurenelemente
operative Therapie	• Na-Selenit 300 (-1000) μg/Tag	
adjuvante Therapie bzw. Chemotherapie/ Strahlentherapie	• Na-Selenit 300 (-1000) μg/Tag • Enzyme 4 (-9) Tab./Tag • Ernährung • Sport • Psychoonkologie	• rehabilitative-naturheilkundliche Maßnahmen • bilanzierte Vitamine/Spurenelemente • mikrobiologische Therapie • Hyperthermie
Nachsorge	• Ernährung • Sport • Psychoonkologie • Misteltherapie (bei Abwehrschwäche)	• rehabilitative-naturheilkundliche Maßnahmen • mikrobiologische Therapie • Enzyme 4 (-9) Tab./Tag • bilanzierte Vitamine/Spurenelemente • Peptidtherapie

Sarkome (Osteosarkom/Ewing-Sarkom/Weichteilsarkom)

Bei Patienten mit Sarkomen haben sich an komplementären Behandlungsmaßnahmen die psychoonkologische Betreuung, eine Ernährungsberatung/-umstellung und angemessene sportliche Betätigungen bewährt. Eine Enzymtherapie und die Zufuhr von Natrium-Selenit haben während einer adjuvanten Chemo-/Strahlentherapie positive, ergänzende Wirkungen. Die Misteltherapie ist bei nachgewiesener Abwehrschwäche angezeigt.

Therapiephase	empfehlenswerte Maßnahmen	erweiterte Maßnahmen
präoperativ	• Ernährung • Psychoonkologie • Na-Selenit (100-) 200 µg/Tag	• bilanzierte Vitamine/ Spurenelemente
operative Therapie	• Na-Selenit 300 (-1000) µg/Tag	
adjuvante Therapie bzw. Chemotherapie/ Strahlentherapie	• Na-Selenit 300 (-1000) µg/Tag • Enzyme 4 (-9) Tab./Tag • Ernährung • Sport • Psychoonkologie	• rehabilitative-naturheilkundliche Maßnahmen • Hyperthermie • bilanzierte Vitamine/ Spurenelemente • mikrobiologische Therapie
Nachsorge	• Ernährung • Sport • Psychoonkologie • Misteltherapie (bei Abwehrschwäche)	• rehabilitative-naturheilkundliche Maßnahmen • bilanzierte Vitamine/ Spurenelemente • mikrobiologische Therapie • Enzyme 4 (-9) Tab./Tag • Peptidtherapie

Krebs der Scheide/der äußeren weiblichen Geschlechtsteile (Vaginal-/Vulvakarzinom)

Beim Scheidenkrebs haben sich an komplementären Behandlungsmaßnahmen die Ernährungsberatung/-umstellung, die psychoonkologische Betreuung und angemessene sportliche Betätigungen bewährt. Die Selen- und Enzymtherapie vervollständigten auch hier während einer adjuvanten Chemo-/Strahlentherapie die Behandlung. Eine Misteltherapie ist bei nachgewiesener Abwehrschwäche angezeigt.

Therapiephase	empfehlenswerte Maßnahmen	erweiterte Maßnahmen
präoperativ	• Ernährung • Psychoonkologie • Na-Selenit (100-) 200 µg/Tag	• bilanzierte Vitamine/ Spurenelemente
operative Therapie	• Na-Selenit 300 (-1000) µg/Tag	
adjuvante Therapie bzw. Chemotherapie/ Strahlentherapie	• Na-Selenit 300 (-1000) µg/Tag • Enzyme 4 (-9) Tab./Tag • Ernährung • Sport • Psychoonkologie	• rehabilitative-naturheilkundliche Maßnahmen • bilanzierte Vitamine/ Spurenelemente • mikrobiologische Therapie
Nachsorge	• Ernährung • Sport • Psychoonkologie • Misteltherapie (bei Abwehrschwäche)	• rehabilitative-naturheilkundliche Maßnahmen • bilanzierte Vitamine/ Spurenelemente • mikrobiologische Therapie • Enzyme 4 (-9) Tab./Tag • Peptidtherapie

Schilddrüsenkrebs

Auch beim Schilddrüsenkrebs haben sich komplementär zu den Standardtherapien die Umstellung der Ernährung, die psychoonkologische Betreuung sowie angemessene sportliche Betätigung bewährt. Außerdem wirken sich die Selen- und Enzymtherapie während der adjuvanten Chemo-/Strahlentherapie positiv auf die Behandlung aus. Die Enzymtherapie als erweiterte Maßnahme hat sich auch in der Nachsorge als vielversprechend erwiesen.

Therapiephase	empfehlenswerte Maßnahmen	erweiterte Maßnahmen
präoperativ	• Ernährung • Psychoonkologie • Na-Selenit (100-) 200 µg/Tag	• bilanzierte Vitamine/Spurenelemente
operative Therapie	• Na-Selenit 300 (-1000) µg/Tag	
adjuvante Therapie bzw. Chemotherapie/ Strahlentherapie	• Na-Selenit 300 (-1000) µg/Tag • Enzyme 4 (-9) Tab./Tag • Ernährung • Sport • Psychoonkologie	• rehabilitative-naturheilkundliche Maßnahmen • bilanzierte Vitamine/ Spurenelemente • mikrobiologische Therapie
Nachsorge	• Ernährung • Sport • Psychoonkologie • Misteltherapie (bei Abwehrschwäche)	• rehabilitative-naturheilkundliche Maßnahmen • bilanzierte Vitamine/ Spurenelemente • mikrobiologische Therapie • Enzyme 4 (-9) Tab./Tag • Peptidtherapie

Speiseröhrenkrebs (Ösophaguskarzinom)

Auch Patienten mit Speiseröhrenkrebs sprechen in der Behandlungsphase komplementär auf Ernährungsberatung/-umstellung, psychoonkologische Betreuung und angemessene sportliche Betätigungen an. Sowohl die Selen- als auch die Enzymtherapie wirken hier begleitend zur Chemo-/Strahlentherapie positiv. Die Misteltherapie ist bei nachgewiesener Abwehrschwäche angezeigt.

Therapiephase	empfehlenswerte Maßnahmen	erweiterte Maßnahmen
präoperativ	• Ernährung • Psychoonkologie • Na-Selenit (100-) **200** µg/Tag	• bilanzierte Vitamine/ Spurenelemente
operative Therapie	• Na-Selenit 300 (-1000) µg/Tag	
adjuvante Therapie bzw. Chemotherapie/ Strahlentherapie	• Na-Selenit 300 (-1000) µg/Tag • Enzyme 4 (-9) Tab./Tag • Ernährung • Sport • Psychoonkologie	• rehabilitative-naturheilkundliche Maßnahmen • bilanzierte Vitamine/Spurenelemente • mikrobiologische Therapie
Nachsorge	• Ernährung • Sport • Psychoonkologie • Misteltherapie (bei Abwehrschwäche)	• rehabilitative-naturheilkundliche Maßnahmen • bilanzierte Vitamine/Spurenelemente • mikrobiologische Therapie • Enzyme 4 (-9) Tab./Tag • Peptidtherapie

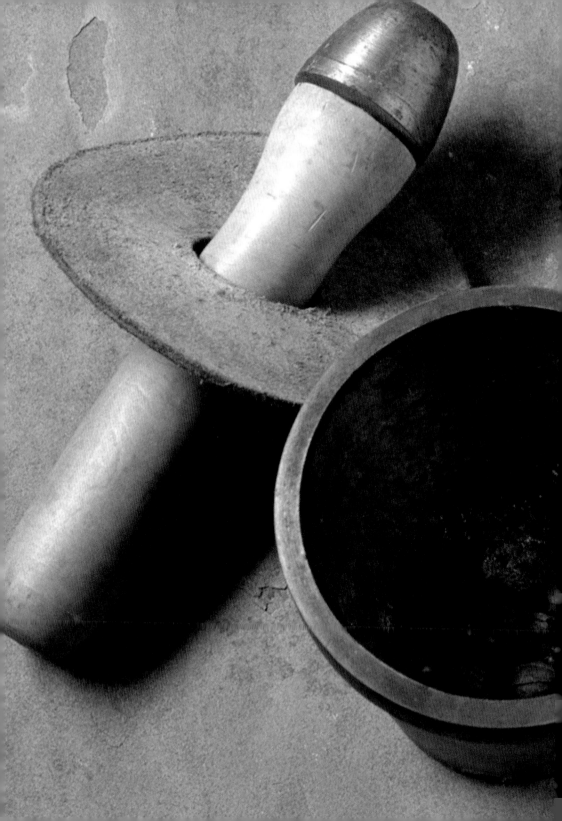

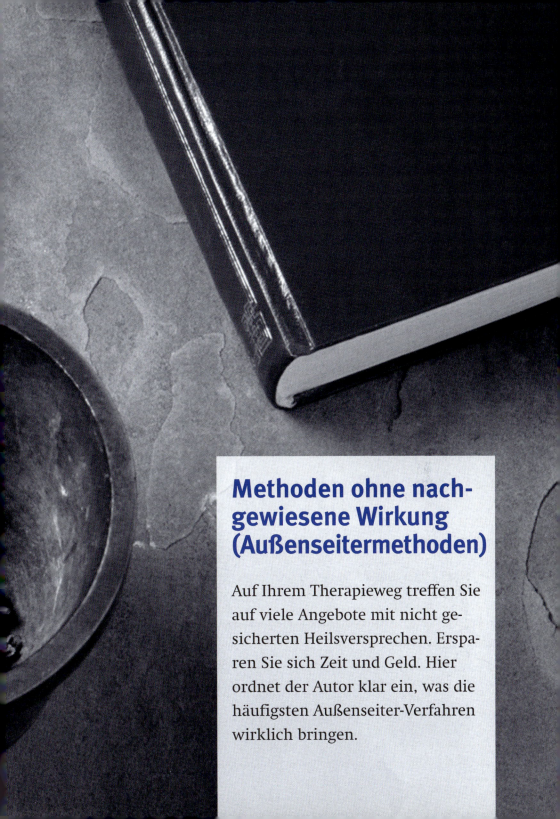

Methoden ohne nachgewiesene Wirkung (Außenseitermethoden)

Auf Ihrem Therapieweg treffen Sie auf viele Angebote mit nicht gesicherten Heilsversprechen. Ersparen Sie sich Zeit und Geld. Hier ordnet der Autor klar ein, was die häufigsten Außenseiter-Verfahren wirklich bringen.

Autoren
- Josef Beuth
- Markus Vieten

Einführung

Dem medizinischen Erfolg der Therapie bösartiger Tumorerkrankungen sind auch heute noch Grenzen gesetzt, unabhängig davon, ob chirurgisch (Operation), strahlentherapeutisch oder medikamentös vorgegangen wird (Chemo-, Hormon-, Antikörpertherapie). Die manchmal scheinbare Perspektivlosigkeit der Erkrankung lockt zweifelhafte Anbieter an, die, wie auf keinem anderen Gebiet der Medizin, die Patienten mit nicht haltbaren Heilungsversprechen auszunehmen versuchen.

Für alle in Deutschland zugelassenen und anzuwendenden Arzneimittel gilt der Grundsatz der Qualität, Unbedenklichkeit und Wirksamkeit. Als bedenklich eingestufte Arzneimittel sollten hierzulande nicht angewendet werden. Durch die Bewerbung von Präparaten mit unzureichend dokumentierter Zusammensetzung und unbelegter Wirksamkeit werden bei den Patienten immer ungerechtfertigte Hoffnungen geweckt.

Wer eine neue Heilmethode oder ein neues Medikament einführt, hat nach den Gesetzen der Wissenschaft durch sachgerechte Studien für den Beweis der Qualität, Unbedenklichkeit und Wirksamkeit zu sorgen. Die Ergebnisse müssen detailliert zugänglich sein, sodass jeder Interessierte sie nachvollziehen kann.

Patienten, deren Erkrankungen fortgeschritten oder schwer therapierbar sind, halten sich gerne an jedem Strohhalm fest und sind besonders anfällig für Versprechungen, die auch nur den Hauch einer Chance für eine Lebenszeitverlängerung bieten. Sie sind nicht selten bereit, ohne viele Fragen alles für diese Hoffnung zu geben. Diese Verzweiflung für eine persönliche Einkommensverbesserung auszunutzen, muss als besonders verwerflich angesehen werden.

Der Ursprung nicht auf Unbedenklichkeit und Wirksamkeit geprüfter Produkte wird gerne ins ferne Ausland gelegt, das für eine Überprüfbarkeit unerreichbar und von einem Mythos umgeben ist (China, Polynesien, Indien). Dieser Mythos wird zusätzlich gerne mit Schlüsselbegriffen wie „Naturverbundenheit", „jahrtausendealte Tradition" und „Ganzheitlichkeit"

Achtung

Bei der Anwendung fragwürdiger Therapien (Außenseitermethoden) setzen Sie sich u. a. folgenden Gefahren aus:
- verspäteter oder unzureichender Einsatz erprobter Behandlungen
- Abnahme von Lebensqualität und Lebenszeit, weil die Behandlung unwirksam ist
- ungebremstes Tumorwachstum und damit verbundene psychische Belastung
- finanzielle Belastung.

Einführung

unterlegt. Gesellt sich noch ein Medizinmann oder Indianer aus einer angeblich heilen Welt hinzu, wird das Mittel beinahe unwiderstehlich. [siehe auch S. 222 - Alternative Krebsdiäten und Außenseiterdiäten]

Die Zahl der nicht wirksamkeitsgeprüften (Außenseiter-)Methoden ist enorm groß. Hier sei nur eine kleine Auswahl an Verfahren beschrieben, die in Deutschland weite Verbreitung gefunden haben. Sie sollten diesen Diagnostik- und Therapieverfahren, von denen die meisten nicht oder nicht ausreichend wissenschaftlich ausgetestet (evaluiert) wurden, mit größter Vorsicht und Kritik entgegentreten, um nicht gesundheitsschädlichen (und teuren) Werbestrategien zu erliegen.

Bitte beachten Sie:
- Auf dem Weg zur seriösen Information – der richtige Umgang mit Informationsdiensten/ -gesellschaften und Privatkliniken.

Es häufen sich die Berichte von Patienten, dass „ärztliche Ratgeber" zu sehr bedenklichen Mitteln greifen, um Patienten zu Therapien zu bewegen, welche die Anforderungen an Qualität, Unbedenklichkeit und Wirksamkeit nicht erfüllen.

Solche „ärztlichen Ratgeber" arbeiten z. B. für vereinzelte Patienteninformationsdienste bzw. -gesellschaften, Privatkliniken, selbsternannte „Kompetenzzentren" oder sog. „Immunlaboratorien". Ihre zweifelhaften Beratungen erfolgen telefonisch oder im Rahmen von Informationsveranstaltungen für Patienten. Sie raten zuweilen unkontrolliert von heilenden (kurativen) Therapien ab (Operation, Chemo-, Strahlen-, Hormontherapie), ohne die erforderliche Fachkompetenz mitzubringen und meist ohne hinreichende Kenntnis der Krankengeschichten.

Auch empfehlen sie Diagnostik- und Therapieverfahren, die nicht auf Qualität, Unbedenklichkeit und Wirksamkeit geprüft sind und die erprobten Standardtherapien ersetzen sollen. Dazu gehören teilweise auch in Deutschland nicht zugelassene Nahrungsergänzungsmittel, die im übrigen keine medizinisch relevanten Wirkungen entfalten dürfen, da sie ansonsten Arzneimittel wären.

Schließlich werden sogar Therapien empfohlen, vor denen die Arzneimittelkommission der deutschen Ärzteschaft und andere Fachgesellschaften eindringlich gewarnt haben.

Methoden ohne nachgewiesene Wirkung (Außenseitermethoden)

Es ist für den Patienten u. U. lebensgefährlich, auf erprobte Standardtherapien zu verzichten, weshalb solche Empfehlungen auch ausdrücklich abgelehnt werden. Darüber hinaus bringen Therapiemaßnahmen, die nicht auf Qualität und Unbedenklichkeit geprüft sind und deren Wirksamkeit weder experimentell noch klinisch angemessen nachgewiesen wurde, für den Patienten folgende Probleme mit sich:

- Dem Patienten können nichtkalkulierbare gesundheitliche Schäden entstehen.
- Der Patient wird mit ungerechtfertigten, überhöhten und von den Krankenkassen zurecht nicht erstatteten Kosten belastet.
- Es wird eine Therapiesicherheit vorgegeben, die nicht gerechtfertigt ist.

Aus diesen Gründen ist besonders von den in diesem Abschnitt des Buches aufgeführten Therapie- und Diagnosemethoden dringend abzuraten, auch wenn sie öffentlich auf Patientenveranstaltungen präsentiert oder beworben werden.

Eine kritische Analyse der Repräsentanten in Vorständen und wissenschaftlichen Beiräten der erwähnten „Informationsdienste/-gesellschaften" lässt aufhorchen. Es besteht die Gefahr, dass geschäftliche Interessen das Handeln dominieren. Insbesondere den telefonierenden Ratgebern scheinen in der Regel fundierte Kenntnisse der Krebsdiagnostik und -therapie völlig zu fehlen. Daher sollten Patienten allen Empfehlungen solcher Ratgeber stets mit kritischer Distanz entgegentreten und immer eine „zweite Meinung" einholen. Eine derartige „zweite Meinung" (insbesondere zum Wert von Standardtherapien oder wirksamkeitsgeprüften komplementären Diagnose- und Therapieverfahren) kann vor Behandlungsfehlern schützen, welche die Gesundheit gefährden. Eine solche „zweite Meinung" sollte immer von anerkanntermaßen fachkompetenten Kliniken bzw. Ärzten oder Onkologen eingeholt werden.

Bioelektrische Tumortherapie

Die bioelektrische Tumortherapie (auch ECT = Elektro-Chemo-Therapie genannt) erfolgt über Gleichstrom, der über Nadelelektroden an Tumoren oder Metastasen herangebracht wird. Ziel der Anwendung von Gleichstrom ist eine „schnelle aseptische Strom-Wärme induzierte Nekrose (= ‚steriles Absterben') von Tumor- und Metastasengewebe durch eine kontrollierte Gleichstromquelle". Die Durchflutung des erkrankten Gewebes mit Gleichstrom löst laut einschlägiger Werbung folgende wissenschaftlich unbewiesenen Mechanismen aus:

- Durchlöcherung der Tumorzellmembranen
- Störung lebensnotwendiger Strukturen in den Tumorzellen durch elektromagnetische Induktion
- Störungen des Stoffwechsels von Tumorzellen
- Ansäuerung des Gewebes durch Auflösung von Tumorzellen.

Die Werbung gibt vor, dass es sich bei der bioelektrischen Tumortherapie um eine schonende Krebstherapie handelt, die ausschließlich im Tumorgewebe zellzerstörende Effekte ausübt und gesundes Gewebe unbeeinflusst lässt. All diese Aussagen sind bislang wissenschaftlich unbewiesen und als Werbestrategien abzulehnen.

Wissenschaftliche Beurteilung ☹

Derzeit wird die ECT (Elektro-Chemo-Therapie) weltweit wissenschaftlich erforscht, um sinnvolle Anwendungsgebiete zu definieren. Das Verfahren wird seit Jahrzehnten als vielversprechende tumorzerstörende Therapiemaßnahme angepriesen und angewendet, ohne dass die Basismechanismen hinreichend erforscht bzw. die Unbedenklichkeit und Wirksamkeit verlässlich aufgezeigt wären. Die zuweilen unverantwortliche Vermarktung und unkontrollierte Anwendung der ECT durch selbsternannte Spezialisten (Ärzte und Heilpraktiker) in Privatkliniken und Praxen hat lange Zeit die wissenschaftliche Weiterentwicklung der Elektro-Chemo-Therapie blockiert. Viel zu früh und wissenschaftlich falsch wurden Therapieerfolge veröffentlicht und in ein lohnendes Geschäft „umgemünzt", was die ECT schließlich zur Außenseitermethode machte, von der zur Zeit wegen der fehlenden Datenlage strikt abgeraten werden muss.

Biologische Kombinationstherapien, individuell und Therapeut-/Behandlungszentrum-spezifisch

„Biologische Kombinationstherapien" werden werbewirksam angepriesen und sollen, wenn man ihren Fürsprechern glaubt, tumorzellabtötende und abwehrsteigernde Maßnahmen bündeln bzw. intensivieren. Durch die wissenschaftlich und klinisch nicht nachvollziehbare Zusammensetzung sogenannter „biologischer Kombinationstherapien" soll deren nicht bewiesene Wirksamkeit verstärkt werden. Teilweise werden dabei selbstdachte Therapiekombinationen angewendet, etwa Mistelextrakt-Ozon-Infusionen oder -Einläufe; Kaffee-Einläufe, deren Unbedenklichkeit und Wirksamkeit bislang in keinster Weise belegt ist. Die Therapie wird durch wiederholte, klinisch fragwürdige, kostspielige Immunstatusbestimmungen begleitet. Es wird der wissenschaftlich falsche Eindruck erweckt, dass sich der Therapieerfolg auf immunologischer Ebene messen ließe. Laut Werbung geht es darum, bestimmte Wirkprinzipien aufeinander abzustimmen, um so ein Optimum an „biologischer Tumorzellzerstörung" zu bewirken und eine „kräftige" Anregung des Immunsystems zu erzeugen. All diese Aussagen sind bislang unbewiesen und zudem therapeutisch fragwürdig, da mit unkontrollierter, „kräftiger" Anregung des Immunsystems immer Zytokine (Botenstoffe zur Aktivierung oder Hemmung von Immunfunktionen) und Wachstumsfaktoren freigesetzt werden, die möglicherweise auch das Tumorzellwachstum fördern.

Therapeutisch werden krasse Außenseitertherapien (z.B. Ozontherapie, Kolon-Hydro-Therapie, Neuraltherapie, Magnetfeldtherapie, selbstdachte Vitamin-/Spurenelementkombinationen, sowie Therapien mit Schöllkrautextrakt und chinesischen Kräutermixturen) kombiniert mit komplementäronkologischen Maßnahmen (z.B. Ernährungsberatung, Psychoonkologie, Hyperthermie). Es gibt in der wissenschaftlichen Literatur bislang keinen Hinweis zur Unbedenklichkeit und Wirksamkeit der offenbar wahllos zusammengesetzten, genannten „biologischen Kombinationsherapien", die aber als „individuelle, maßgeschneiderte Therapieansätze" vermarktet werden.

Biologische Kombinationstherapien

Die kostenträchtigen (und von den gesetzlichen Krankenkassen zurecht nicht übernommenen) Behandlungen sollen in regelmäßigen Abständen „aufgefrischt" werden. Dieses Vorgehen hat keine nachvollziehbare Grundlage, verlässliche Dokumentationen zur Unbedenklichkeit und Wirksamkeit fehlen bislang völlig.

Werbewirksam aber nicht nachprüfbar sind „biologische Kombinationstherapien" in den meisten Fällen (angeblich in über 75% der Fälle) erfolgreich. Die in der wissenschaftlichen Literatur nicht nachvollziehbaren Effekte der „biologischen Kombinationstherapien" umfassen angeblich u.a.:

- Stillstand oder Rückgang von Tumoren, Metastasen oder deren (Tumor)Marker
- Steigerung des Abwehr-/Immunsystems
- Schmerzlinderung
- Steigerung der Lebensqualität
- Abschwächung der Nebenwirkungen von Chemo-/Strahlentherapie
- Überlebenszeitverlängerung.

Wissenschaftliche Beurteilung

Da keine wissenschaftlich haltbaren Dokumentationen für die behaupteten Therapieerfolge zur Verfügung stehen, müssen die „biologischen Kombinationstherapien" zu den nicht wirksamkeitsgeprüften Außenseitermethoden gerechnet werden, von denen strikt abzuraten ist. Dies gilt auch, wenn eine intensive Werbetätigkeit der Fürsprecher in Presse, Funk und Fernsehen sowie in sogenannten Patienten- oder Interessentenseminaren eine wissenschaftliche Qualität der „biologischen Kombinationstherapien" vorgibt.

Achtung

- Therapien bzw. Therapiekombinationen, die an bestimmte Therapeuten oder Personen gebunden sind und „nicht effektiv von anderen angewendet" werden können, sollten immer kritisch hinterfragt bzw. abgelehnt werden.
- Therapiekombinationen, deren Einzelkomponenten nicht zugelassen sind, da keine Hinweise auf deren Qualität, Unbedenklichkeit und Wirksamkeit vorliegen, sollten abgelehnt werden.
- Heilungsversprechen von Therapeuten durch „biologische Kombinationstherapien", zuweilen einhergehend mit Vorauszahlungsforderungen, sollten abgelehnt werden.
- Werbung für „maßgeschneiderte biologische Therapiekombinationen", die in „spezialisierten" Kliniken, Praxen, Kompetenzzentren in Zusammenarbeit mit „spezialisierten" (Immun)Labors angewendet werden, sollte alarmieren.

Methoden ohne nachgewiesene Wirkung (Außenseitermethoden)

Alternative Krebsdiäten und Außenseiterdiäten

Leider kann der Laie in der Regel nur schwer beurteilen, ob eine Ernährungsempfehlung sinnvoll ist oder nicht. Seien Sie auf jeden Fall besonders kritisch, wenn eine Heilung der Erkrankung in Aussicht gestellt wird. Die folgende Checkliste kann Ihnen bei der Entscheidung helfen, ob eine Empfehlung sinnvoll ist oder nicht. Wenn Sie eine dieser Fragen zu der Diät mit „ja" beantworten, sollten Sie sehr zurückhaltend sein. Wenn Sie Ihre Ernährung umstellen möchten, ist es immer besser, Sie sprechen mit Ihrem Arzt oder einer Ernährungsberaterin darüber.

> **Checkliste**
>
> Ist die empfohlene Diät sinnvoll?
>
> - Wird ein häufiger Verzehr eines oder weniger Lebensmittel oder Getränke empfohlen?
> - Werden einzelne Lebensmittel oder Getränke strikt verboten?
> - Wird einzelnen Lebensmitteln oder Getränken eine besondere heilende Wirkung nachgesagt?
> - Bedeutet die empfohlene Ernährungsweise eine starke Veränderung oder Einschränkung Ihrer üblichen Ernährungsgewohnheiten?
> - Wird längerer Nahrungsverzicht oder Fasten empfohlen?
> - Wird das tägliche Essen und Trinken für Sie zur unangenehmen Pflichtübung, wenn Sie sich an die Empfehlungen halten?
>
> [Quelle: Biesalski, H.K., et al.: Gesund und bewusst essen bei Krebs, Trias Verlag 1998]

Häufig hört man auch von der Möglichkeit, den Tumor aushungern zu können. Hierzu ist ganz klar zu sagen, dass die meist sehr schnell wachsenden Tumorzellen sich ihre notwendigen Nährstoffe auch aus gesunden Zellen holen können und zwar völlig unabhängig von der Ernährung des Betroffenen. Der einzige, der schlecht versorgt wird, ist der eigene Körper, nicht aber der Tumor.

Im Folgenden werden nun einige der so genannten Krebsdiäten besprochen, die immer wieder propagiert werden und viele Patienten dadurch verunsichern.

Breuß: „Krebskur-total"

Die Ernährungsempfehlungen von R. Breuß basieren auf der Theorie, dass sich die Krebszellen nur von fester Nahrung ernähren, während dem Menschen selbst flüssige Nahrung ausreiche. Empfohlen werden täglich 1 Liter Gemüsesaft (frisch gepresst oder biologische Breuß-Gemüsesaftmischung) in Kombination mit besonderen Teesorten. Nach 42 Tagen dürfe dann langsam wieder feste Nahrung gegessen werden.

Wissenschaftliche Beurteilung

Aus ernährungstherapeutischer Sicht ist die Krebskur von Breuß ganz klar abzulehnen. Eine derartige Fastenkur kann zu einer raschen und lebensbedrohlichen Gewichtsabnahme führen. Von Breuß als Beweis aufgeführte Dankesschreiben von Patienten haben keinerlei Beweiskraft.

Burger: „Instinktotherapie"

Die Ernährungsempfehlungen von Burger basieren auf der Theorie, dass der Mensch ursprünglich Rohköstler war. Das Kochen sowie der Verzehr von Getreide, Milch und Milchprodukten habe er sich erst im Laufe seiner Entwicklung angeeignet und stelle die Ursache der Krebserkrankungen dar. Die Zusammenstellung der Lebensmittel soll alleine durch den Geruchs- und Geschmackssinn bestimmt werden. Dadurch käme es zu einer Stärkung der Widerstandskraft und schließlich zur Heilung. Verboten seien dabei allerdings alle gekochten Produkte, Konserven, Gewürze, Milch und Milchprodukte.

Wissenschaftliche Beurteilung

Die Instinktotherapie von Burger ist aus ernährungstherapeutischer Sicht abzulehnen. Aufgrund der einseitigen Lebensmittelauswahl ist die ausreichende Versorgung mit lebensnotwendigen Nährstoffen nicht gewährleistet. So kann es sein, dass z. B. viel zu wenig Kalzium oder B-Vitamine zugeführt werden.

Gerson: „Diättherapie bösartiger Erkrankungen"

Gerson sieht die Ursache der Krebsentstehung in einem Ungleichgewicht von Natrium und Kalium. Für ihn begünstigt zuviel Natrium die Krebsentstehung, da es zu Stoffwechselstörungen, insbesondere im Fett- und Eiweißstoffwechsel kommt. Ziel der Diät ist es, den Gehalt an Natrium, Chlorid und Wasser im Organismus zu minimieren und den Kaliumgehalt zu maximieren. Bevorzugt werden deshalb z. B. frisch gepresste Obst- und Gemüsesäfte, Vollkornprodukte, Kartoffeln, Haferflocken und salzloses Roggenbrot. Zusätzlich sollen täglich 2 Gläser Kalbslebersaft getrunken werden.

Wissenschaftliche Beurteilung

Aus ernährungstherapeutischer Sicht ist die Diät von Gerson abzulehnen, da die Auswahl der Lebensmittel stark eingeschränkt wird. Vor allem wenn Beschwerden wie Durchfall, Erbrechen oder starkes Schwitzen auftreten, ist eine streng salzarme Kost nicht empfehlenswert. Auch der Kalbslebersaft ist bedenklich.

Kuhl: „Milchsäurekost"

Dr. Kuhl geht in seinen Empfehlungen davon aus, dass sich in Krebszellen giftige Mengen an sog. rechtsdrehender Milchsäure ansammeln. Diese entstehe durch gestörte Zellatmung infolge einer lang andauernden Fehl- bzw. Mangelernährung mit einem zu hohen Zuckeranteil. Durch die Milchsäure als „Wucherstoff" käme es zu einer starken Zellvermehrung und so zur Krebsentstehung. Um die Milchsäure abzubauen, seien „Ergänzungsstoffe" notwendig, die nur in unverarbeiteten Lebensmitteln zu finden wären.

Deshalb empfiehlt Kuhl eine ovo-lakto-vegetabile Kost (vegetarische Ernährung, bei der Eier und Milch erlaubt sind), die vor allem Vollkornprodukte, Gemüse und Obst, naturbelassene Fette und Öle sowie Milchprodukte vorsieht. Gleichzeitig sollen möglichst viele Lebensmittel mit einem hohen Milchsäuregehalt gegessen werden – nach dem Prinzip „Gleiches mit Gleichem" behandeln.

Wissenschaftliche Beurteilung

Aus ernährungstherapeutischer Sicht ist die Milchsäuretherapie nach Kuhl als unbedenklich einzustufen. Ein Anspruch auf Heilung darf allerdings nicht erhoben werden.

Moermann: „Krebsdiät"

Moermann geht in seinen Diätempfehlungen davon aus, dass Krebszellen nur im Falle einer Stoffwechselentgleisung des Körpers entstehen können. Er beschreibt, dass sich Krebszellen zurückbilden und das Abwehrsystem stimuliert wird, wenn sich der Stoffwechsel normalisiert. Durch Fütterungsversuche an Brieftauben, deren Stoffwechsel nach seiner Meinung dem des Menschen gleicht, kommt er zu dem Schluss, dass sich eine spezielle Kombination aus 8 Vitaminen und Mineralstoffen positiv auf den Stoffwechsel auswirkt. Neben einer laktovegetabilen Kost (vegetarische Kost, bei der zusätzlich Milch und Milchprodukte erlaubt sind) empfiehlt er diese 8 lebensnotwendigen Nährstoffe, mit dem Ziel, das Abwehrsystem zu aktivieren.

Wissenschaftliche Beurteilung ☹

Eine betont pflanzliche Kost ist positiv zu beurteilen, wenn auf eine ausreichende Eiweißversorgung geachtet wird. Für die Nährstoffsupplemente gibt es allerdings bis heute keine schlüssige Erklärung. Untersuchungen an Brieftauben reichen sicherlich nicht aus.

Seeger: „Rote Bete als Heilmittel gegen Krebs"

Seeger erklärt die Krebsentstehung durch eine Störung der Zellatmung. Als Folge kommt es zu einem Anstieg der Milchsäure in der Zelle und so zu einer Übersäuerung. Nach seiner Idee kann die Zellatmung allerdings mit Rote-Bete-Saft wieder aktiviert werden. Deshalb sollen täglich 1-2 kg frische Rote Bete gegessen werden. Großen Wert legt er auf eine lebenslängliche Dauertherapie, da ansonsten kein Heilungsanspruch erhoben werden könne.

Wissenschaftliche Beurteilung ☹

Die Theorie zur Krebsentstehung ist seit langem widerlegt. Man weiß heute, dass der gestörte Stoffwechsel nicht Ursache, sondern Folge der Krebsentstehung ist. Zu beachten ist der hohe Nitratgehalt der Roten Bete, auch wenn sie aus biologischem Anbau kommt. Außerdem kommt es bei derartig großen Mengen an einem Lebensmittel zu einer Nährstoffverdrängung. Eine abwechslungsreiche und ausgewogene Ernährung ist kaum noch möglich. Deshalb ist die Diät von Seeger aus ernährungsphysiologischer Sicht abzulehnen.

Methoden ohne nachgewiesene Wirkung (Außenseitermethoden)

Erweiterte Immunstatusbestimmungen

Folgende Feststellungen sind bislang wissenschaftlich unbewiesen, auch wenn sie vielleicht verständlich und „irgendwie plausibel" erscheinen mögen:

- Krebserkrankungen entstehen immer aufgrund eines geschwächten Immunsystems.
- Die Standardtherapien gegen Krebs schwächen langfristig das Immunsystem.
- Ein aktives Immunsystem ist die Voraussetzung für eine effektive Rezidiv- und Metastasenprophylaxe.
- Ein aktives Immunsystem verbessert die Lebensqualität von Krebspatienten.

> **Achtung**
>
> Untersuchungen von Immunzellzahlen und -aktivitäten mit unbekannten Normbereichen sind für die Praxis belanglos, aber teuer!

Dafür sind sie aber sehr werbewirksam. Deshalb bieten auch verschiedene sog. „Immunlaboratorien" erweiterte Immunstatusbestimmungen an. Die äußerst kostspieligen Untersuchungen (ca. 500-2000 Euro) müssen als sog. individuelle Gesundheitsleistungen (IGEL) von den Patienten privat gezahlt werden, da die Krankenkassen die Kosten in der Regel nicht übernehmen.

Es muss insbesondere gefragt werden, wofür die Bestimmung der Zahl und Aktivität von derzeit nicht hinreichend erforschten Abwehrzellen gut sein könnte? Darüber gibt es bislang kaum Forschungen und schon gar keine Beweise. Trotzdem werden in einem sog. „erweiterten Immunstatus" bis zu 50 Untergruppen von Abwehrzellen analysiert und wissenschaftlich fraglich oder falsch kommentiert. Die Bedeutung dieser Zellen für die Krebserkrankung ist jedoch völlig unklar.

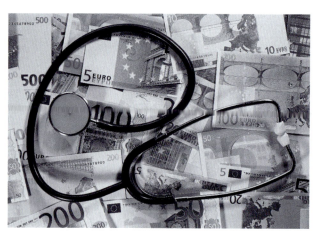

Solche Untersuchungen könnten bei wissenschaftlicher Erforschung eventuell wichtige Einblicke in die komplexen Zusammenhänge von Abwehrfunktionen und Krebserkrankung ermöglichen (einschließlich Rezidivierung und Metastasierung). Wenn es jedoch darum geht, die Therapie zu planen und zu verbessern, bedeuten diese Untersuchungen überhaupt nichts und müssen demnach für den Patientenbereich strikt abgelehnt werden.

Wissenschaftliche Beurteilung

Wenn die Behandlung geplant wird und das Immunsystem des Patienten normalisiert werden soll, muss zunächst der zelluläre Immunstatus bestimmt werden. Die Untersuchungen müssen sich jedoch auf Werte beschränken, deren Bedeutung wissenschaftlich belegt ist (siehe Kapitel Immunstatusbestimmung). Nur so kann das Immunsystem auf sinnvolle Weise unterstützt und die Therapie verbessert werden. Ansonsten hat der Patient keinen Vorteil und verliert nur sein Geld.

Achtung: Es ist wichtig, den Immunstatus zu bestimmen, sofern dabei Werte erhoben werden, deren Bedeutung innerhalb des Krankheitsgeschehens bewiesen ist. Eine sog. „erweiterte Immunstatusbestimmung", deren Bedeutung völlig unklar ist, muss deshalb strikt abgelehnt werden. Sie nutzt Ihnen für Ihre Behandlung nichts. Solche Untersuchungen dienen nur den Umsatzzahlen der „Immunlaboratorien".

Flor Essence/Essiac

Essiac (in Deutschland unter dem Namen Flor Essence im Handel) ist ein pflanzliches Produkt, das eine kanadische Krankenschwester nach eigenem Bekunden 50 Jahre lang angepriesen und verabreicht hat. Sie hat das Rezept scheinbar von einem indianischen Medizinmann erhalten. Vor ihrem Tod übertrug sie die Zusammensetzung und Herstellungsrechte an eine kanadische Gesellschaft, die das Produkt nach einem „Sonderabkommen" in Kanada produziert. Laut unterschiedlicher Berichte enthält das Rezept (bzw. der Essiac- oder Flor-Essence-Tee) Klette, indischen Rhabarber, Sauerampfer und glatte Ulme. Es können aber auch weitere Bestandteile enthalten sein. Somit ist das Produkt nicht zuverlässig standardisiert.

Wissenschaftliche Beurteilung

Bei Tierexperimenten konnte keine wissenschaftlich fundierte Wirkung durch Essiac oder Flor Essence nachgewiesen werden, weder immunaktivierend noch gegen Tumoren. Patientendaten, die das kanadische Gesundheitsministerium ausgewertet hatte, wiesen ebenfalls auf keine derartigen Wirkungen hin. Dennoch wirbt die Hersteller-/Vertreiberfirma mit nicht nachvollziehbaren Falldarstellungen und gibt diverse Wirksamkeiten durch das Produkt vor, der sich unverständlicherweise auch prominente deutsche Stiftungen kritiklos angeschlossen haben.

Weder Essiac noch Flor Essence noch deren Bestandteile haben eine wissenschaftlich nachgewiesene immunologische oder gegen einen Tumor gerichtete Wirkung. Daher muss – nicht zuletzt wegen des hohen Preises – dringend davon abgeraten werden, Essiac- oder Flor-Essence-Tee anzuwenden.

Frischzellen-/Frischextrakttherapie

Die Frischzellen-/Frischextrakttherapie (auch Lebendzelltherapie oder Zelltherapie genannt) ist eine unspezifische Immuntherapie, welche die körpereigene Abwehr anregen soll. Hierzu werden tierische Organzellen bzw. deren Frischextrakte (z. B. vom Thymus) verwendet. Sie werden unter die Haut (subkutan) bzw. in den Muskel (intramuskulär) gespritzt oder in Tablettenform eingenommen. Besonders beliebt sind die Zellen bzw. Zellextrakte ungeborener Lämmer, die eine „revitalisierende" (belebende) und abwehrsteigernde Wirkung besitzen sollen.

Wissenschaftliche Beurteilung

Es liegen bislang keinerlei verwertbare Untersuchungen über die Krebs hemmende Wirksamkeit der Frischzellen-/Frischextrakttherapie vor. Eine Wirkung zum Wohle der Patienten konnte nicht belegt werden. Die Therapie nutzt bislang alleine der herstellenden Industrie bzw. den selbstproduzierenden Anwendern.

An dieser Stelle sei noch auf die wissenschaftlich nicht bewiesene Wirksamkeit von Thymusfrischextrakten (THX) hingewiesen, die standardisierten Thymuspeptidgemischen überlegen sein sollen. Weil die Thymusfrischextrakte nicht in einer reproduzierbar-standardisierten Form angeboten werden können (womit sich die Qualität, Unbedenklichkeit und Wirksamkeit prüfen ließe), sollten solche Mittel in der wissenschaftlichen und auf den Patienten ausgerichteten Medizin unter keinen Umständen verabreicht werden. Dies umso mehr, als es zu ernsthaften allergischen Reaktionen auf das injizierte Eiweiß und auch zu Todesfällen unter dieser Therapie kommen kann.

Galavit

Galavit wurde angeblich in Forschungslabors bei Moskau entwickelt, um russische Weltraumfahrer (Kosmonauten) vor bösartigen Tumoren zu schützen, die durch die hohe Strahlenbelastung außerhalb der Erdatmosphäre entstehen könnten. Es wurde 1997 in Russland vom dortigen Gesundheitsministerium zugelassen. Allerdings sind dort keine Wirksamkeitsbelege oder klinische Studien für eine Zulassung erforderlich, die den internationalen Standards entsprechen. Das Präparat kann in Russland gekauft werden, in Deutschland sind die Kosten etwa 40-mal so hoch. Hinzu kommen dann noch völlig übertrieben hohe Aufwendungen für den empfohlenen Aufenthalt in so genannten „Fachkliniken", in aller Regel Privatkliniken.

Folgende unbewiesenen Wirkungen werden dem Präparat in der Werbung zugeschrieben:

- die körpereigene Abwehr würde aktiviert
- das Wachstum von Tumoren würde gehemmt
- die Metastasenbildung ginge zurück
- das erkrankte Gewebe regeneriere sich.

Durch diese Effekte soll sich die Überlebenszeit und die Lebensqualität der Patienten verbessern. Nebenwirkungen und Wechselwirkungen mit anderen Substanzen oder Therapien (u. a. Chemo-, Strahlentherapie) weist Galavit laut Werbung nicht auf.

Wissenschaftliche Beurteilung

In der gesamten begutachteten medizinischen Fachliteratur ist keine einzige Studie zur Qualität, Unbedenklichkeit und Wirksamkeit von Galavit enthalten. Die in der Werbung beschriebenen Wirkungen bleiben unbewiesene Behauptungen. Natürlich sind somit auch keine Aussagen zu Neben- und Wechselwirkungen des Präparates möglich. In Deutschland ist Galavit nicht zugelassen. Angesichts der Datenlage zum Präparat haben diverse deutsche Fachgremien/-gesellschaften eindeutig Stellung genommen und davon abgeraten, Galavit einzunehmen.

Methoden ohne nachgewiesene Wirkung (Außenseitermethoden)

„Neue Medizin"

Die „Neue Medizin (NM)" wurde im Jahr 1981 von Herrn Dr. R.G. Hamer entdeckt. Sie gibt vor, eine „naturwissenschaftliche Medizin" zu sein, die Ursache und Therapie jeder „so genannten Krankheit" kenne. Beweise gibt es für diese Behauptungen nicht.

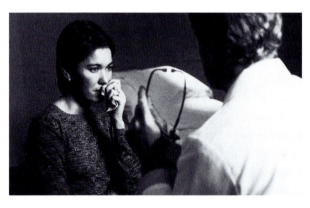

Nach Dr. Hamer ist der Auslöser der Krebserkrankung ein Schockerlebnis - die Lösung dieses Schocks leite die Heilung ein.

Die NM hat (laut Bekenntnis von Dr. Hamer) keine Grundlage oder Hypothese, sondern basiert auf (wissenschaftlich nicht nachvollziehbaren) Naturgesetzen. Demnach sind gleichzeitig ablaufende psychische, zerebrale (gehirnvermittelte) und körperlich-organische Vorgänge die Voraussetzung für alle „so genannten Krankheiten", die eigentlich keine Krankheiten, sondern ein „sinnvolles biologisches Sonderprogramm (SBS) der Natur" darstellen. Auslöser einer „so genannten Erkrankung", inklusive Krebs, sei immer ein Schockerlebnis (biologischer Konflikt), in der NM „Dirk-Hamer-Syndrom (DHS)" genannt. Die Lösung des biologischen Konfliktes leite die zweite (Heilungs-) Phase des SBS ein und zeige sich auf „Organebene" („der Krebs stoppt") und auf „Gehirnebene" (Ödembildung um den „Hamer Herd").

Die Therapie der Krebserkrankung erfolgt in der NM auf der psychischen Ebene („praktisch-psychische Therapie mit gesundem Menschenverstand"), auf der zerebralen Ebene („Verlaufsbeobachtung und Therapie zerebraler Komplikationen") und auf der organischen Ebene („Therapie organischer Komplikationen").

Wurde der Konfliktschock (DHS) herausgefunden, sollten mit dem Patienten zusammen Lösungen für seine Konflikte gesucht werden. „Je mehr Charisma ein Therapeut hat und je gesunder sein Menschenverstand, desto effektiver ist nach der NM auch die reale und geistige Lösung des Konflikts." Da der Konfliktschock (DHS) immer in der Psyche, im Gehirn und im Organ sichtbar und messbar sei, solle mittels Computertomogramm (CT) des Gehirns die Akutphase (Nachweis so genannter Hamer-Herde; „konzentrische Ringe, wie auf einer Schießscheibe") und die Heilungsphase („um obligat epileptische Krisen zu therapieren") verfolgt werden.

Da Krankheiten (inklusive Krebs) laut NM im Grunde keine Krankheiten, sondern „Teile eines sinnvollen biologischen Sonderprogramms (SBS)" seien, überlebten durch alleinige Konfliktlösung 95% der Krebspatienten mit der NM". Laut Dr. Hamer machen diese Grundlagen die NM „schon von Anfang an zu einer Wissenschaft im streng naturwissenschaftlich-biologischen Sinn".

Wissenschaftliche Beurteilung

Aus wissenschaftlicher Sicht entbehren die diagnostischen und therapeutischen Ansätze der NM jeder Grundlage. Nach den internationalen Vereinbarungen sollen diagnostische und therapeutische Verfahren auf Qualität, Unbedenklichkeit und Wirksamkeit geprüft sein, bevor sie zur Anwendung kommen. Dies ist bei den selbsterdachten Diagnostik- und Therapieverfahren (die sich in einer sonderbaren Terminologie widerspiegeln) der NM in keinster Weise gegeben, weshalb unbedingt davon abgeraten werden muss, diese anzuwenden.

Außerdem sollte die „Neue Medizin" keinesfalls mit der wissenschaftlich-begründeten Medizin oder mit traditionellen medizinischen Ansätzen anderer Kulturkreise (z. B. traditionell chinesische Medizin, Ayurvedamedizin) und auch nicht mit der zuweilen kontrovers diskutierten hiesigen Erfahrungsheilkunde in Verbindung gebracht werden. Alle genannten Medizinrichtungen beruhen auf (z. T. unterschiedlichen) nachvollziehbaren experimentell-molekularen/klinischen Grundlagen.

Von der Anwendung der „Neuen Medizin" muss aus wissenschaftlicher Sicht strikt abgeraten werden, da sie nicht auf Qualität, Unbedenklichkeit und Wirksamkeit geprüft wurde . Dokumentierte Beispiele von unangemessener Behandlung, insbesondere von Krebspatienten, sollten alle Patienten aufhorchen lassen. Auch der zeitliche Verzug einer kurativen (mit Heilungsaussichten versehenen) Therapie durch einen unangemessenen Therapieversuch mit der „Neuen Medizin" könnte letztlich die Lebensqualität und Überlebenszeit von Krebspatienten beeinträchtigen, was unbedingt zu vermeiden wäre.

Methoden ohne nachgewiesene Wirkung (Außenseitermethoden)

Eigenblutzytokine

Einzelne Fürsprecher behaupten, dass durch Behandlung mit körpereigenen, abwehranregenden (immunaktiven) Eiweißen (autologen Zytokinen) eine wirksame Tumorimmuntherapie durchzuführen sei. Der Wirkmechanismus ist bislang unklar. Wissenschaftlich gesicherte Belege für Qualität, Unbedenklichkeit und Wirksamkeit seiner Eigenblutpräparate bei Krebs fehlen bislang völlig..

Wissenschaftliche Beurteilung

Da für die Eigenblutzytokine neben den anderen Kritikpunkten auch keine wissenschaftlich haltbaren Daten zur Qualität, Unbedenklichkeit und Wirksamkeit vorliegen, wird von der Anwendung dieser Substanzen dringend abgeraten.

Megamin

Megamin stammt aus Kroatien und enthält dort abgebaute natürliche, wasserhaltige Aluminiumsilikate (so genannte „Zeolithe" = Gestein). Derartige Substanzen sind in der Lage, die im Erdreich enthaltenen Alkalisalze (insbesondere Kaliumsalze) zu binden. Aufbereitete (gemahlene) Zeolithe (Gesteinsproben) werden in Kapseln verpackt und als Nahrungsergänzungsmittel in Umlauf gebracht. In Internet, Presse, Funk und Fernsehen wird Megamin für unterschiedliche Erkrankungen (u. a. Krebs, Schizophrenie, Neurodermitis, Diabetes mellitus) als Heilmittel beworben, ohne dass Qualität, Unbedenklichkeit und Wirksamkeit der Substanz je nachgewiesen wurden. Kontrollierte experimentelle und klinische Untersuchungen zum Megamin sind in der Literatur nicht zu finden. Außerdem muss vor möglichen Verunreinigungen der „natürlichen Zeolithe" durch Umweltgifte gewarnt werden (u. a. Schwermetalle), die bei Einnahme der empfohlenen, hohen Megamin-Dosen durchaus zu Vergiftungserscheinungen führen könnten.

Wissenschaftliche Beurteilung

Megamin ist als Arzneimittel in Deutschland mangels Zulassung nicht verkehrsfähig. Es gibt keine wissenschaftlichen Beweise für die Qualität, Unbedenklichkeit und Wirksamkeit und es kann somit gegen Krebs nicht empfohlen werden. Es wird dringend davon abgeraten, Megamin einzunehmen.

NK-Zell-Funktionstests

Von sog. „Immunlaboratorien" wird ein Test beworben, mit dessen Hilfe sich angeblich die Funktion von NK-Zellen (= natürliche Killerzellen) untersuchen lasse. Eine eingeschränkte Funktion könne dann mit Immuntherapeutika behandelt werden (u. a. mit Mistelextrakten, Thymusextrakten, Thymuspeptidgemischen, Leberextrakten, Milzextrakten oder anders zusammengesetzten tierischen Organextrakten).

Dabei wird der Eindruck erweckt, dass es möglich sei, mit den Testergebnissen eine für jeden Patienten maßgeschneiderte Immuntherapie mit optimaler Wirksamkeit anzubieten.

Dem zu Grunde liegt die bislang unbewiesene Hypothese, dass die Zahl und Aktivität bestimmter Abwehrzellen (besonders von NK-Zellen) die Prognose von Krebspatienten entscheidend beeinflusse.

In Laborversuchen konnten NK-Zellen tatsächlich virusinfizierte Zellen und Krebszellen abtöten. Auch wenn es sich um einen interessanten Ansatz handelt, der weiter erforscht werden sollte, gibt es doch keinen Beweis dafür, dass dies auch im Patienten so funktioniert.

Aus dem äußerst komplexen Immunsystem wird eine Komponente (NK-Zellen) entnommen und auf ihre Aktivität gegenüber Krebszellen überprüft. Zur Steigerung der Aktivität der NK-Zellen werden dann Substanzen eingesetzt, die zum Teil nicht auf Qualität, Unbedenklichkeit und Wirksamkeit geprüft sind. Die Anwendung solcher Substanzen ist für den Patienten von zweifelhaftem Nutzen und unter Umständen gefährlich, in jedem Falle aber kostspielig.

Das komplizierte Zusammenspiel von anderen zellulären und nichtzellulären Bestandteilen des Abwehrsystems im Körper wird bei diesem Test nicht berücksichtigt. Hier gibt es aktivierende, hemmende und jede Menge unbekannte Einflüsse. Es ist äußerst fragwürdig, weshalb die NK-Zellen durch immunstimulierende Substanzen beeinflusst werden sollen, ohne dass gleichzeitig hemmende Funktionen übermäßig aktiviert werden, was durch den Test nicht erfasst wird. Dies würde insgesamt zu einer Schwächung der Abwehr führen, was natürlich vermieden werden muss. Solche Aussagen sind jedoch mithilfe dieses Tests und der bisherigen Datenlage unmöglich zu treffen.

Wissenschaftliche Beurteilung

NK-Zell-Funktionstests müssen aus wissenschaftlicher Sicht abgelehnt werden. Dafür gibt es folgende Gründe:

- Sie bewerten fälschlicherweise die Funktion des komplexen Immunsystems anhand einer Zellart (NK-Zellen).
- Sie können zu falschen Therapieempfehlungen führen. Eine Hemmung wichtiger Abwehrfunktionen ist nicht ausgeschlossen.
- Es werden individuell zugeschnittene Verbesserungen der Therapie versprochen.
- Sie verursachen hohe Kosten, die von den Patienten selbst getragen werden müssen.
- Sie bieten keinen therapeutischen Vorteil für den Patienten.

Achtung: NK-Zell-Funktionstests werden von sog. „Immunlaboratorien" angeboten, sind teuer und werden von den Krankenkassen zurecht nicht erstattet, da sie nicht auf Qualität, Unbedenklichkeit und Wirksamkeit (= Aussagefähigkeit) überprüft sind. Aufgrund der Beschränkung auf eine Zellart (NK-Zellen) können sie zu definitiv falschen Therapieempfehlungen führen und sind damit strikt abzulehnen.

Noni-Saft

Noni ist der Saft der tropischen Strauchfrucht Morinda citrifolia, die über Asien in die pazifische Inselwelt eingeführt wurde. Es gibt zahlreiche andere Morinda-Arten, deren Wurzel- oder Blütenextrakte (nicht aber deren Fruchtsäfte) bezüglich gesundheitsfördernder Wirkungen untersucht wurden. Für Morinda citrifolia (insbesondere für dessen Fruchtpresssaft = Noni-Saft) sind wirksamkeitsbestimmende Untersuchungen bislang nicht bekannt. Laut Werbung enthält Noni-Saft neben einer 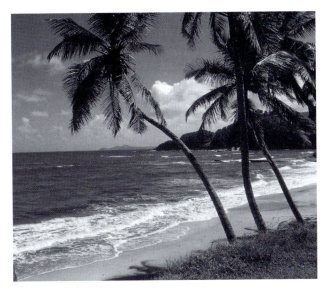 Vielzahl von Vitaminen und Mineralien auch spezielle Enzyme, die positive Wirkungen auf das Immunsystem haben sollen und angeblich „Schlacken" und Giftstoffe aus dem Körper entfernen sowie Krebs- und Mangelzustände bekämpfen.

Für alle diese Behauptungen gibt es keinerlei wissenschaftlich fundierte Hinweise. Ergebnisse zu wissenschaftlich fundierten Untersuchungen am Menschen liegen bislang nicht vor.

Noni-Saft wird in Deutschland über ein Vertriebernetz angeboten und zu einem hohen Preis verkauft. Laut Morinda Int. Deutschland GmbH, Mainz, werden ständig „fähige Personen gesucht, die einen Vertrieb aufbauen möchten". Der Verkauf erfolgt u. a. durch kleinere Betriebe (Naturkostläden) oder durch Kundenempfehlung im privaten Bereich und wird mit „einer großzügigen absatzabhängigen Provision vergütet."

Methoden ohne nachgewiesene Wirkung (Außenseitermethoden)

Wissenschaftliche Beurteilung

Die bislang veröffentlichten Untersuchungsdaten über die tatsächliche Wirkung und Wirksamkeit des Fruchtsaftes bei Tumorpatienten aus Morinda citrifolia (Noni-Saft) sind mehr als ernüchternd. Die internationale, begutachtete Literatur enthält keinen einzigen Hinweis auf irgendeine Wirksamkeit von Noni-Saft bei Tumorpatienten, selbst glaubhafte Falldarstellungen fehlen. Wie bei krassen Außenseitermethoden üblich, wirbt die Vertreiberfirma mit nicht nachvollziehbaren, dubiosen Falldarstellungen, welche die Wirksamkeit des Saftes nahelegen. Letztlich scheint es sich um ein weiteres „Modemittel" zu handeln, das aus der Angst und der Hoffnung von Krebspatienten Kapital zu schlagen versucht. Bei den empfohlenen Dosierungen werden leicht vierstellige Beträge im Monat erreicht, ohne dass irgendeine vorteilhafte Wirkung zu erwarten wäre.

Da Noni-Saft nicht auf Qualität, Unbedenklichkeit und Wirksamkeit geprüft wurde, wird aus medizinischen Gründen strikt davon abgeraten, ihn anzuwenden. In den USA und Finnland wurden bereits ministerielle Schritte gegen die Hersteller- und Vertreiberfirma eingeleitet, um den Vertrieb zu untersagen.

PC-Spes und Spes

PC-Spes und Spes (sowie deren so genannte „Ersatzprodukte") wurden bzw. werden immer noch intensiv als Naturheilmittel mit nachgewiesener Wirksamkeit gegen Prostatakarzinom und andere bösartige Tumore beworben, obwohl bislang nicht studienmässig bewiesen werden konnte, dass sie klinisch wirksam sind. Die besagten „Naturheilmittel" sind in Deutschland nicht zugelassen und enthalten Komponenten und Extrakte verschiedener chinesischer Heilpflanzen.

PC-Spes und Spes sollen eine Wirksamkeit beim Prostatakarzinom (PC-Spes) haben bzw. bei Krebspatienten schmerzlindernd (analgetisch) wirken und das körpereigene Immunsystem aktivieren (Spes). Daraus wird schließlich werbewirksam abgeleitet, dass PC-Spes/Spes

- Krebswachstum und Tumormasse verringern
- die Metastasenbildung verzögern
- die Überlebenszeit von Krebspatienten verlängern
- die Lebensqualität verbessern

- die Notwendigkeit der Standardtherapie verzögern
- die Wirksamkeit von Chemo-/Strahlentherapie verstärken.

Alle Aussagen sind bislang wissenschaftlich nicht bewiesen und müssen als gefährliche Werbestrategie eingestuft und abgelehnt werden.

Anfang 2002 warnten nationale und internationale Behörden und Krebsinformationsdienste vor der Einnahme von PC-Spes und Spes. Beide Präparate wurden bzw. werden hauptsächlich über das Internet als „Nahrungsergänzungsmittel" vertrieben und haben auch in Deutschland weite Verbreitung gefunden. Da für beide Präparate Anwendungsgebiete (Indikationen) benannt und beworben werden, gelten sie in Deutschland als Arzneimittel und bedürfen der Zulassung, deren Voraussetzung der Nachweis von Qualität, Unbedenklichkeit und Wirksamkeit ist. Da diese Voraussetzungen nicht erfüllt sind, ist eine Zulassung bislang nicht erteilt.

In den USA sind PC-Spes und Spes von der Herstellerfirma Botaniclab aus dem Handel genommen worden, weil im PC-Spes ein synthetisches Östrogen (Diethylstilbestrol) und ein gerinnungshemmendes Mittel (Warfarin) sowie in Spes ein starkes Schlaf- und Betäubungsmittel (Alprazolam) nachgewiesen wurden. Die Beobachtung, dass PC-Spes den Spiegel des Tumormarkers (PSA; Prostata-spezifisches Antigen) für das hormonempfindliche Prostatakarzinom senken kann, beruht offenbar nicht auf dem angeblichen Gehalt an Phytoöstrogenen im Präparat sondern auf der Beimischung des synthetischen Östrogens Diethylstilbestrol. Da diese Substanz krebsauslösend (karzinogen) ist, schwere Nebenwirkungen hervorruft (u.a. Förderung von Thromboseneigung; Brustwachstum und –schmerzen) und zum Scheitern einer aussichtsreichen Hormontherapie beim hormonempfindlichen Prostatakarzinom führen kann, ist von der Anwendung von PC-Spes dringend abzuraten. Dies umso mehr, als es besonders beim hormonempfindlichen Prostatakarzinom Erfolg versprechende Hormontherapien gibt, die selbst im fortgeschrittenen Fall eine deutlich verbesserte Lebenserwartung ermöglichen.

Dies dokumentiert, wie wichtig es ist, vor „pflanzlichen Produkten/Naturheilmitteln" aus anderen Kulturkreisen zu warnen. Kontrollen, die den hiesigen Qualitätsstandards entsprechen, finden in vielen Herkunftsländern Osteuropas, Asiens, Südamerikas nicht statt. Diese Warnung sollte zum unmittelbaren Stopp der Einnahme von PC-Spes und Spes führen. Dies umso mehr, als beide Präparate intensiv beworben werden, ohne dass ein wissenschaftlich fundierter Wirksamkeitsnachweis für die genannten Indikationen erfolgt ist.

Den Fürsprechern und Anwendern der Therapie mit PC-Spes und Spes muss vorgeworfen werden, nicht unbedenklichkeits- und wirksamkeitsgeprüften, kostspieligen und von den Krankenkassen nicht erstatteten Therapien bei Patienteninformationsveranstaltungen und Kongressen ein Forum geboten zu haben. Dies geschah auch noch nach Bekanntwerden der illegalen, gesundheitsschädlichen Beimischung pharmakologisch aktiver Substanzen. Dieser Tatbestand wird auch nicht dadurch gemindert, dass die definitiven Inhaltsstoffe nicht bekannt gewesen seien, da die Analyse auf (biologische und pharmazeutische) Qualität, Unbedenklichkeit und Wirksamkeit von Arzneimitteln hierzulande Standard ist.

Wissenschaftliche Beurteilung

Vor der Einnahme von PC-Spes und Spes und vor den Werbe- und Verkaufsstrategien muss dringend gewarnt werden.

Auffällig ist, dass die ehemaligen Fürsprecher/Anwender der in Deutschland nicht zugelassenen PC-Spes und Spes Therapie nunmehr „Ersatzprodukte" bewerben, u.a. im Internet, bei Patienten-Informationsveranstaltungen sowie auf Kongressen, die in Deutschland nicht als Arzneimittel zugelassen sind und von den Krankenkassen nicht erstattet werden. Die Vermarktung von PC-Spes und Spes wurde unter Inkaufnahme der Risiken für die Patienten völlig ausgereizt und anschließend durch (fast) identische „Ersatzprodukte" ersetzt.

Die Erfahrungen mit PC-Spes und Spes oder deren Fürsprecher sollten allen Patienten eine dringende Warnung davor sein, Arzneimittel oder Nahrungsergänzungsmittel einzunehmen oder zu verordnen, die nicht auf Qualität, Unbedenklichkeit und Wirksamkeit überprüft sind.

Recancostat

Der Erfinder betrachtet das in Recancostat enthaltene Glutathion als Substanz, welche „die komplexen Raum-Zeit-Muster aller Zellwachstums- und Zelldifferenzierungsprozesse auf genetischer und enzymatischer Ebene" normalisieren könne. Dieses Eiweiß spiele eine wichtige Rolle im Energiehaushalt der Körperzellen. Als Antioxidanz soll es laut Werbung u. a. in der Krebsbehandlung seinen Stellenwert haben und die Standardtherapien optimieren.

Es liegen jedoch weder experimentelle noch klinische Studien vor, die eine antitumoröse Wirksamkeit von Recancostat belegen. Bereits 1991 wurde Recancostat per Gerichtsbeschluss als „nicht verkehrsfähig" bezeichnet. Der Vertrieb wurde untersagt, irreführende Werbung zu Indikation (Anwendungsbereich), Qualität, Unbedenklichkeit und Wirksamkeit der überteuerten Substanz sollte unterbleiben. Dennoch werden derzeit die Mittel „Recancostat comp." bzw. „Recancostat comp. N-APO" vermarktet.

Wissenschaftliche Beurteilung

Es sind bei bestimmungsgemäßem Gebrauch zwar keine gesundheitsschädlichen Nebenwirkungen zu erwarten, doch werden bei Patienten ungerechtfertigte Hoffnungen geweckt, die diese nicht nur mit Zeit und Geld bezahlen, sondern eventuell mit ihrer Gesundheit, da sie andere, sinnvolle Therapien auslassen. Aus diesen Gründen wird dringend davon abgeraten, Recancostat (und seine Folgeprodukte) anzuwenden.

Schöllkrautextrakt kombiniert mit Zytostatika

Immer wieder erscheint in der einschlägigen (nicht wissenschaftlichen) Presse Schöllkrautextrakt (kombiniert mit zytostatischen/tumorzelltötenden Substanzen) als angeblich wirksames Krebsmedikament. Dabei wird werbewirksam auf den pflanzlichen Ursprung von Schöllkraut verwiesen, denn „pflanzlich" wird immer noch leichtfertig mit „gesund, gut verträglich und ungefährlich" gleichgesetzt. Allerdings kann Schöllkrautextrakt nicht mehr als reines Pflanzenprodukt (Phytotherapeutikum) bzw. „Naturheilmittel" betrachtet werden, wenn Zytostatika (Chemotherapeutika) beigemischt werden.

Die Fürsprecher empfehlen Schöllkrautextrakt-Zytostatikum Gemische für praktisch alle Tumorerkrankungen. Es wird von einer krebszellspezifischen, krebszellabtötenden Wirkung und einem immunstimulierenden Effekt einzelner Komponenten berichtet, wissenschaftlich fundierte Nachweise dafür liegen bislang nicht vor. Schöllkrautextrakt-Zytostatika Kombinationen werden im Internet mit folgenden Wirkungen beworben:

- sie zerstören nur Krebszellen
- sie aktivieren das Immunsystem
- sie hemmen die Metastasenbildung
- sie hemmen das Wachstum von Tumorgefäßen (Angiogenese)
- sie hätten keine Nebenwirkungen.

Schöllkrautextrakt kombiniert mit Zytostatika

Wissenschaftliche Beurteilung

Über die vorklinischen (experimentellen) und klinischen Wirkungen von Schöllkrautextrakt und dessen Kombination mit Zytostatika gibt es viele wissenschaftlich nicht haltbare Dokumentationen und Einzelfallberichte bzw. Studien, die meist schlecht dokumentiert und in nicht wissenschaftlichen Zeitschriften veröffentlicht sind. Wie so oft auf dem Gebiet der Außenseitermethoden werden auch subjektive Empfehlungen als Wirksamkeitsnachweis gedeutet.

Wissenschaftlich fundierte kontrollierte klinische Studien existieren nicht. Somit gibt es keinen Wirksamkeitsnachweis von Schöllkrautextrakt und dessen Kombination mit Zytostatika.

Da bislang keinerlei verlässliche Hinweise auf Qualität, Unbedenklichkeit und Wirksamkeit vorliegen und eine Zulassung als Arzneimittel für Deutschland nicht erteilt ist, haben mehrere deutsche Fachgremien (u.a. Arzneimittelkommission der Deutschen Ärzteschaft) den Einsatz von Schöllkrautextrakt-Zytostatika Kombinationen als Medikament beim Menschen mit aller Entschiedenheit abgelehnt.

Achtung

- Schöllkrautextrakte und deren Kombinationen (z.B. mit Zytostatika), die in Deutschland nicht als Arzneimittel zugelassen sind, sind als Krebstherapeutika abzulehnen bzw. zunächst in Studien auszutesten.

- Schöllkrautextrakte aus Herkunfts-/Zulassungsländern, deren Qualitätsstandard nicht dem deutschen/europäischen entspricht, sollten Patienten nicht ohne vorherige Prüfung verabreicht werden.

- Hinterfragen Sie bei unbekannten/fremdländischen Medikamentennamen immer Inhaltsstoffe, Herkunft und Prüfung auf Qualität, Unbedenklichkeit und Wirksamkeit (Studienlage).

Privatkliniken/Privatpraxen kritisch hinterfragen

Bei der Auswahl von Kliniken und Therapeuten/Innen sollte immer deren Expertise (Leistungsspektrum) hinterfragt werden, insbesondere dann, wenn deren Diagnostik- und Therapieansätze nicht über die gesetzliche/private Krankenversicherung erstattet werden. Eine unüberschaubare Zahl von Privatkliniken und Privatpraxen (Ärzte und Heilpraktiker) werben in den gängigen Medien, u.a. in Internet, TV, Druckpresse; immer häufiger auch in Mitteilungsblättern/Zeitschriften von Interessenverbänden wie Selbsthilfegruppen und Patienteninformationsdiensten/-gesellschaften und stellen sich als private, selbsternannte Fachkliniken/Fachpraxen oder „Kompetenzzentren" dar. Da es für angsterfüllte Krebspatienten/Innen in der Regel unmöglich ist, nicht empfehlenswerte Privatkliniken/Privatpraxen zu erkennen und zu meiden, sollten folgende Ratschläge beachtet werden:

- Vorauszahlungsgesuche hoher Beträge sollten immer kritisch hinterfragt und abgelehnt werden;
- kritisch betrachtet bzw. abgelehnt werden sollten (Werbe)Aussagen wie
  - Heilung ist möglich, selbst wenn alle (Standard)Therapien versagt haben;
  - „verstümmelnde" Operationen sind überflüssig geworden;
  - aggressive Chemo-/Strahlentherapien können ausgesetzt werden;
  - Wirkung der tumorzelltötenden Standardtherapie wird verstärkt;
  - bei angemessener Bezahlung ist Heilung möglich, Gesundheit kostet;
  - die „individuellen" (in der Regel nicht auf Unbedenklichkeit und Wirksamkeit geprüften) Diagnostik- und Therapieverfahren können von keinem Anderen durchgeführt werden;
  - eine „zweite Meinung" zu den empfohlenen Massnahmen ist nicht nötig und zeugt von Misstrauen;

- falls „schulmedizinische Massnahmen" ergriffen werden, sei die Therapie nicht mehr wirksam;
- kritisch betrachtet bzw. abgelehnt werden sollten
  - in Deutschland nicht zugelassene Arzneimittel/Nahrungsergänzungsmittel, u.a., Galavit, Noni Saft, PC-Spes, Recancostat, Spes;
  - nicht auf Qualität, Unbedenklichkeit und/oder Wirksamkeit überprüfte Diagnostikverfahren, u.a. Biophotonen-/Bioresonanzverfahren, Dunkelfeldmikroskopie, optischer Erythrozyten Test/OET, Redox-Serumanalyse/komplexe Serum-Redoxdifferenz-Provokationsanalyse sowie Therapieverfahren, u.a., Aussenseiterdiäten, bioelektrische Tumortherapie/Elektro-Chemo-Therapie, Neue Medizin, Eigenblutzytokine, Magnetfeldtherapie, Megamin, Thymusfrischextrakte;
  - Therapieverfahren, deren studienmässige Testung auf Unbedenklichkeit und Wirksamkeit noch nicht abgeschlossen ist, u.a. aktiv spezifische Immuntherapie/ASI, dendritische Zelltherapie, Hyperthermie;
  - Laboruntersuchungen ohne Relevanz für die Praxis, u.a. erweiterte Immunstatusbestimmungen, NK-Zell Funktionstests, derzeit nicht bewertbare molekularbiologische Untersuchungen;
  - Therapiekombinationen, deren Grundlage unklar ist, u.a. ganzheitliche/komplementäre Kombinationstherapien.

Wissenschaftliche Beurteilung ☹

Viele selbsternannte private „Fach"Kliniken, „Fach"Arzt-/Heilpraktikerpraxen und „Kompetenzzentren" werben mit nicht haltbaren Aussagen bezüglich ihrer Therapieerfolge bei Krebspatienten/Innen. Eine Analyse der labortechnischen und therapeutischen Massnahmen zeigt kritischen Betrachtern eine unkontrollierte (aber kostenträchtige) Therapieabfolge ohne Grundlage. Die zum Teil nicht auf Qualität, Unbedenklichkeit und Wirksamkeit geprüften Medikationen (siehe oben) werden werbewirksam angepriesen und den Patienten/Innen ohne erkennbare Grundlage verabreicht. Eine kompetente „zweite Meinung" zur Wertigkeit der Diagnostik- und Therapiekonzepte sollte immer eingeholt werden, um

- erprobte, lebensrettende Standardtherapien nicht zu verpassen;
- wissenschaftlich fundierte komplementäre Therapiemassnahmen zu fordern;
- finanzielle Reinfälle zu vermeiden.

Begriffe aus der Krebsmedizin – kurz erklärt

adjuvante Therapie

Die Behandlung wird ergänzend durchgeführt, sie soll eine kurative Maßnahme unterstützen sowie erreichte Erfolge absichern und Rückfälle verhüten oder verzögern.

Alternativmedizin

Bezeichnung für Therapieverfahren, die erprobte Standardbehandlungen ersetzen sollen. In der Regel sind diese Therapiemaßnahmen nicht auf Qualität, Unbedenklichkeit und Wirksamkeit geprüft und müssen strikt abgelehnt werden.

antioxidativ

Zum Schutz gegen freie Radikale, die gesundheitsschädlich wirken, da sie oxidative Prozesse auslösen, hat der Organismus ein antioxidatives Schutzsystem. Dazu gehören definierte Vitamine und Spurenelemente, u. a. Selen

Enzyme

Eiweiße, die Stoffwechselvorgänge in Gang bringen, beschleunigen oder stoppen. Lebenswichtig.

Endothel

Zellschicht, die u. a. Blutgefäße, Körperhöhlen auskleidet; beispielsweise in Blutgefäßen (Adern) die Grenzzellschicht zum Blut.

Epithel

siehe Plattenepithel.

freie Radikale

Reaktive Sauerstoffverbindungen, die endogen (im Körper) entstehen, oder von exogen (außen), u. a. durch Chemo-/Strahlentherapie sowie Umweltgifte aufgenommen werden.

Grading

Maß für die Bösartigkeit des Tumors anhand seiner Differenzierung, G1 (wenig bösartig) bis G4 (sehr bösartig).

invasiv

Invasives Tumorwachstum liegt vor, wenn die zunächst begrenzte Geschwulst in angrenzendes Gewebe vorgestoßen ist, etwa durch die Darmwand hindurch.

irreversibel

Nicht rückgängig zu machen, etwa bei bleibenden Nebenwirkungen. Reversibel sind vorübergehende Störungen.

Kanzerogene

Sammelbegriff für Stoffe aus der Natur oder der technisch-chemischen Umwelt, die eine Zellentartung begünstigen oder in Einzelfällen auch auslösen können.

Karzinom

Sammelbegriff für Krebsarten verschiedener Herkunft und Bösartigkeit.

komplementäre Verfahren

Begleitende Therapien, die die Standardtherapie optimieren. Es sind nie Alternativen zur Standardtherapie.

kurativ

Mit der Behandlung wird eine Heilung angestrebt.

maligne

Bösartige Wucherungen.

Metastasen

Absiedlung von Krebszellen von einer Primärgeschwulst in andere, entfernte Körperregionen. Das geschieht über die Blut- oder Lymphbahnen. Bei einzelnen Krebsarten kommt es bevorzugt zu Absiedlungen in bestimmte Organe. So streut Brustkrebs häufig in die Knochen, die Lunge und die Leber; bei Darmkrebs treten vor allem Lebermetastasen auf.

neoadjuvante Therapie

erfolgt vor der Operation mit dem Ziel, den Tumor zu verkleinern, um gewebeschonend operieren zu können (siehe Seite 186).

Onkologie

Lehre von den Krebserkrankungen und ihren Ursachen.

palliativ

Die Behandlung soll Beschwerden beseitigen oder lindern. Sie dient einer besseren Lebensqualität.

Plattenepithel

Deckschichten der Haut und Schleimhäute, von denen 80 Prozent aller Karzinome ausgehen.

Prognose

Vorhersage über den vermutlichen Verlauf der Erkrankung. Sie ist häufig wenig zuverlässig.

Remission

Begriff für Rückbildungen des Tumors. Eine erreichte Remission sagt nicht immer etwas darüber aus, ob damit eine Lebensverlängerung verbunden ist.

Rezidiv

Bezeichnung für einen Rückfall, der sowohl am Ursprungsort des Tumors als Lokalrezidiv wie auch als Metastase auftreten kann.

Stadium

Das Krankheitsstadium wird grob nach dem TNM-Schema beurteilt, einer klini-

schen Klassifizierung von Tumoren nach Größe und Ausbreitung. Dabei bedeutet:
T = Tumorgröße (1 – 4);
N = Lymphknotenbefall (0 – 3);
M = Metastasen (0 oder 1).

systemisch

Von »systemisch« wird in Bezug auf Tumorerkrankungen gesprochen, wenn diese den lokalen Bereich überschritten und sich in andere Körperbereiche ausgedehnt haben. Leukämien und Lymphome gelten von Anfang an als systemische Erkrankungen.

Systemisch werden auch Therapien genannt, die nicht nur auf den Krankheitsherd, sondern auf den gesamten Organismus einwirken. Man spricht von »systemischer Chemotherapie«, im Unterschied zu einer regionalen Chemotherapie, bei der nur das erkrankte Organ behandelt wird.

supportiv

Unterstützende Behandlung.

Zytostatika

Mittel, die Zellen (griechisch: Zyto) am Wachstum hindern sollen. Diese Zellgifte werden bei der Chemotherapie eingesetzt. Sie sind chemischen, pflanzlichen und mineralischen Ursprungs.

zytotoxisch

So werden Substanzen bezeichnet, die »toxisch«, also giftig, auf Zellen wirken und diese schädigen oder abtöten.

Weiterführende Literatur

Einführung in die Komplementäronkologie

Beuth, J.
Einführung in die Komplementäronkologie.
In: Beuth, J. (Hrsg.) Grundlagen der Komplementäronkologie. Theorie und Praxis.
Hippokrates Verlag, Stuttgart (2002)3-9.

Schumacher, K.
Therapie maligner Tumore.
Schattauer Verlag, Stuttgart (2000).

Abel, U.
Chemotherapie fortgeschrittener Karzinome.
Hippokrates Verlag, Stuttgart (1995).

Moss, R.
Fragwürdige Chemotherapie.
Haug Verlag, Heidelberg (1997).

Ernährung

Jenik, H., et al.
Krebs und Ernährung.
In: Beuth, J. (Hrsg.) Grundlagen der Komplementäronkologie. Theorie und Praxis.
Hippokrates Verlag, Stuttgart (2002)103-128.

Biesalski, H.K., et al.
Ernährungsmedizin.
Thieme Verlag, Stuttgart (1999).

Leitzmann, C. et al.
Ernährung in Prävention und Therapie.
Hippokrates Verlag, Stuttgart (2001).

Sport

Uhlenbruck, G., et al.
Sport in der Krebsprävention und -nachsorge.
In: Beuth, J. (Hrsg.) Grundlagen der Komplementäronkologie. Theorie und Praxis.
Hippokrates Verlag, Stuttgart (2002)129-143.

Autoren der Arbeitsgemeinschaft des Landessportbundes NRW
Bewegung und Sport in der Krebsnachsorge.
Schriftwerke des Landessportbund NRW (1997).

Pape, D., et al.
Gesund, vital, schlank.
Deutscher Ärzteverlag, Köln (2001).

Psychoonkologie

Klippel, K.F.
Psychoonkologie.
In: Beuth, J. (Hrsg.) Grundlagen der Komplementäronkologie. Theorie und Praxis.
Hippokrates Verlag, Stuttgart (2002)145-166.

Simonton, O.C.
Prinzip Mut.
Heyne Verlag (1989).

Wirsching, M.
Psychosomatische Medizin.
Beck Verlag (1996).

Enzymtherapie

Beuth, J.
Proteolytische Enzyme.
In: Beuth, J. (Hrsg.) Grundlagen der Komplementäronkologie. Theorie und Praxis.
Hippokrates Verlag, Stuttgart (2002)187-192.

Wrba, H.
Kombinierte Tumortherapie.
Grundlagen, Möglichkeiten und Grenzen der adjuvanten Methoden.
Hippokrates Verlag, Stuttgart (1995).

Antioxidanzien/Selen

Prasad, K.N.
Antioxidantientherapie.
In: Beuth, J. (Hrsg.) Grundlagen der Komplementäronkologie. Theorie und Praxis.
Hippokrates Verlag, Stuttgart (2002)167-186.

Schrauzer, G.N.
Selen – ein essenzielles Spurenelement und Krebsschutzfaktor.
Münchner Medizinische Wochenschrift 127(1985) 731-734.

Sill-Steffens, R.
Die Bedeutung von Selen in der Therapie.
Curriculum Oncologicum 2(2001)12-19.

Misteltherapie

Beuth, J.
Lektinnormierte Mistelextrakte.
In: Beuth, J. (Hrsg.) Grundlagen der Komplementäronkologie. Theorie und Praxis. Hippokrates Verlag, Stuttgart (2002)195-202.

Büssing, A.
Mistelextrakte aus anthroposophischer Sicht.
In: Beuth, J. (Hrsg.) Grundlagen der Komplementäronkologie. Theorie und Praxis. Hippokrates Verlag, Stuttgart (2002)203-212.

Thymustherapie

Beuth, J.
Thymuspeptide.
In: Beuth, J. (Hrsg.) Grundlagen der Komplementäronkologie. Theorie und Praxis. Hippokrates Verlag, Stuttgart (2002)213-217.

Maurer, H.R. et al.
Thymic peptides in preclinical and clinical medicine.
Zuckschwerdt Verlag, München (1997).

Neumeyer, G.
Thymuspeptide zur Behandlung chronischer und maligner Erkrankungen.
Haug Verlag, Heidelberg (1996).

Mikrobiologische Therapie

Rusch, V.
Mikrobiologische Therapie und Probiotika.
In: Beuth, J. (Hrsg.) Grundlagen der Komplementäronkologie. Theorie und Praxis. Hippokrates Verlag, Stuttgart (2002)219-228.

Rusch, V.
Bakterien – Freunde oder Feinde?
Urania Verlag, Berlin (1999).

Tumorimpfung

Schirrmacher, V.
Tumorvakzinierung und antikörpervermittelte Immuntherapien.
In: Beuth, J. (Hrsg.) Grundlagen der Komplementäronkologie. Theorie und Praxis. Hippokrates Verlag, Stuttgart (2002)235-244.

Schirrmacher, V.
Immuntherapie maligner Tumore unter besonderer Berücksichtigung der aktivspezifischen Immuntherapie.
In: Zeller, W.J. et al. (Hrsg.) Onkologie.
Ecomed Verlag, Landsberg (1995).

Hyperthermie

Hager, E.D.
Hyperthermie.
In: Beuth, J. (Hrsg.) Grundlagen der Komplementäronkologie. Theorie und Praxis. Hippokrates Verlag, Stuttgart (2002)245-255.

Heckel, M.
Ganzkörperhyperthermie und Fiebertherapie.
Hippokrates Verlag, Stuttgart (1995).

Außenseitermethoden

Vieten, M. et al.
Nichtevaluierte Außenseitermethoden.
In: Beuth, J. (Hrsg.) Grundlagen der Komplementäronkologie. Theorie und Praxis. Hippokrates Verlag, Stuttgart (2002)297-304.

Patientenzeitschriften

Leben? Leben! –
Das Magazin der Frauenselbsthilfe nach Krebs
gfmk KG Verlagsgesellschaft
Postfach 25 02 24
51324 Leverkusen
Tel.: 02 14/3 10 57-0
Fax: 02 14/3 10 57-19
Internet: www.gfmk.de

Befund: Krebs –
Deutsches Magazin für Tumorerkrankte
gfmk KG Verlagsgesellschaft
Postfach 25 02 24
51324 Leverkusen
Tel.: 02 14/3 10 57-0
Fax: 02 14/3 10 57-19
Internet: www.gfmk.de

Überregionale Informationsdienste

Signal
MVS Medizinverlage Stuttgart
Oswald-Hesse-Str. 50
70469 Stuttgart
Tel.: 0711/89310
Fax; 0711/8931707
www.thieme.de

Selbsthilfe-
organisationen

Frauenselbsthilfe nach Krebs Bundesverband e. V.
Bundesgeschäftsstelle
B6 10/11
68159 Mannheim
Tel.: 06 21/2 44 34
Fax: 06 21/15 48 77
www.frauenselbsthilfe.de

Deutsche Leukämie- und Lymphom-Hilfe e. V.
Tel.: 02 28/39 04 4-0
Fax: 02 28/39 04 4-22
www.leukaemie-hilfe.de

Bundesorganisation Selbsthilfe Krebs e. V.
Universitätsklinikum Charité
Campus-Virchow Klinikum
Augustenburger Platz 1
13353 Berlin
Vorsitzender: Herr Ernst Bergemann
(auch Ansprechpartner für Selbsthilfe Lungenkrebs)
Tel.: 0 30/4 50 57 83 06
Internet: www.selbsthilfe-krebs.de

Selbsthilfe-Bund Blasenkrebs e. V.
Detlef Höwing
Quickborner Str. 75
13439 Berlin

Tel.: 030/35 50 85 17
Fax: 030/35 50 85 18
www.harnblasenkrebs.de

Deutsche ILCO e. V.
Die Deutsche Vereinigung der Stomaträger (Menschen mit künstlichem Darmausgang oder künstlicher Harnableitung)
Postfach 12 65
85312 Freising
Tel.: 0 81 61/93 43 01
Fax: 0 81 61/93 43 04
www.ilco.de

Bundesverband Prostatakrebs Selbsthilfe e. V.
Postfach 10 11 25
30983 Gehrden
Tel. 0 51 08/92 66 46
Fax 0 51 08/92 66 47
www.prostatakrebs-bps.de

Arbeitskreis der Pankreatektomierten e. V.
Krefelderstr. 3
41539 Dormagen
Tel.: 0 21 33/4 23 29
Fax: 0 21 33/4 26 91
www.adp-dormagen.de

Bundesverband der Kehlkopflosen e. V.
Annaberger Str. 231
09120 Chemnitz
Tel.: 03 71/22 11 18
Fax: 03 71/22 11 21
www.kehlkopflosenbundesverband.de

Deutsche Fatigue Gesellschaft e. V. (DfaG)
Dr. J. U. Rüffer
Scheidtweilerstr. 63-65
50933 Köln
Tel.: 0221/94058232

Fax: 0221/94058222
www.deutsche-fatigue-gesellschaft.de

Fachpflegeorganisation cenavis
Gutenbergstraße 37
48268 Greven
Tel.: 0 25 71/91 80 – 410
Fax: 0 25 71/91 80 – 411
www.cenavis.de
Unter der Rufnummer der Zentrale erhalten Sie die Telefonnummer eines Ansprechpartners in Ihrer Nähe.

Überregionale
Informationsdienste

Deutsche Krebshilfe e. V.
Thomas-Mann-Str. 40
53111 Bonn
Tel.: 02 28/7 29 90-0
Fax: 02 28/7 29 90-11
www.krebshilfe.de

Krebsinformationsdienst (KID)
Deutsches Krebsforschungszentrum
Im Neuenheimer Feld 280
69120 Heidelberg
Tel.: 06221/410121
Fax: 06221/401806

Institut zur wissenschaftlichen Evaluation naturheilkundlicher Verfahren
Universität zu Köln
Robert-Koch-Straße 10
50931 Köln
Tel.: 0221/478-6414
Fax: 0221/478-7017
www.uni-koeln.de

Anhang

Überregionales Tumorzentrum am Universitätsklinikum Jena
Geschäftsstelle des Tumorzentrums
Ziegelmühlenweg 1
07740 JENA
Tel.: 0 36 41/9 33-114
Fax: 0 36 41/9 33-840
www.med.uni-jena.de/tumor/

Deutsche Krebsgesellschaft e. V.
Hanauer Landstr. 194
60314 Frankfurt am Main
Tel.: 0 69/63 00 96-0
Fax: 0 69/63 00 96-66
www.deutsche-krebsgesellschaft.de

Landessportbund
Friedrich-Alfred-Str. 25
47055 Duisburg
Tel.: 02 03/7 38 18 36

Arbeitsgemeinschaft Psychoonkologie
Herrn Prof. Dr. J. Weis
Klinik für Tumorbiologie
Abt. für Psychoonkologie
Breisacher Str. 117
79011 Freiburg
Tel.: 07 61/2 06 01
Fax: 07 61/2 06 11 99

Gesellschaft für Biologische Krebsabwehr e.V.
Hauptgeschäftsstelle
Hauptstraße 44
69117 Heidelberg
Postfach 10 25 49
69015 Heidelberg
Tel.: 0 62 21/1 38 02-0
Fax: 0 62 21/1 38 02-20
E-mail: information@bio-krebs.de
Internet: www.biokrebs.de

Psychosoziale Beratungsstellen des Tumorzentrums Bonn e.V.
Sigmund-Freud-Str. 25
53127 Bonn
Tel.: 02 28/29 91 61

Krebsberatung und Kontaktstelle für Selbsthilfegruppen in der Krebsnachsorge
Holzgraben 10
52062 Aachen
Tel.: 02 41/47 48 80

Fachkliniken
(Auswahl)

Baden-Württemberg

Rehabilitationsklinik Park-Therme
Onkologische AHB- und Nachsorgeklinik
Ernst-Eisenlohr-Str. 6
79410 Badenweiler
Tel.: 0 76 32/71-0
Fax: 0 76 32/71-4 13
www.hamm-kliniken.de/park_site/index.html

Tumorzentrum Freiburg
am Universitätsklinikum Freiburg
Hugstetter Straße 55
79106 Freiburg
Tel.: 07 61/2 70-33 02
Fax: 07 61/2 70-33 98
www.tumorzentrum-freiburg.de

Klinik für Tumorbiologie
Breisacher Str. 117
79106 Freiburg
Tel.: 0761/20601
Fax: 0761/2061199

Bayern

Klinik Bad Trissl GmbH & Co.KG
Fachklinik für Onkologie
Bad-Trissl-Str. 73
83080 Oberaudorf
Tel.: 0 80 33/20-0
Fax: 0 80 33/20-295
www.klinik-bad-trissl.de

Berlin

Medizinische Klinik mit Schwerpunkt Onkologie und Hämatologie
Charité Campus Mitte
Schumannstr. 20/21
10117 Berlin
Tel.: 450-513002
Fax: 450-513952
www.tumor-online.de und
www.charite.de

Brandenburg

Seeklinik Zechlin
Obere Braminseestr. 22
16837 Dorf Zechlin
Tel.: 03 39 23/89-0
Fax: 03 39 23/70 50 7
www.seeklinik.de

Hessen

Klinik Reinhardshöhe
Quellenstraße 8-12
34537 Bad Wildungen
Tel.: 0 56 21/70 5-0
Fax: 0 56 21/70 5-101
www.klinik-reinhardshoehe.de

Mecklenburg-Vorpommern

Klinik Graal-Müritz
Fachklinik für Onkologie und Ganzheitsmedizin
Lindenweg 16/17
18181 Ostseebad Graal-Müritz
Tel.: 03 82 06/75-0
Fax: 03 82 06/75-175
www.krebsrehaklinik.de

Niedersachsen

Klinik- und Rehabilitationszentrum
Bad Gandersheim GmbH
Habichtsfang 5, 37581 Bad Gandersheim
Tel.: 0 53 82/72-0
Fax: 0 53 82/72-7 99
www.bad-gandersheim.de/klinikzentrum

Nordrhein-Westfalen

Klinik am Kurpark
Klinik für Rehabilitation (Onkologie, Kardiologie, Dermatologie)
Parkstr. 23-25
32105 Bad Salzuflen
Tel.: 0 52 22/18 9-1 51
Fax: 0 52 22/18 9-8 06
www.dgpr.de/mitgliedskliniken/no26.html

Rheinland-Pfalz

Rehabilitationsklinik Nahetal
Klinik für onkologische Nachsorge und Gastroenterologie
Burgweg 14
55543 Bad Kreuznach
Tel.: 06 71/37 5-0
Fax: 06 71/37 5-4 95

Internet: www.hamm-kliniken.de/nahe_site/index.html

Saarland

Hochwald Kliniken
Am Kurzentrum 1
66709 Weiskirchen/Saar
Tel.: 0 68 76/17-0
Fax: 0 68 76/17-11 10
www.hochwaldkliniken.de

Sachsen

Paracelsus Klinik
Am Schillergarten
Martin-Andersen-Nexö-Str. 10
08645 Bad Elster
Tel.: 03 74 37/70-0
www.paracelsus-kliniken.de

Sachsen-Anhalt

MEDIAN Klinik Kalbe
Rehabilitationsklinik für Orthopädie und Onkologie
Straße der Jugend 2
39624 Kalbe
Tel.: 03 90 80/71-0
Fax: 03 90 80/71-55 5
www.median-kliniken.de

Schleswig-Holstein

Klinik Sonneneck
Osterstr.2
25938 Wyk auf Föhr
Tel.: 0 46 81/50 01-0
Fax: 0 46 81/50 01-440
www.rehaklinik.net

Thüringen

Inselsberg-Klinik
Fischerbacher Str. 36
99891 Tabarz
Te.: 03 62 59/53-0

Fax: 03 62 59/53-2 13
www.wicker-kliniken.de

Kliniken mit komplementäronkologischer Kompetenz

Veramed-Klinik am Wendelstein
Mühlenstr. 60
83098 Brannenburg
Tel.: 08034/3020
Fax: 08034/7835

Veramed-Klinik am Tannenbusch
59872 Meschede-Beringhausen
Tel. 0291/2090
Fax: 0291/209502

Filderklinik
Im Haberschlai 7
70794 Filderstadt
Tel.: 0711/77030
Fax: 0711/7703484

Gemeinschaftskrankenhaus Herdecke
Beckweg 4
58313 Herdecke
Tel. 02330/621
Fax: 02330/ 623995

BioMed-Klinik
Tischberger Str. 5 + 8
76887 Bad Bergzabern
Tel.: 06343/7050
Fax: 06343/705118

Klinik Kloster Paradiese
Im Stiftsfeld 1
59494 Soest
Tel.: 02921/361000
Fax: 02921/3610068

Anhang

A

Abhängigkeitsgefühl 107
Abnobaviscum 145
Abwehrkraft, Bestimmung 32 ff
Abwehrschwäche, Ernährung 66 f
Abwehrstrategien, individuelle 114 f
Akupressur 116
Akupunktur 116
Alkohol 44 f
Alternativmedizin, Definition 244
Analkarzinom, Therapiewege 189
Angst, Übung zur Überwindung 123 ff
Antigen-Antikörper-Komplex 32
- Enzyme, proteolytische 137
Antigen-Antikörper-Reaktion 32
Antikörper, Markierung von Tumorzellen 137
Antioxidanzien 152
- Flavonoide 50
Anwendungsbeobachtung 31
- Mistel 142 f
Appetitlosigkeit, Ernährungstipps 57
Aquajogging 89
Armlymphödem, und Sport 83
Atemgymnastik, Gymnastik Zuhause 98 f
Außenseiterdiäten 67, 222 ff
Außenseitermethoden 24 ff
- ohne nachgewiesene Wirkung 215 ff
Autoimmunerkrankung, Sport 72
Autovakzine 166, 168

B

Bacteroides 165
Ballaststoffe 47 f
Ballsportarten 90 f
Bauchspeicheldrüsenkrebs, Therapiewege 190
Beckenbodentraining 96 ff
Behandlungsmethoden 16

Beruhigung
- körperliche 120 f
- Übungen 118 ff
Bewältigungsanforderungen, Krebskranke 107 ff
Bewältigungsstrategien 104 f
Bifidobacterium 165
Blutbild 35
Blutbildendes System, Krebserkrankung, und Sport 83
Body-Mass-Index 45
Breuß, Krebskur-total 222 f
Bromelain POS 138
Bronchialkarzinom, Therapiewege 204
Brustkrebs, Therapiewege 191
Brustkrebsrisiko, Aktivität, körperliche 71
Brustschwimmen 86 f
Burger, Instinktotherapie 223
B-Zelle 32

C

Careimmun 154
Carotinoide 49
Chemotherapie 186
- adjuvante 186
- Enzyme, proteolytische 138
- Hyperthermie 178
- neoadjuvante 186
- und Sport 82 f
- Tumorimpfung 172
Chi Gong 116
Chymotrypsin 19
Citrobacter 165
Clostridium 165
Colibiogen 168

D

Darmoperation 65 f
Dauerlauf 94
Delfinschwimmen 88
Diaita-Pyramide 41
Diättherapie bösartiger Erkrankungen, nach Gerson 223 f
Dickdarmkrebs, Therapiewege 192
Dickdarmkrebsrisiko, Akti-

vität, körperliche 71
Differenzialblutbild 35
Differenzierungsmarker 36
DiGeorge-Syndrom 157
Dirk-Hamer-Syndrom 230
Distanzierung, Übungen 121 ff
Distress 69
Doppelblind-Versuch 27 f
Dumping-Syndrom, Vermeidung 65
Durchfall, Ernährungstipps 59

E

Eier, Selengehalt 133
Eierstockkrebs, Therapiewege 193
Eigenbildverlust 108
Eigenblutzytokine 232
Endometriumkarzinom, Therapiewege 196
Endothel, Definition 244
Enterobacter 165
Enterococcus 165
Entspannungsreflex 120
Entspannungsübungen 118 ff
Enzyme
- Definition 244
- proteolytische 19, 135 ff
- - Anwendungen 138 f
- - Beurteilung, wissenschaftliche 137
- - Nebenwirkungen 138 f
- - Präparate 138
Enzymtherapie 25
Erbrechen, Ernährungstipps 57
Ernährung 17, 41 ff
- Aussetzen 63
- bei Beschwerden 55 ff
- nach Eingriffen, speziellen 63 ff
- enterale 61
- Krebserkrankung 54
- Krebsvorbeugung 42 ff
- parenterale 61
Ernährungsformen 60 ff
Ernährungstagebuch 56
Ernährungstipps
- bei Beschwerden 55 ff
- Stoma-Träger 66

Escherichia coli 165
Essiac 227 f
Eurixor 145
Ewing-Sarkom, Therapiewege 209

F

Fasten 60
Fett 43 f
- Erhitzung 46
Fettverdauung, gestörte 64
Fettverträglichkeit, Magenoperation 64 f
Fettverzehr, Krebserkrankung 54
Fettzufuhr 43
Fisch
- Selengehalt 133
- Verzehr 42
Flavonoide 49 f
Fleisch
- Selengehalt 133
- Verzehr 42 f
Flor Essence 227 f
Fresszelle 32
- Enzyme, proteolytische 137
Frischextrakttherapie 228
Frischzellentherapie 228

G

Galavit 229
Gallenblasenkrebs, Therapiewege 194
Gallengangskrebs, Therapiewege 194
Ganzkörperhyperthermie 181
Gebärmutterhalskrebs, Therapiewege 195
Gebärmutterschleimhautkrebs, Therapiewege 196
Gehirntumore, Therapiewege 197
Gemüse, Ballaststoffe 47
Gemüseverzehr 42
Gerson, Diättherapie bösartiger Erkrankungen 223 f
Geschmacksveränderungen, Ernährungstipps 57
Getreide, Selengehalt 133
Gewebestress 69
Glucosinolate 51 f
Glutathion 239 f

Register

Grading, Definition 244
Gymnastik 89 f
- Zuhause 95 ff

H

Hafnia 165
Halstumore, Therapiewege 201
Harnblasenkrebs, Therapiewege 198
Hautkrebs, schwarzer, Therapiewege 199
Helixor 145
Hepatozelluläres Karzinom, Therapiewege 202
Herz-Kreislauferkrankung, Sport 72
Hilfsmechanismen 103
Hodentumore, Therapiewege 200
Hormone, und Krebs 51
Hormontherapie 187
Hyperthermie 23 f, 177 ff
- aktive 177 f
- Anwendungen 181 ff
- Ausschlusskriterien 183
- Beurteilung, wissenschaftliche 180 f
- Krebserkrankung 178 ff
- lokale 181 f
- passive 178
- Wirkung 179
Hyperthermiegerät 179

I

Ich-Wahrnehmung des Körpers 125
Imagination/Visualisierung 116
Immunabwehr, Sport 73
Immundiagnostik 33 ff
- Durchführung 34 f
- erweiterte 37
Immun-Fitness, persönliche 73
Immunstatus 32 ff
Immunstatusbestimmung 34 ff
- Basisprogramm 35 f
- erweiterte 226 f
- - Beurteilung, wissenschaftliche 227
- therapierelevante 36

- Zeitpunkt 34 f
Immunsystem
- aktives 33
- geschwächtes 33
- Stabilisierung, Sport 69 f
- Training 75
- Untersysteme 32
Immuntherapie
- aktiv spezifische 171 ff
- - - Anwendung 174
- - - Beurteilung, wissenschaftliche 173 f
- und Immundiagnostik 33 f
Impfstoff, individueller, aus Krebszellen 171 f
Impfung, Krebserkrankung 171 f
Infektanfälligkeit, erhöhte, Ernährung 66 f
Informationsbedürfnis, individuelles 113
Inkontinenz, Gymnastik Zuhause 96 f
Instinkttherapie, nach Burger 223
Iscador 145

K

Kalorienverbrauch, wöchentlicher 75
Kampfsportarten 91
Kanzerogene, Definition 244
Karzinom
- Definition 245
- hepatozelluläres, Therapiewege 202
Kaubeschwerden, Ernährungstipps 58
Killerzellen, natürliche, Funktionstest 233
Klebsiella 165
Knochenmarktransplantation, und Sport 83
Kolorektalkarzinom, Therapiewege 192
Kombinationstherapien, biologische 220 f
Komplementäronkologie 14 ff
Komplementärtherapie, Übersicht 24 ff
Konfliktschock 230 f
Konflikt, biologischer 230

Kopftumore, Therapiewege 201
Körper, Ich-Wahrnehmung, Übung 125
Körpergewicht 44
Körpermassenindex 45
Körperpsychotherapie 116
Kostaufbau 63
- Abwehrschwäche 67
Kräfte, eigene, Phantasiebildreise 123 ff
Kraulschwimmen 87
Krebs, und Hormone 51
Krebsarten, verschiedene, Behandlung 185 ff
Krebsdiagnose, Erleben 103
Krebsdiät
- alternative 67, 222 ff
- nach Moermann 225
Krebserkrankung
- Behandlungsmethoden 16
- Bewältigung, seelische 101 ff
- Enzyme, proteolytische 135 ff
- Ernährung 54
- Ernährungsformen, mögliche 60 ff
- Fettverzehr 54
- Hyperthermie 178 ff
- Impfung 171 f
- Mangelernährung 55
- Metastasen 15
- Mistel 142 ff
- Psychotherapie 102 ff
- Rückfall 15
- Selen 130 f
- Sport 70 ff
- Sportarten 84 ff
- Therapie, mikrobiologische 167
- Thymuspeptide 157 ff
- Unterschiede 14 f
- Vitamine 151 ff
- Vorbeugung 15
Krebskranke
- Bewältigungsanforderungen 107 ff
- Symptome, psychische 108 f
Krebskur-total, nach Breuß 222 f
Krebsmedizin, Begriffe, Definitionen 244 ff
Krebsnachsorge, Sport 72,

74
Krebsnachsorgegruppe, fehlende 83 f
Krebssterblichkeit 15
- Mangelernährung 17
Krebstherapie, ganzheitliche 16
Krebsvorbeugung
- Ernährung 42 ff
- Selen 130
Krebszellen, Impfstoff, individueller 171 f
Kuhl, Milchsäurekost 224 f

L

Lactobacillus 165
Laktose 53 f
Leben, gesundes, Diaita-Pyramide 41
Lebensmittel 42 ff
- Fettgehalt 43
- milchsauer vergorene 53 f
- Umgang 46
Lebensstil 44 ff
- Änderung durch Sport 73
- krebspräventiver 74
Leberkrebs, Therapiewege 202
Lektinol 145
Lichtstrom-Übung 121
Lungenfelltumor, Therapiewege 203
Lungenkrebs, Therapiewege 204
Lymphatisches System, Krebserkrankung, und Sport 83
Lymphödem, Gymnastik Zuhause 95 f
Lymphozyten, Untergruppen 36

M

Magen, Mikrobengesellschaften 164
Magen-Darm-Flora, Gleichgewicht 166
Magenkrebs, Therapiewege 205
Magenoperation, Ernährung 63 ff
Mammakarzinom, Therapiewege 191

253

Mammakarzinom-Risiko, Aktivität, körperliche 71
Mangelernährung 17
- Gründe 55
- Krebserkrankung 55
Massage 116
Megamin 232 f
Melanom, malignes, Therapiewege 199
Mesotheliom, malignes, Therapiewege 203
Metastasen
- Ansiedlung 136
- Definition 245
Mikrobiologische Therapie 22, 163 ff
- - Anwendung 168 f
- - Krebserkrankung 167
- - Nebenwirkungen 168
- - Präparate 167 f
Mikronährstoffe 151 ff
- bilanzierte, empfohlene 155
- Einnahme 153 f
Milchprodukte 43
Milchsäurebakterien 163 ff
Milchsäurekost, nach Kuhl 224
Milchverträglichkeit, Magenoperation 64
Milchzucker 53 f
Mistel
- Anwendungen 145 ff
- Anwendungsbeobachtungen 142 f
- Beurteilung, wissenschaftliche 144
- Krebserkrankung 142 ff
- Nebenwirkungen 147
Mistelpräparate 144 f
Misteltherapie 21 f, 141 ff
Moermann, Krebsdiät 225
Mucozym 138
Multivitaminpräparate von Dr. Rath 155
Mundhöhle, Mikrobengesellschaften 164
Mundtrockenheit, Ernährungstipps 58
Muskelanspannung, fortschreitende 117 ff
- - Schmerzreduktion 127
Muskelrelaxation, progressive 117 ff

Mutaflor 168

N

Nährstoffe, Wirkung, krebsvorbeugende 47 ff
Nahrungskarenz 63
Nahrungsmittel, pflanzliche, Ballaststoffe 47
Nahrungsprobiotika 163
Nasensonde, für Ernährung 61
Natriumselenit 131 f
Nervensystem, zentrales, Tumoren, Therapiewege 205
Neue Medizin 230 f
Nierenzellkrebs, Therapiewege 206
Nikotin 44 f
NK-Zell-Funktionstests 233 f
Noni-Saft 235 f

O

Obst, Ballaststoffe 47
Obstverzehr 42
Onkologie 14
- Definition 245
Operation 186
Ort, sicherer Übung 122 f
Ösophaguskarzinom, Therapiewege 199
Osteoporose, Sport 72
Osteosarkom, Therapiewege 209
Ovarialkarzinom, Therapiewege 193

P

Pankreaskarzinom, Therapiewege 190
Papain 19
PC-Spes 236 ff
- Beurteilung, wissenschaftliche 238
Peniskrebs, Therapiewege 207
Perfusionshyperthermie 182
Persönliche Therapie, Wege 187 f
Pflanzenstoffe, sekundäre 48 ff
Phantasiebildreise 123 ff
Phlogenzym 138
pH-Wert, Stuhl 166

Phytoöstrogene 50 f
Phytosterine 52
Placebo-Effekt 28
Plattenepithel, Definition 245
Privatkliniken 242
Probiotika
- alimentäre 163
- medizinische 163
- pharmazeutische 163
Prognose, Definition 245
Prostatakrebs, Therapiewege 208
Prosymbioflor 168
Protease-Inhibitoren 52
Proteozym 138
Proteus 165
Psyche
- Selbstheilungsversuch 111 ff
- Sportwirkung, Krebsnachsorge 72
Psychoneuroimmunologie 106
Psychoonkologie 19 f, 102 ff
Psychosoziale Unterstützung 116 f
Psychotherapie, Wirkung 106

R

Radikale, freie
- - Carotinoide 49
- - Definition 245
- - Entstehung 152
- - Sulfide 50
- - Wirkungen 153
- - Zellschädigung 21
Randomisierung 27
Recancostat 239 f
Remission, Definition 245
Rezidiv, Definition 245
Rote Bete als Heilmittel gegen Krebs, nach Seeger 225
Rückenschwimmen 87 f
Rückschlagspiele 91

S

Saponine 51
Sarkom, Therapiewege 209
Schattenboxen, chinesisches 91 f

Scheide, Krebs, Therapiewege 210
Scheinmedikation 27 f
Schilddrüsenkrebs, Therapiewege 211
Schleimhautentzündung, Ernährungstipps 58
Schluckbeschwerden, Ernährungstipps 58
Schmerzen, Lichtstrom-Übung 121
Schmerzreduktion
- Muskelentspannung, progressive 127
- Übung 126 f
Schockerlebnis 230
- Krebsdiagnose 101 f
Schöllkrautextrakt 240 f
Schutzmechanismen 101 ff
Schwimmen 86 ff
Seeger, Rote Bete als Heilmittel gegen Krebs 225
Selbstberuhigung, Übung 123 ff
Selbsthilfegruppen, psychosoziale Unterstützung 117
Selbstwahrnehmung, Veränderung 114
Selen 18, 129 ff
- Anwendungen 132 f
- Beurteilung, wissenschaftliche 131
- Funktion 129
- Krebserkrankung 130 f
- in Nahrungsmitteln 133
- Strahlentherapie 130
- Zytostatika 130
Selen-Dosierungen 133
Selenhefe 131
Selenmangel 18, 129 f
Selenmethionin 131 f
Selenminerase 132
Selenpräparate 131 f
Sominom, Therapiewege 200
Ski-Langlauf 92
Skisport 92
Speiseröhrenkrebs, Therapiewege 212
Spes 236 ff
- Beurteilung, wissenschaftliche 238
Sport 17 f, 69 ff
- Anwendung 75

Register

- in Gruppen 76 f
- - Vorbereitung 77 ff
- Immunsystem, Stabilisierung 69 f
- Kalorienverbrauch, wöchentlicher 75
- Kontraindikation 82 f
- Krebsauslösung 74
- Krebserkrankung 70 ff
- Krebsförderung 74
- Krebsprävention 74
- und Lebensalter 76
- Lebensstiländerung 73
- Übungseinheit, Beispiel 80 ff
- Wirkung bei weiteren Erkrankungen 72
Sportarten 84 ff
Spurenelemente 20 f, 151 ff
- Anwendung 154 f
- Beurteilung, wissenschaftliche 153
- Mangel 152
- Nebenwirkungen 155
- Präparate 154 f
- Überdosierung 155
Spurenelementpräparate von Dr. Rath 155
Stadium, Definition 246
Statistik 7 ff
Sterblichkeit 15
Stoffwechselstörung, Sport 72 f
Stoma-Träger, Ernährungstipps 66
Strahlentherapie 187
- Enzyme, proteolytische 138
- Hyperthermie 178
- Selen 130
- und Sport 82
- Tumorimpfung 172
Stressresistenz, Sport 69 f

Studie 27 ff
- Einflüsse 29
- Forschungsdesign 28 ff
- klinische, kontrollierte 27
- Patientenauswahl 28
- Probleme 29
Stuhl, pH-Wert 166
Sulfide 50
Symbioflor 168

T

Tagtraum 114
Tai-Chi 91 f, 116
Terpene 52 f
Therapie
- adjuvante, Definition 244 f
- mikrobiologische s. Mikrobiologische Therapie
- neoadjuvante, Definition 245
Thymo-Glanduretten 159
Thymoject 159
Thymusfrischextrakt 161
Thymuspeptide
- Anwendungen 161
- Beurteilung, wissenschaftliche 158 f
- Kontraindikation 161
- Krebserkrankung 157 ff
Thymuspeptidpräparate 159
Thymuspeptidtherapie 22, 157 ff
ThymUvocal 159
Todesbedrohung, Umgang 103 f
Trauma
- Einwirkungsphase 109 f
- Erholungsphase 110 f
- psychoonkologisches 105
- Schockphase 109
Traumanase 138

Traumasymptome 109 ff
Traumatherapie, psychoonkologische, Verlauf 113 ff
Traumreise 114
Trinken, Magenoperation 64
Trinknahrung 60 f
Trypsin 19
Tumorimpfung 171 f
Tumortherapie, bioelektrische 219
Tumorzellen
- Fibrinklebrigkeit 136 f
- Markierung durch Antikörper 137

U

Übelkeit, Ernährungstipps 57
Übergewicht, Sport 73
Überwärmungstherapie 23 f

V

Vaginalkarzinom, Therapiewege 210
Venenzugang, für Ernährung 61
Verdauungstrakt
- Bakterien 165
- Mikrobengesellschaften 164
Verdrängung 104
Verletzung, körperliche 107
Verleugnung 104 f
Verstopfung, Ernährungstipps 59
Viscotoxine 144
Viscum album L. 141
Vitamine 20 f, 151 ff
- Anwendung 154 f
- Beurteilung, wissenschaftliche 153

- Krebserkrankung 151 ff
- Nebenwirkungen 155
- Überdosierung 155
Vitaminmangel 152
Vitaminpräparate 154 f
- von Dr. Rath 155
Vitaminsubstitution 25
Vulvakarzinom, Therapiewege 210

W

Walking 93 f
Wandern 92 f
Wassergymnastik 84 f
Weichteilsarkom, Therapiewege 211
Wintersport 92
Wobe-Mugos E 138

Y

Yoga 116

Z

Zellen, lymphatische, Untergruppen 36
Zellschädigug, Radikale, freie 21
Zelltherapie, dentritische 173 f
- - Anwendungen 174
Zentrales Nervensystem, Tumoren, Therapiewege 197
Zervixkarzinom, Therapiewege 195
Zytostatika
- Definition 246
- Selen 130

UNSER LESER-SERVICE FÜR SIE

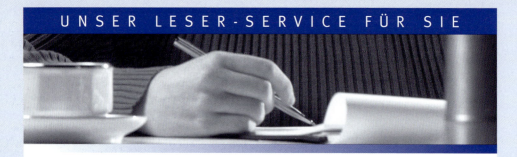

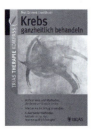

Liebe Leserin, lieber Leser,

wir freuen uns, dass wir Ihnen mit diesem Buch weiterhelfen konnten. Fragen zum Inhalt dieses Buches leiten wir gern an die Autorin oder den Autor weiter.

Auch Anregungen und Fragen zu unserem Programm wie auch Ihre Kritik sind uns herzlich willkommen!

Denn: **Ihre Meinung zählt.**
Deshalb zögern Sie nicht – schreiben Sie uns!

Ihre

Sibylle Duelli

▌ Adresse:	Lektorat TRIAS Verlag
	Postfach 30 05 04
	70445 Stuttgart
▌ E-Mail Leserservice:	heike.bacher@medizinverlage.de
▌ Fax:	0711-8931-748